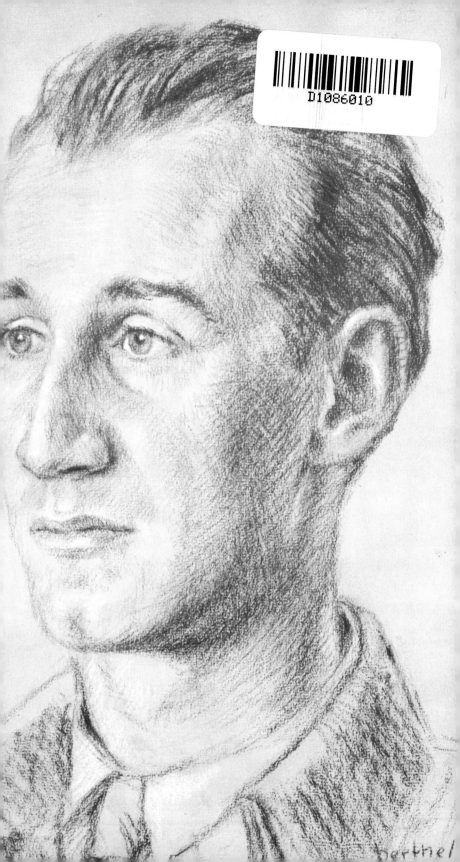

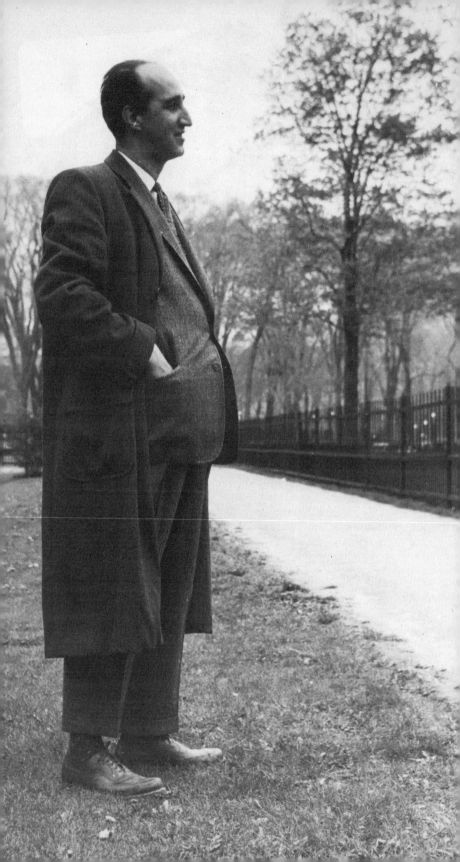

collection **FRÈRES CHASSEURS** / 1

Collection dirigée par Gaëtan Dostie

iconographie, recherche et établissement : Gaëtan Dostie et Zabulon

couverture : Rodolphe Conan

Les Editions Parti pris
947 est, rue Duluth
Montréal
Tél. : 523-0810

JACQUES FERRON
malgré lui

Du même auteur

Jacques Ferron malgré lui (essai), Montréal, Ed. du Jour, 1970, 221 p.
(épuisé).
Le Joual de Troie (essai), Montréal, Ed. du Jour, 1973, 236 p.

Dépôt légal : Bibliothèque nationale du Québec,

2e trimestre 1978.

ISBN : 0-88512-124-4

Jean Marcel

JACQUES FERRON
malgré lui

Edition revue et augmentée

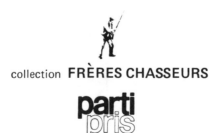

collection **FRÈRES CHASSEURS**

parti pris

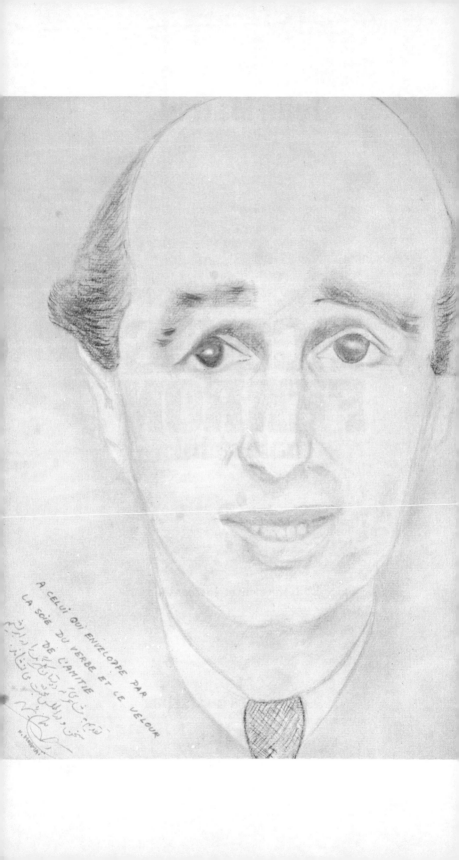

A CELUI QUI ENVELOPPE PAR
LA SOIE DU VERRE ET LE VELOUR
DE L'AMITIE

à Eva JANOVCOVA,

à cause de Prague

et d'une vive amitié

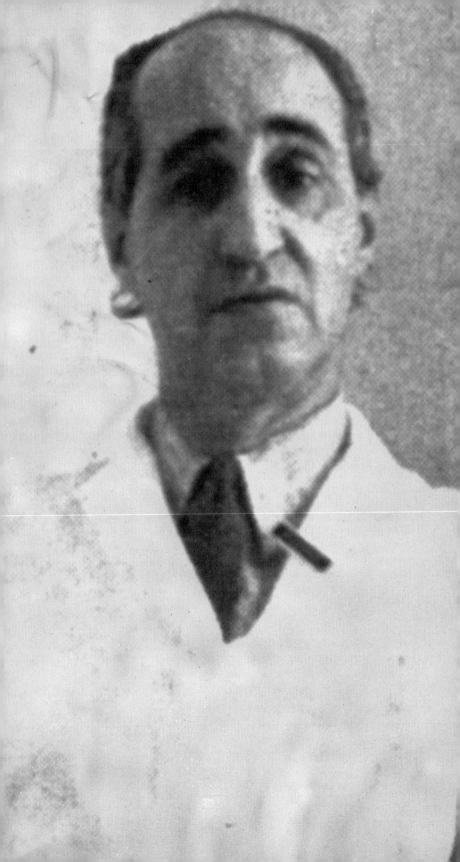

"Les poètes sont les princes du verbe, les médecins règnent sur le corps."

Ibn Sina

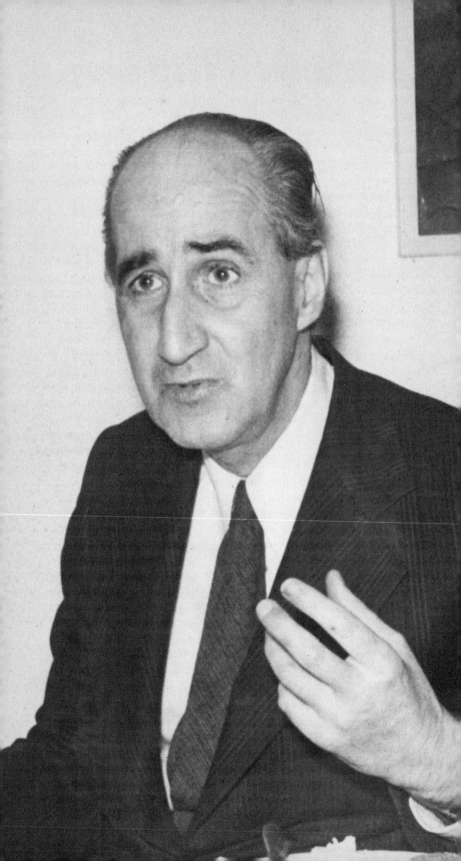

1

IL EST MIDI, DOCTEUR FERRON

Grâce à Jacques Ferron le pays du Québec est désormais une terre aussi fabuleuse que l'Arabie. L'opération demandait certes de l'audace, mais elle a réussi. Si bien qu'il ne serait plus convenable désormais de dresser la géographie du pays sans tenir compte du cataclysme considérable que son oeuvre a provoqué.

On ne passera plus bientôt sur le pont Jacques-Cartier sans entendre grincer les roues de la vieille charrette fantôme se rendant à la cueillette des morts.

Montréal, debout la nuit dans ses lumières, est devenue un vaste château de rêve auprès duquel New York ne nous est plus qu'un vieux manoir abandonné; au-dessus du château tous les soirs s'élève avec mélancolie le cri des engoulevents.

A chaque coin de rue, débusqué d'entre les gratte-ciel, un archange comme celui de *Papa Boss* ose vous saluer au passage, cérémonieusement. Du haut de la butte gaspésienne on peut voir passer au loin les cargos noirs de la dernière guerre, tandis qu'à la frontière de l'Ontario, Pénélope et Ulysse se chamaillent et qu'en Mauricie des monstres à tête de cheval hantent les cimetières des temples protestants.

Ces légendes sont autant de libérations provisoires. Il leur suffit pour l'instant de superposer au pays réel un pays légendaire, l'un poussant l'autre de l'avant. Et lorsque le second aura rejoint le premier, on peut supposer que l'oeuvre aura joué son jeu; que la vie et le rêve enfin réconciliés, le pays sera redevenu convenable. Il n'y a pas de grande vie possible sans quelque imagerie merveilleuse qui vienne la recouvrir de son ombre et féconder le quotidien laborieux.

Les civilisations, dont on nous dit par ailleurs qu'elles sont mortelles, paient en deniers de songe leur immortalité créatrice.

L'oeuvre de Jacques Ferron annonce peut-être de grands moments.

Quand ils seront venus, tout se sera passé comme dans les paysages de Corot dont on dit qu'ils n'ont pas seulement changé notre vision de la nature mais la nature même. L'art tient tout de même un peu de la sorcellerie et charge d'un signe nouveau tout ce qu'il anime. Sur ce point, l'écriture est même assez singulièrement docile pourvu qu'il y ait au bout du verbe un sorcier qui lui tienne la plume. Le sorcier des *Grands Soleils*, de *La charrette*, des *Contes du pays incertain*, le voici, proliférant à mesure que prolifèrent sur le papier les signes qu'il invente, tour à tour conteur, historien, médecin, polémiste, dramaturge, et, sous tous ces visages à la fois, unique, indéchiffrable. On pense à la question de Valéry : comment cacher un homme ? Mais n'y pensons pas trop, car le docteur Ferron, lui, a trouvé : il a mis tout plein d'arbres par devant sa maison. Et quand je cours le voir à votre intention à Ville Jacques-Cartier, je cherche l'adresse, puis la porte et ne trouve que des arbres. Des arbres encore par derrière, dans un jardin qui s'achève sur un beau désordre organisé ressemblant à de la forêt naissante. Entre ces deux touffes de sauvagerie, le docteur est là, accueillant, suave et réservé. On ne décrit pas le docteur Ferron, il se dessine tout seul. Toujours prêt à s'étioler ou à se métamorphoser comme les personnages de ses contes, il a fini par ressembler à ses légendes. Aussi ne parle-t-on de lui qu'avec beaucoup de réserve, car on ne sait jamais si c'est lui qu'on a devant soi, ou un autre. De l'homme du quotidien, praticien d'une petite banlieue miséreuse dont il est l'animateur discret, je ne dirai rien ici, estimant qu'il faudrait être assez bavard pour devoir ajouter quoi que ce soit au très émouvant témoignage que lui a rendu Pierre Vallières dans ses *Nègres blancs d'Amérique* (1), témoignage d'autant plus valide qu'il a été vécu jusqu'à ses extrêmes conséquences, de la façon que l'on sait. Parler après lui équivaudrait à une sorte de profanation du sujet. De l'homme écrivain, fût-il public, je ne saurais parler davantage, convaincu qu'il est inconvenant, voire imprudent, de parler d'un vivant alors qu'il peut si bien se défendre lui-même. Aussi, au lieu du traditionnel chapitre consacré à la biographie de l'auteur, j'ai pensé lui confier la tâche de parler de lui-même, de son métier, de ses convictions. Seul Jacques Ferron peut dire avec une certaine justesse qui est Jacques Ferron. Il se prête d'ailleurs assez volontiers au jeu des questions et des réponses et sait s'y dérober tout à la fois selon une méthode qui lui est propre aussi bien dans sa vie que dans son oeuvre. Dans le jardin ressemblant à de la forêt naissante, le voici qui s'anime et répond à toutes les questions que vous lui auriez sans doute posées vous-même.

---

(1)   Editions Parti pris, 1967, p. 154 et suivantes.

— Comme Rabelais, Céline, Ringuet, vous êtes médecin et écrivain. Comment êtes-vous passé de la médecine à l'écriture ?

— Rabelais fut d'abord moine. La curiosité ne menait à l'érudition que dans les couvents. Mais il fut d'une époque où l'érudition, comme de nos jours, créait un contre-courant et portait les moines à sortir des couvents. Dans les petits ateliers d'imprimerie un monde nouveau s'élaborait; il s'écrivait en langue parlée, en langue verte. A vrai dire, l'époque était révolutionnaire. Quand il y a révolution, c'est curieux, les hauts-lieux, tels des réservoirs, se vident.

Tout concourait au mouvement, même la religion qui se trouva bientôt grosse de la Réforme. Rabelais devint médecin parce qu'il n'était plus moine et que la médecine se trouvait sur son chemin. La curiosité de l'époque avait pour objet l'homme et son habitat; elle menait à l'anatomie et à la mise en place de la terre dans l'espace. Tous les érudits étaient plus ou moins médecins. Rabelais le fut comme Léonard de Vinci aurait pu l'être au besoin, en passant, par appoint. La grande affaire pour lui, après avoir été latin et grec, après s'être instruit dans des langues sans humeur, comme les mathématiques, sera de tomber dans les grandes eaux populaires et de s'exprimer en français.

Médecin, Céline le fut bien plus que Rabelais. Mais la médecine, loin de l'aider, faillit le perdre. La maladie peut-être le sauva; il aurait eu la tête cassée à la guerre, ce qui n'est pas vrai, mais il l'a dit et l'a cru, preuve qu'il l'avait fêlée autrement. C'était un paranoïaque de talent. Il brûla sa carrière médicale pour une autre, la littéraire. Ordinairement cela se fait en deux générations, comme il en fut pour Proust et Flaubert dont les pères étaient médecins. Ayant quitté ainsi la carrière, comme Rabelais avait quitté le couvent, Céline resta médecin, mais déchu, en pratique de faubourg assez sordide. Au point de vue littéraire, cela ne fut pas mauvais puisqu'il rejoignit les eaux populaires et la langue verte. Mais il les rejoindra à l'envers de Rabelais, dans leur mauvaise humeur.

Cela dit, Céline et Rabelais éliminés, me voilà délivré de deux encombrants confrères, et j'en viens à votre question, plus à mon aise avec Ringuet.

Ma réponse sera simple : on passe de la médecine à l'écriture pour la bonne raison qu'on est écrivain d'abord. Dès le collège Ringuet l'était. Le bonhomme Duplessis ne s'y est pas trompé; il disait à Ringuet : "Eh ! Philippe, tu continues donc à faire des petites compositions ?"

Médecin, puis oculiste, avec un frère spécialiste de la gorge et un autre chanoine, sa profession répondait aux exigences de la famille Panneton, qui ne tenait guère à l'écrivain. Celui-ci d'ailleurs fut long à venir. On n'imagine pas quelle constance, quelle application il mit entre le Séminaire de Trois-Rivières et Flammarion. Il lui fallut vingt ans, au moins, avant de mettre sa dernière main à *Trente arpents*. Et c'est là ce qu'il y a d'admirable dans ce livre : d'avoir été fait à l'insu d'une société qui ne le demandait pas, dans la solitude et de propos délibéré. Durant tout ce temps, l'oculiste entretenait l'écrivain.

A vingt ans, j'avais décidé aussi d'écrire. Je restais loin de mon oeuvre et j'ignorais encore quand je la rejoindrais. Je la concevais en amateur, sans même penser qu'un jour je puisse en vivre. Au fond tout orgueil, de bien plus d'orgueil que de talent, j'ai agi avec prudence et modestie. Non pas par prudence, et modestie, mais pour ménager mon orgueil. J'avais besoin d'un souteneur : je fus médecin à vingt-cinq ans, j'ai pu me faire imprimer à compte d'auteur et peu à peu pousser l'écrivain. Un écrivain mal parti d'une génération quelque peu mystifiée. Il a désormais trouvé sa piste, je commence à lui accorder quelque amitié. Il est vrai que je l'ai aussi humanisé de ma petite pratique de province et de quartier. Grâce à la médecine, je n'ai pas été livré aux lettres : j'ai pu les choisir.

— On dit pourtant que vous êtes excellent médecin et que vous avez même failli devenir savant et chercheur.

— Je fus assez nonchalant dans mes études à la Faculté. Quand même, je m'y suis mérité un prix d'anatomie et j'ai été secrétaire puis président du Cercle Laennec. En troisième année sous le professeur Berger, le seul savant que j'aie connu, je crus découvrir une nouvelle pathogénie de la pneumonie, en partant du fait que celle qui nous était enseignée me paraissait insensée. Je soumis cette "découverte" au maître à l'occasion d'un examen de routine. Berger me manda et, avec un terrible accent qui lui venait de Strasbourg et de l'armée allemande au sein de laquelle il avait participé à la première Grande Guerre, s'écria dès qu'il m'aperçut : "Maudit homme, avant de ce mettre en frais de découvrir, (lui-même malgré toutes ses qualités, il n'a jamais rien découvert), on lit la bibliographie."

Et de me montrer longuement, avec minutie et trop d'insistance pour mon compte que tout ce que je venais d'inventer avait déjà été avancé en hypothèse deux ou trois fois déjà. Je ne me laissai pas décontenancer, content du plaisir que j'avais pris à une découverte qui, pour moi, en était vraiment une, faute d'avoir consulté sa fameuse bibliographie.

Ce fut là-dessus que le professeur Louis Berger me proposa d'en être et de tenter carrière en anatomie-pathologie, sa spécialité justement — "Merci Monsieur, mais j'ai déjà choisi la littérature". Il se garda bien de rire : je lui paraissais pathétique. Il jugeait de la littérature par Jules Romains, qu'il avait connu à l'Institut Pasteur et dont les travaux sur la vision extra-rétinienne étaient à son avis loufoques, pour ne pas dire indécents. "Le Monsieur, à ce que j'ai appris, est devenu grand écrivain". Je pris congé, penaud, et, pour ne pas me déconsidérer davantage, je n'ai jamais rien lu de Jules Romains.

— Et la politique ?

— La politique, hélas ! J'y suis venu quand même par la littérature. Je situe mon oeuvre dans une perspective de durée. Le pays m'a paru incertain et mon idée a été la suivante : assurer sa pérennité et ensuite ne plus y penser, écrire en paix, sans souci du pays, comme cela se fait dans les pays normaux. C'est par après, d'ailleurs, que j'ai dégagé cette idée. J'ai commencé à l'aveuglette, d'une façon outrancière et plus théâtrale qu'efficace, comme on fait dans la jeunesse, encore trop imbu de soi. Cela m'a peut-être marqué; je suis resté, vous le savez, quelque peu *fellow traveler*. Mais je ne suis pas devenu communiste comme c'est dit dans *La nuit*. Je le suis devenu en Gaspésie. Ma première femme, de tempérament irlandais, ne pouvant rester sans religion, s'était convertie à Staline, à Frédéricton, je ne sais trop comment. Moi, pas. Le dogmatisme ne me convient guère. Cependant il ne me déplaisait pas du tout d'avoir une communiste pour épouse. En 48, malade et ne le sachant pas (j'avais sans doute oublié de me consulter), je me suis déclaré à mon tour. Autrement dit, je me suis guéri du poumon par la tête comme il est recommandé de le faire dans *l'Immoraliste* de Monsieur Gide. Si l'on oublie cette cure, cette virée dans le communisme où je ne pouvais rester pour mille raisons et celle-ci en particulier que je n'avais pas lu les saints livres, c'est par réflexion que je suis venu vraiment à la politique, un peu plus tard. Un écrivain sans un peuple, c'est une sorte d'escogriffe de chimère.

En Gaspésie, je m'étais nourri d'un peuple. A Ville Jacques-Cartier, en zone frontalière, beaucoup moins; à cause des mots pourris, je ne baignais plus dans une ambiance naturelle et heureuse. Surtout je me suis dit qu'il devenait impossible d'oeuvrer dans une langue dont les sources populaires se salissaient, faute d'un gouvernement pour pourvoir à l'hygiène publique.

— Engagé dans la lutte pour la libération nationale du Québec, vous êtes aussi le fondateur du Parti Rhinocéros, parti de la contestation par le dérisoire. Comment vous est venue l'idée de ce parti pour le moins original ?

— Par curiosité, pour tâter de l'adversaire, pour toucher à sa peau de pachyderme. Cette entreprise de dérision me semblait nettement séditieuse. L'adversaire ne l'a pas senti. Il la portait en effet bien épaisse, sa peau. Il a ri : ounederfoule Rhino ! S'il riait, nous étions bien d'accord. Il n'y a eu que le pauvre Monsieur Favreau, fabricant de maillots à l'enseigne Fulton-Favreau, qui n'a pas prisé du tout que nous lui opposions un rhinocéros du nom de Lucien Rivard. S'était-il reconnu dans le miroir ? Il a dit que c'était scandaleux, honteux, voire irrespectueux. Il ne nous apprenait rien. Et puis il est mort. Là encore, nous étions d'accord avec lui. D'une mare à l'autre, toujours d'accord. Telle était encore la devise de ce parti imperturbable.

— De certaines de vos oeuvres (je pense aux *Grands Soleils*, au *Cheval de Don Juan*, à certains contes même), nous connaissons deux ou trois versions différentes. Faut-il s'attendre à connaître vos oeuvres dans une succession de variantes ?

— En somme, rien de définitif aussi longtemps que je serai là, je ne signe contrat avec l'éditeur que pour un tirage. Le tirage épuisé, je reprends possession de l'oeuvre, etc. Et le tout devient peu à peu ma vie.

Pour l'instant je reviens à l'histoire, bien décidé de m'imposer comme historien. J'ai fait beaucoup dans ce domaine (La brèche du Saint-Laurent, les Terres neuves internationales, le champignon sulpicien, la naissance d'un peuple vers 1830 question de nombre, etc.) et savez-vous ma réputation ? Un farceur ! Je cite Soeur Morin et j'aurais inventé cette citation ! Je viens de m'en rendre compte. Fâchant, n'est-ce-pas ? L'humour et le Rhinocéros sont des chevaux de relais qui continuent de me suivre...

— Et si des curieux du métier vous demandaient comment vous travaillez ?

— Comment je travaille, ça non ! Pourquoi pas alors vous ouvrir mon cahier de recettes et mon armoire à ficelles ? Il y a, je crois, un conte de Daudet qui peut vous éclairer sur la question; je l'ai lu, il y a un quart de siècle; il s'intitule le *Carnet de Bixiou*, ou quelque chose comme.

La grande affaire, dans le travail, est de rester présent à soi-même, à son milieu, d'être tendu vers ce qu'on fera, d'aller aussi vers la mort amicale, accomplissement de la vie, où enfin on s'efface devant ce qu'on a été. La grande affaire, c'est de vivre et de ne pas se mettre en chapelle, au milieu des ex-votos.C'est à des vivants, pour les tourner vers l'avenir, pour leur donner plus de vie encore, que l'on dit : "Laissez aux morts le soin d'enterrer les morts."

— Certains vous considèrent comme le plus original créateur de la littérature française du Québec. Quelles idées, à ce propos, entretenez-vous sur la création littéraire ? Je sais bien toute la vanité d'une telle question, mais on est toujours avide de savoir ce que les écrivains pensent, en fin de compte, de leur métier.

— Vous me complimentez souvent, c'est gentil, mais je ne bois plus de lait. Créateur, par exemple, le terme est excessif, nous travaillons sur un fonds commun : la seule réussite est d'enrichir ce fonds. Je serais porté à croire que Dieu nous juge sur ce point. Les hommes sont sujets aux travers de leur temps, et ils jugent selon une mode. Le droit de propriété a sans doute été utile, mais il l'est déjà moins. Grands propriétaires, grands écrivains : ce n'est pas le droit de propriété qui permet la richesse mais le besoin des pauvres gens d'avoir des modèles de richesse. Cette participation use, au fond, le droit de propriété. D'ailleurs le propriétaire est devenu un personnage d'opérette. Et l'écrivain le deviendra s'il se prend pour un créateur et pour le maître absolu de son oeuvre. Comme la terre est à tout le monde, la littérature relève de la sagesse des nations. Si Dieu a commis une faute, ce fut de prendre un copyright sur la Bible. Il était trop pressé de publier. En réalité la rédaction du livre se continue. C'est à cette collaboration que l'écrivain trouve sa dignité. Il signe par modestie, par humilité, simplement pour que le déchet de son oeuvre lui revienne et n'éclabousse pas le nom de Dieu.

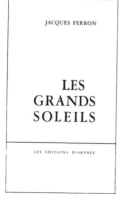

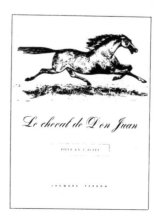

En fait, je ne crois pas beaucoup à la création. Ecrire est une façon de réfléchir, de se replier sur soi, de méditer en même temps que de s'exhiber. Créature d'un milieu, on recrée pour ce milieu.

Bref ! J'ai appris à composer entre mon impatience et mon goût de bien faire, à contenter les deux sans les satisfaire. Je profite de la fatigue pour brouillonner et du matin pour en finir. J'écris au milieu de la médecine que j'aime bien parce qu'elle me garde en contact avec la réalité et que je n'aime pas parce qu'elle me dérange.

— L'esprit du conte semble dominer votre oeuvre, que celle-ci se manifeste par le dialogue de théâtre, par la polémique, par le récit historique ou par la fiction romanesque. Acceptez-vous facilement d'être considéré avant tout comme un conteur ?

— Admettons que je sois conteur, ce que je n'arrive pas à croire, sans doute parce que je me suis fait idée du conte dans une société traditionnelle où il était le dict de l'initié au non-initié et qu'alors et ainsi il n'avait pas la gratuité du mien. Je le serais plutôt par analogie et un peu par mes préoccupations sociales. Le conte a deux faces. De prime face, il se montre tel qu'on l'écoute. Ce prime face-là est un masque. Il y a ensuite le visage du conteur qui, dans l'ombre, met un regard dans les trous du masque et surveille l'évolution du récit pour que passe et soit juste le difficile dessein de celui-ci, qui est de tromper mais de ne pas mentir. Cela suppose deux niveaux différents de compréhension qui dans le conte traditionnel sont fort bien marqués, d'une part le niveau enfantin, de l'autre celui de l'initié. Dans le beau conte, il y a harmonisation, plus de prime face ni de visage caché, mais profil. La lune à son plein dit toute la lune même si on n'en voit que la moitié. Bon, où veux-je en venir ? A ceci : que le conte est chose vivante et que l'écriture en l'empêchant de mourir l'empêche aussi de vivre.

— Vos contes, dans leur coloration locale même, rejoignent très souvent l'universel, et vos *Grands Soleils* s'occupaient tout autant de la guerre du Vietnam que de la libération du Québec. On dit pourtant que vous vous refusez à toute audience mondiale. Pourquoi cette réticence ?

— Quand mon père voulait condamner un homme, il le disait sans principes. Je me suis donc appliqué à avoir quelques principes dont celui-ci qui répondra à votre question, à savoir que n'étant pas de la génération de Paul Morin, je ne devais pas chercher à m'imposer de Paris mais d'ici. D'ailleurs je me demande bien comment j'aurais pu me faire imprimer à compte d'auteur de si loin. Et puis je suis un sédentaire par habitude : je n'ai pas eu l'occasion de quitter mon pays. Le monde, je l'ai appris à domicile, et m'en contente. Je n'ai rien à dire de spécial aux gens du monde entier. Je n'ai pas inventé de religion, que je sache. Pourquoi me priverais-je pour eux du circonstanciel et du particulier ? J'ai écrit beaucoup de lettres aux journaux sans jamais penser en envoyer copie à Paris. Ainsi du reste.

— La question de langue semble vous préoccuper. Vous vous êtes pourtant toujours refusé à utiliser la langue populaire comme langage littéraire, par respect peut-être pour le peuple qui la parle ?

— J'ai toujours vécu en milieu populaire. A mon opinion, et c'est un point qui ne manque pas d'intérêt, nous avons usé du français durant une couple de siècles comme d'une langue sans bibliothèque, comme les Togolais parlent l'éwé, mais cette particularité ne nous empêchait pas de savoir qu'au-delà de ce que nous savions du français il y avait un ciel français, et nous étions tournés vers ce ciel avec une ferveur toute religieuse. Nos orateurs politiques et sacrés se sont mépris sur leur succès : on venait à eux, non pour leurs idées, mais pour leur langue. Bourrassa, par exemple, avait une syntaxe remarquable et quand après avoir construit sa phrase il la terminait sur un point final qui ne pouvait avoir d'autre place dans le monde que celle qu'il occupait, c'était l'architecte de cet édifice sonore parfait qui transportait ses auditeurs.

La littérature la plus intéressante, ici, est encore la littérature orale.

— Vous devez donc au fonds de notre société à peu près tout ce que vous écrivez. Comment expliquez-vous que la plupart de nos écrivains accusent d'ordinaire ce fonds et en dénoncent même parfois la stérilité ?

— Parce qu'ils n'ont jamais voulu s'en servir. Ce sont des provinciaux, d'aucuns diraient des aliénés.

— Etes-vous lié à un groupe ?

— Je me délie vite. J'ai fréquenté un peu partout, cherchant à m'y trouver au bon moment, quitte à aller ailleurs quand le bon moment est passé. Je m'instruis comme je peux, avec qui je trouve, mais ce que je tente, passer d'un folklore à un humanisme, je le tente seul et sans coterie. Je ne suis même pas athée. Je me prétends mécréant, c'est-à-dire en marge d'une religion et dépendant d'elle. Cela amuse bien mes jeunes amis de *Parti Pris*, qui me prennent pour un vieux bonhomme sympathique et bizarre. Mais j'ai peut-être raison : cette religion est plus que le catholicisme; elle a été une culture de revanche et de survie; elle nous a empêchés d'avoir l'âme brisée. Borduas n'était pas sans révérence pour les clercs, et un de ses drames a été d'apprendre que le Père Couturier, ayant fait le voyage de New York pour rencontrer Breton, celui-ci ne lui avait même pas serré la main.

Devant un monde toujours à refaire, dans un pays qui a été mal dit, je me sens à la merci du lecteur, qui a le nombre pour lui et la pérennité de l'espèce.

Au fond je deviens de plus en plus indifférent à ce qu'on peut dire de moi, je deviens sourd et le conçois comme une vertu.

— De tous les auteurs contemporains, celui auquel vous ressemblez le plus est sans conteste Giraudoux. Il n'est surtout pas question de parler ici d'influence, mais cet auteur a déjà dû vous fasciner ?

— Si Giraudoux m'a déjà fasciné ? Voilà une question que je n'aime guère. Il n'est pas dans les usages de demander aux gens de montrer leur nombril. Oui, Giraudoux m'a déjà fasciné. Avec lui, la trame du roman qu'on s'appliquait auparavant à fondre dans le discours devient prétexte à discourir et c'est l'écrivain, n'en pouvant plus dans les coulisses, qui apparaît sur la scène pour improviser sur canevas. La verve et la poésie y gagnent. Mais voilà, cette méthode provoque une dissociation entre la trame, c'est-à-dire la situation dramatique et le discours pour aboutir à la cocasserie de Ionesco. Je ne sais pas comment Giraudoux a vieilli, ne l'ayant pas relu. Par contre je peux dire qu'il a été un bon maître : lui seul pouvait se permettre de faire du Giraudoux. Tant pis pour ses imitateurs, ils ont toujours fait du mauvais Giraudoux. Et sa leçon est la suivante : que le style n'est pas une mode, mais l'expression d'un seul écrivain.

— Dans *la Charrette*, un personnage qui vous ressemble beaucoup est grand lecteur de Valéry. En serait-il donc de même de vous ?

— J'ai lu, relu, étudié le *Cimetière marin*, je l'ai même déjà su par coeur, ce qui représente dans mon cas la plus complète acceptation. Il a été mon grand modèle, je n'ai jamais réussi à l'entamer. En sa présence, tous mes esprits corrosifs étaient neutralisés. Je me suis formé dans son admiration. Cela a duré cinq ou dix ans. Depuis, je ne l'ai pas relu. Si je n'ai pas complètement réussi à le désapprendre, je veux n'en plus rien savoir et ne le relirai jamais pour la bonne raison que j'en ai tiré le plus que j'en pouvais tirer. D'ailleurs c'était pour moi une oeuvre si parfaite qu'elle m'est toujours restée parfaitement étrangère.

Cela dit, et ne vous en déplaise, je tiens Valéry pour un esprit médiocre. Dès le collège, j'ai cherché à le ruiner. Je me souviens encore du plaisir que j'avais pris à mettre en doute sa rigueur à propos d'une variante ; comment tenir pour rigoureux un auteur qui, du "pur avènement d'un cygne" en fait son "lisse effacement" ? Ses premiers poèmes que je ne connaissais pas et que j'ai découverts dans l'édition de la Pléiade sont tout simplement ignobles. Cela n'enlève rien au *Cimetière marin*, tout au contraire.

Valéry se levait de grand matin ; c'est ainsi qu'il a pu énoncer des truismes. Par exemple : "l'Europe, ce petit cap de l'Asie", dont on a fait grand cas, je ne sais trop pourquoi.

— Quels sont alors les auteurs que vous fréquentez aujourd'hui le plus assidûment ?

— Des auteurs mineurs, Cazotte, Rumpler de Strasbourg, Lafiteau. C'est par eux qu'on se rend compte de la richesse d'une littérature. Plus loin, Cyrano de Bergerac, plus près, Marcel Schwob. Il y a parmi eux de grands écrivains qui n'ont pas réussi et dont l'oubli aide les autres, ceux qui sont sortis du rang, à paraître plus grands. Depuis que j'ai lu le *Livre de Monelle*, de Schwob, les pages choisies de Fourier, présentées par l'oncle Charles, c'est curieux comme André Gide me semble amoindri.

— On dit d'un écrivain qu'il est plutôt peintre, ou plutôt musicien. De quel côté vous portent vos tentations ?

— Tout mon intérêt va à la peinture. C'est elle qui a édifié l'espace et c'est l'espace, extrait du temps, qui a remplacé l'éternité vers laquelle, par les trucs eschatologiques, on cherchait à déboucher le temps.

Je ne déteste pas esquisser un thème, le laisser là pour le reprendre plus loin et le développer peu à peu tout au long

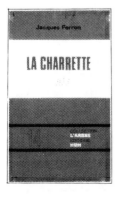

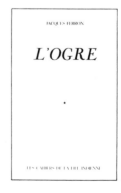

du livre. Cela se fait en musique et j'admets que l'écriture courant d'un mot à l'autre, d'un mot qui sombre à un mot qui apparaît, crée une durée et s'apparente à la musique que la nuit n'arrête pas et qui chemine dans le temps, en opposition avec la peinture qui s'arrache au temps, s'impose sans retouche, à la minute, à la seconde et suscite l'espace, dimension relativement nouvelle qui s'oppose au temps; suscite aussi l'extase, le sentiment d'éternité. "O temps, suspends ton vol..." autrement dit : "Musicien, cesse ton crin-crin".

L'oreille tient du nez plus que de l'oeil. Le mélomane, passif et énervé, ordinairement vautré, me fait penser à un chat renfrogné qui écoute la belle journée et la suit par le nez.

— Il est plus que souvent de mise ici de dire beaucoup de mal de l'enseignement qu'on a reçu et des maîtres qui nous ont instruits. Parmi les vôtres, y en a-t-il qui furent pour vous de véritables maîtres ?

— Je dois beaucoup à mon professeur de lettres, le Père Robert Bernier, homme chaleureux, communicatif, d'une grande élégance morale, qui me transmit son enthousiasme. J'eus le bonheur d'admirer à un âge où il est sain et formateur d'admirer. Et l'enseignement était solide; point de fausses valeurs. Pour les arts Bernier suivait Alain, pour le style, Baillargeon. Il m'avait conseillé de m'abonner à la NRF. Dès 1939, je connaissais Sartre.

— Vous semblez somme toute assez satisfait de ce que vous avez reçu ?

— Dès la Méthode j'ai remplacé "A.M.D.G." (1) par "Quid Mihi"; je commençais mes devoirs ainsi. On m'a laissé faire. Et à peu de temps de là, incapable de me leurrer du ferme propos de ne plus pécher, j'ai trouvé inutile de continuer la pratique religieuse. Je n'avais rien contre Dieu et le pape, c'était sans doute de fort braves gens, mais je ne pouvais les suivre, je les ai laissés aller, je suis allé de mon côté.

J'ai parfois dit que j'étais athée, c'était plutôt par bravade. Le plus souvent je me suis classé mécréant, cela me convenait mieux. Toute cette démarche était fort simple et cohérente, je suis reconnaissant aux jésuites de ne pas m'avoir attaqué dans mon for intérieur. Pour ma part j'y mettais de la discrétion, je comprenais qu'il aurait été préférable de faire comme tout le monde. M'excluant moi-même, je devais m'attendre à être renvoyé du collège. Quand je l'ai été, la première fois en Versification, la deuxième en dernière année (on m'avait

---

(1)   Ad Majorem Dei Gloriam : la devise des jésuites.

repris en Belles-Lettres), je n'ai pas été surpris et j'ai accepté des renvois sans amertume.

J'ai quand même gardé de la gratitude aux jésuites, je crois vraiment qu'ils ont été élégants.

— La question religieuse vous laissait alors bien indifférent, à ce qu'on voit ?

— Mécréant de bonne complexion, élevé à admirer les prouesses galantes, porté à plaire comme c'est normal, j'ai d'autant plus cherché à me faire accepter par mon milieu que je me sentais différent. Dans tout cela, je n'avais pas besoin de Dieu. J'ai ensuite pensé qu'il n'y avait qu'un rapport important : celui du moi et des autres. J'ai pensé que j'étais unique, mortel, porté par une machine que, sans artifice (le miroir ou les autres faisant office de miroir), je ne pouvais apercevoir dans son ensemble, un moi que j'ai appelé crucifiant et par lequel j'étais absolument différent de mes supposés semblables, les hommes.

Il me semblait tout aussi théâtral d'être un homme que de me nommer Jacques Ferron. C'est dans cette situation que le problème de Dieu reparaît. Ou pour mieux dire : que Dieu reparaît comme réponse à un problème de communication entre soi et les autres.

Tout cela serait assez long à expliquer d'autant plus que je ne me suis pas encore précisé ma pensée. Il me reste encore à étudier les auteurs à ce sujet. Mais déjà de Pascal je retiens la notion des deux pôles de la religion, celui du paradis qui est la part des autres et s'oppose à l'agonie du Christ qui est l'impasse du moi.

— Vous parlez souvent de Dieu. Pour un mécréant, c'est pour le moins étrange.

— Vous serez sans doute amusé de ma velléité théologien-

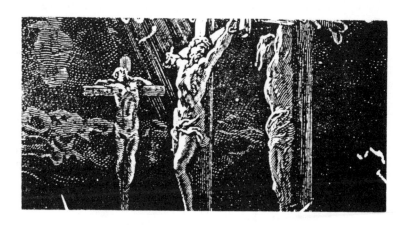

ne, et par mes redécouvertes sans doute indignes de mon âge et infantiles. Mais voyez-vous, sur le rapport de l'abstrait, de la philosophie et de Dieu, ma jeunesse a été singulièrement réticente. Je n'en voulais rien entendre. Mon refus procédait d'une sorte d'horreur d'une mécanique abusive, camouflée, envers qui il m'était refusé d'être mécanicien puisqu'on me la présentait comme sacrée. Je n'avais pas les moyens de lui résister. Tout au plus pouvait-elle me broyer. Je n'y tenais pas et j'ai préféré rester marginal mais libre, un peu comme un paysan qui ne veut pas entrer dans la ville, ce qui ne l'empêche pas d'en avoir du regret. Je ne me suis pas édifié sur ma dissidence, je n'ai pas tenté de raser une ville qui n'était pas à ma convenance. Là-dessus je crois que j'ai été honnête.

Après avoir été paysan, disons qu'aujourd'hui je suis devenu faubourien, j'ai déjà eu idée de Dieu comme d'un truchement nécessaire entre le dedans et le dehors, entre moi et le monde, l'un représentatif, l'autre représenté. Un Dieu conçu, si vous voulez, par un microbe au fait de sa taille et de sa durée, qui ne se sent pas à la hauteur de sa mégalomanie.

— Dans un article récent, vous écriviez que vous en étiez venu à penser "qu'il se pourrait bien que le personnage de Tartuffe fut surtout en ceux qui l'exécraient". Que vouliez-vous dire ?

— Je ne vous cacherai pas que ce personnage m'a toujours occupé et qu'après bien des avatars j'en suis venu à l'idée que Tartuffe n'est pas sur la scène mais dans la salle, ce qui m'a obligé à m'examiner et je ne vous cacherai pas que je ne peux tout à fait me dissocier du personnage. Bourdaloue est à relire à ce propos. Tartuffe est un personnage qu'on ne peut éviter en pays chrétien. Qu'on me nomme cardinal et je refais le calendrier. Je ne consacrerais pas tous les jours au bon Dieu, je ferais la part des choses, et un ambigu comme Tartuffe aurait bien un mois dans l'année. Quoi qu'il en soit, je persiste à croire que notre appartenance religieuse ne correspond en rien à celle que Jean Le Moyne a décrite dans ses *Convergences*.

— Des événements qui ont fait votre vie, que retiendriez-vous ?

— Je ne me souviens guère de mon enfance; sans doute fut-elle heureuse. J'ai commencé mes études chez les Frères de l'Instruction Chrétienne, qui à cette époque ne s'étaient pas encore libérés de la domination bretonne. Après la mort de ma mère, je devins pensionnaire chez les Filles de Jésus à Trois-Rivières. J'ai fait mon cours classique à Montréal, mes études de médecine à Québec, tout en m'instruisant, grâce à ces déplacements et au contact de condisciples qui venaient de tous les coins du pays. Je me suis fait une idée assez exacte de celui-ci. Médecin en 1945, l'armée me paya un an de voyage de par le Canada, du camp de Vernon dans les Rocheuses, au camp Utopia sur la Baie de Fundy. Je m'établis ensuite à Rivière-Madeleine, desservant soixante milles de côte, de Mont-Saint-Pierre au Grand-Etang : c'était beau et crevant. J'aurais pu y laisser ma peau : Duplessis me sauva en me retirant une allocation sans laquelle je ne pouvais joindre les deux bouts. Après un court séjour, les premiers mois de 1949, au Royal Edward Laurentian Hospital, j'ai repris la pratique de la médecine à Ville Jacques-Cartier que je n'ai pas quitté depuis. J'ai trois filles et un garçon qui se nomme Jean-Olivier, comme le Dr Chénier. A l'exception de l'ainée, mes enfants ont été baptisés dans la robe de baptême de Louis-Joseph Papineau. Cette robe fut donnée par la famille Papineau à une religieuse pour qu'elle continuât de servir. Mon rêve serait, men enfants rendus à leur grosseur, de retourner finir mes jours à Rivière-Madeleine.

— C'est beaucoup et bien peu. On ne peut pas dire que vous facilitez la tâche de vos biographes.

— Le moi est haïssable, a dit le Monsieur; il est surtout suffoquant. L'enfer est facile à deviner : on vous laisse tout seul dans votre sépulcre. On ne m'y prendra pas. Faute des rites hurons, je me ferai crémer. On ajoutera à mes cendres un peu de poil à gratter, et ma fille aînée fera le tour des amis : je serai mort, mais vous vous gratterez.

— Vous êtes, dans le privé, un homme d'une grande bonté, et je vous sais incapable d'offenser qui que ce soit. Certaines pages de vous, toutefois, sont d'une agressivité que bien de vos lecteurs ne s'expliquent pas. Comment l'expliquez-vous ?

— Par l'emploi de la première personne au pluriel. Dans les collectivités menacées, on s'y hausse par devoir, c'est bien embêtant, et l'on invective, c'est bien ennuyeux et ce n'est pas poli. Mais il faut le faire, ne serait-ce que par charité, pour ne pas laisser aux autres toute la charge de la polémique. C'est une façon d'être méchant à bon escient et sans aucun remords. Cela devient même une sorte de sport. La règle pour y réussir est de toujours attaquer et de ne jamais se défendre. Mais on s'y fait des ennemis, c'est-à-dire des gens qui n'apprécient plus votre bonté.

Parce que je juge et je tranche au milieu d'un peuple qui subit, bouche bée, on m'a souvent dit : "Mais pour qui vous prenez-vous !" Je me prends pour moi, Jacques Ferron,

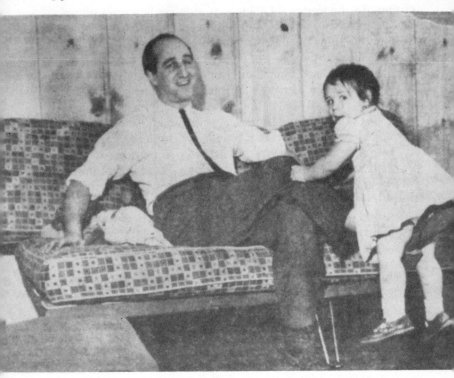

Jacques Ferron

On dit que Jacques Ferron est un rigolo. C'est peut-être vrai dans le sens qu'une fois devant lui on ne sait plus quoi faire, quoi dire. Car Ferron aime jongler avec les mots lorsqu'il parle. Mais lorsqu'il écrit il ne triche pas. Et s'il possède un humour certain, c'est peut-être une forme de pudeur. J'ose croire que Jacques Ferron est un bonhomme lucide et tragique. La première fois que que l'ai rencontré, à son bureau de Longueuil, son bureau de médecin, il m'avait parlé non pas de lui mais d'un nommé André Pouliot dont il avait édité en 1957, aux Editions de la File Indienne, un recueil de poèmes joliment intitulé "Modo Pouliotico". Il est évident qu'en lisant dans ce fascicule :

"Matrice d'euphories interstitielles
au carrefour des diatomées en délire,
venez, venez, ma douce biche au calcanéum prurigineux" (...)

et bien d'autres poèmes ("Migraine", "La suceuse-branleuse bafouée", "La petite fille qui regarde passer les pieds", etc.) on comprenait vite qu'il ne serait pas un best-seller. La beauté et la vraie poésie font peur aux foules.

Puis j'avais lu "Tante Elise ou le Prix de l'amour" que je devais monter à Québec, au Théâtre du Petit Champlain, devenu depuis discothèque, et "Cazou", ces deux pièces de théâtre éditées aux Editions d'Orphée. Et voici qu'enfin les Editions HMH font preuve d'une excellente initiative en publiant deux oeuvres de l'énigmatique Jacques Ferron. D'abord, l'édition intégrale des "Contes", et puis un très beau roman : "La Charrette", quelque chose de très prenant qu'il faut lire absolument.

Photo-Journal, 8 janvier 1969.   Emmanuel COCKE médecin de faubourg, bourgeois encanaillé et un des derniers notables traditionnels dans un pays en révolution. J'essaie avec mal de rejoindre les générations qui me suivent et qui sont, elles, révolutionnaires alors que moi, je ne le suis pas, je le sais bien.

— Révolutionnaire, quoi que vous en disiez, vous l'êtes tout de même un peu.

En 1963, vous publiez *La tête du roi*; le lendemain les premières bombes du FLQ se mettent à sauter. Roger Huard vous en a tenu responsable, mais vous ne l'étiez pas, dans la mesure où un prophète n'est pas responsable de l'histoire qu'il devance. Il faut en louer votre don de clairvoyance. Vos oeuvres ont ainsi eu prise assez souvent sur les événements de notre vie nationale. En étiez-vous tout à fait conscient ?

— On n'a de prise que sur soi-même et encore est-on loin d'en tirer tout ce qu'on voudrait. Quant au reste, pourquoi s'en troubler ? On n'y est pas souverain. Si je voulais pasticher Alain, je vous dirais que la foi est d'abord une confiance et un excellent moyen de ne pas se faire souci de tout ce qui nous échappe. Chacun pour soi et Dieu pour tous. Cela doit être un proverbe irlandais.

En Beauce, quand les jeunes gens devenaient trop turbulents, le vieux leur organisait des apparitions... Tout cela pour vous dire, que le merveilleux est bien près de nous, et que jusqu'à un certain point le Malin a toujours été au service des gens malicieux. Mais tout cela ne répond pas à la question. Dès qu'on me pose une question, je cherche à l'éluder.

Si j'ai été conscient de la violence qui en venait ? Oui, assez pour l'annoncer dès 1962 à un zigoteau du nom de Pierre-Elliott que je croisais quelquefois. Il m'avait pouffé au nez. Je le revois quelques mois plus tard : "Eh bien, Pierre-Elliott ?" Il me répond textuellement : "Oui, tu avais raison. Je n'aurais pas cru que *vous* aviez des couilles." C'était un compliment, non pas qu'il soit un connaisseur, plutôt frustré sous ce rapport, ayant mis les siennes dans son ambition.

Mais justement de la part d'un maître de l'enfirouâpette, supposément légaliste, il témoigne d'un respect inattendu et réconfortant.

— Vous formez sans doute des projets. Quels sont-ils ?

— J'ai devant moi du travail pour une vingtaine d'années. Une seule chose m'inquiète : dans la main gauche comme dans la main droite, ma ligne de vie m'en accorde 4 ou 5. Autre point que vous devez savoir : peut-être par la grâce de Dieu, la mort me hante. Je ne la crains pas, non, pas du tout, mais je ne sais vraiment pas ce qui me reste à vivre et cela me met dans la hâte; j'écris sans trop savoir où je vais. Il me suffit de savoir, après avoir longtemps souffert de disette, que j'ai à dire plus que je n'en saurai dire. En pratique, cette hantise se traduit par des chiffres; j'ai de l'assurance-vie. Remarquez que je ne suis pas riche et qu'il s'agit là d'assurance temporaire; tu payes tant par année pour ta mort, tu mises sur elle. Si tu ne meurs pas, tu perds tout, c'est l'assurance qui coûte le moins cher. Temporaire, le mot me convient; dans dix ans mon oeuvre aura pris forme, mes enfants seront rendus à leur grosseur. Ainsi rassuré, je tire beaucoup de moi, d'autant plus que depuis une couple d'années, je me suis en quelque sorte converti à mon oeuvre, ce qui n'était pas auparavant. Possible que je vous enterre. Mais pour le moment je reste incertain et précautionneux.

— Pour terminer, vous nous dites quelques mots de vos origines familiales ?

— Mon prénom est Jean-Jacques, quand je vais dans Maskinongé mes cousins m'appellent ainsi. Jean-Jacques à cause de Rousseau, pensez donc ! Seulement, le 4 mars 1932, ma mère m'a demandé de me contenter de Jacques en même temps qu'elle me faisait jurer "de ne pas me penser plus fin que les autres et de faire comme tout le monde". Elle est morte le 5 mars. Sur le premier point je lui ai donné satisfaction, sur le deuxième non; je lui en ai même voulu. Une longue rancune. Et puis, elle est devenue ma cadette.

Mon père est mort un 5 mars, je venais de m'installer en Gaspésie. Le 5 mars 1947. Il s'était embarqué dans une affaire qui devait justement se régler ce jour-là. Se régler par sa banqueroute. Il est mort. Il n'y a pas eu de banqueroute. Les assurances ont bouché le trou. C'était un homme brave, mon père.

Et c'est le 5 mars aussi qu'est mort Staline.

Mais je ne vous parlerai pas de mon père, je me le réserve pour un livre, j'en ai déjà écrit quelques pages et trouvé le titre : *La plus haute autorité.*

— Et vous êtes né à Louiseville, le 20 janvier 1921.

— Oui.

Soudain, sur ce "oui" bien posé et sûr, le soleil acheva de monter au sommet de ses aiguilles. Et je dis :

— Il est midi, docteur Ferron, l'heure où personne ne saurait dire s'il est matin ou s'il est soir, l'heure ambiguë du monde. C'est pourtant l'heure que vous avez choisie pour faire éclore les grands soleils selon leur habitude, qui est de s'entrouvrir pour s'abreuver de lumière quand l'heure est généreuse. Il y a douze heures à peine, Cendrillon quittait le château pour retrouver ses torchons. On ne peut pas dire que la nuit lui a été propice. Douze heures encore, et ce sera la nuit, votre royaume, où tous les êtres sont vos complices. Vous écrivez de nuit comme si c'était en plein jour. Les critiques n'aiment guère d'ordinaire qu'on ait cette hardiesse; ils la tiennent pour de la provocation. Et pourtant, en fait de provocation, vous leur avez déjà refilé mieux en mettant dans vos oeuvres la chose la plus scandaleuse qui soit en littérature : le style. Tout votre édifice ne tient que par cette seule pierre, magique et solitaire. Vous êtes passé maître en cette maçonnerie. Et ça non plus, les critiques ne vous le pardonnent pas. Le style est une huile sur le corps de l'oeuvre, et l'oeuvre ainsi luisante et lubrifiée n'offre de prise ni à la sociologie ni à la psychanalyse et rend leurs assauts ridicules. Elle n'est plus un miroir mais une vitrine où nous regardons passer des mondes étranges. Sans tain, elle n'a pas à réfléchir, ni à être polie. Quand on la voit obscène, c'est la syntaxe qui montre ses fesses; irrévérencieuse, c'est l'étymologie qui se frotte de trop près à la vérité; c'est le lexique encore qui fronde quand on la sent crâneuse. Les verbes, les compléments, les prépositions, tout y est à sa place (c'est-à-dire à la place que vous voulez bien) comme dans un arsenal, pour la plus grande confusion des analphabètes spirituels. N'est-ce pas déjà scandaleux en soi, une oeuvre qui marche toute seule, sans béquilles, par la seule vertu de sa contenance, qui est droite et allègre, sans cause ni loi, libre comme est la liberté même ? On vous en tient rancune. Alors que le plus insignifiant de nos griffonneurs a droit à trois ou quatre thèses d'université par année sur son oeuvre, non moins insignifiante, vous n'avez encore eu droit à rien du tout.

Vous ne vous en plaignez pas. J'ai le droit de m'en plaindre pour vous. Depuis 1949, sans défection, vous nous donnez votre livre par année. Après vingt ans, on parle encore de vous comme d'un auteur amusant, sans plus. Un seul universitaire en vingt ans a daigné vous consacrer un article de fond, encore était-ce sur un seul de votre vingtaine de livres (1). A la parution de chacun de vos livres, la critique est d'ordinaire assez élogieuse. On vous respecte, mais on se méfie. C'est tout de même respectable un écrivain qui fait vingt livres en vingt ans. Mais c'est aussi singulièrement inquiétant qu'il

(1) Réjean Robidoux, dans *Le roman canadien-français du vingtième siècle*, Editions de l'Université d'Ottawa, 1966, pp. 185-196. Dans un article récent, Réginald Martel formulait un semblable reproche à l'endroit de la critique universitaire (cf. *la Presse*, samedi 21 décembre 1968).

n'y ait pas, dans ces livres, tout ce qu'on retrouve ailleurs. D'aucuns vous considèrent comme l'un des plus beaux prosateurs vivants de langue française, mais quand ils font à leur tour des livres sur la littérature, ils ont tôt fait de vous oublier. D'où tiennent-ils donc leur oubli ? De ne savoir quoi dire d'une oeuvre qui fait un peu comète seule, se livrant hors de l'orbite habituelle à des arabesques énigmatiques; et c'est aussi qu'elle ne répond jamais aux clichés qu'on se fait de la "littérature canadienne-française". L'inquiétude vient aussi de ce que, depuis *l'Ogre* de 1949 jusqu'à *la Charrette* de 1968, vous n'avez pas, comme on dit "évolué". Du Ferron c'est une valeur stable et sûre, bien que remplie de surprises et de fluctuations. On sait à *quoi* s'attendre en ouvrant n'importe lequel de vos livres, mais à chaque page on ignore toujours *quoi* au juste. Il n'y a d'ailleurs que les écrivains insipides qui trouvent le temps d'évoluer, du fait qu'ils n'ont rien à dire. Je trouve consolant cependant qu'on vous lise beaucoup, et que vos lecteurs se recrutent parmi ceux qui se moquent des lettres officielles, celles des manuels, anciens ou nouveaux. Cela vous garde d'être récupéré trop tôt par un ordre que par ailleurs vous méprisez. On vous consomme, on ne vous assomme pas encore. Vos livres sont autant d'énigmes, de jeux faits d'une multitude de gratuités et d'autant de nécessités. Comme les énigmes sont d'abord faites pour être interrogées, l'ensemble de votre oeuvre constitue en fait l'une des seules sommes d'ici qui puisse être abordées par un "comment". C'est le propre des oeuvres sans signification de ne savoir répondre qu'à un "pourquoi". La critique sociologique ou psychanalytique est toujours là pour répondre à des questions que les oeuvres n'ont jamais posées. La plupart de nos romanciers et poètes n'en demandent même pas tant : ni pourquoi, ni comment, des oeuvres en suspens, sans appui sur la pensée ou sur la forme de la pensée — un rien, un presque rien d'encre et de papier. Un jour viendra où l'on sera sans indulgence pour tout ce qui occupe aujourd'hui le devant de la scène. On ne se nourrit pas longtemps de soi-même : c'est de l'autophagie. Il faut savoir parfois dîner ailleurs, autrement on mourrait d'ennui ou de bêtise bien plus que d'inanition. L'unique message contenu dans les oeuvres médiocres est celui de leur propre vanité. Vous avez inventé l'imagination pour que nous ne mourrions pas de vanité. Il fallait en effet beaucoup d'imagination ces dernières années pour tenter d'écrire des oeuvres qui fussent bien autre chose que des procès-verbaux. Les oeuvres qui sont des témoignages ne font que témoigner. Seules les oeuvres ne renvoyant à rien d'autre qu'à elles-mêmes ont pouvoir d'inventer des prises nouvelles sur les mystères de l'homme, de l'écriture et du monde. On a pris à ce point la manie d'expliciter nos échecs, de les sublimer jusqu'à en faire des valeurs absolues d'une culture complaisamment dépressive, qu'on arrive mal ou pas du tout à expliquer ni même à justifier votre réussite. On préfère l'ignorer, elle dérange les habitudes prises. En dépit d'un déplacement d'air considérable, on peut dire que l'imagination ne se fait pas encore craquer les doigts : un petit libéralisme, en dix ans, ne nous a encore libérés de rien du tout. Vous sauvez ceux qui le veulent bien d'une insignifiance intellectuelle généralisée où la vieille Chapdelaine n'a réussi qu'à se farder un peu plus ridiculement qu'avant. Au milieu de la platitude, votre oeuvre prend pour quelques-uns l'allure d'un manifeste. D'un manifeste aussi divers que vous-même. Protée insaisissable, auriez-vous épuisé tous vos visages, qu'il resterait encore de vous, précise et lumineuse, la merveilleuse et lente trajectoire qui vous conduit d'une métamorphose à l'autre. Par ce que vous venez de nous dire, nous savons qu'il n'y eut point de fées autour de votre naissance; vous ne vous concevez pas comme un mage. A peine prétendez-vous qu'il y eut trois démons, le premier vous enseignant l'histoire et le second la médecine. Quand au troisième, il mourut à temps, de sorte que l'art du conte, vous avez dû l'apprendre seul, et mieux.

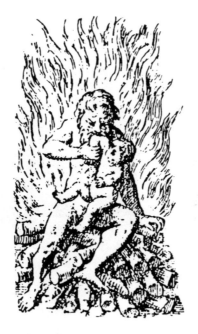

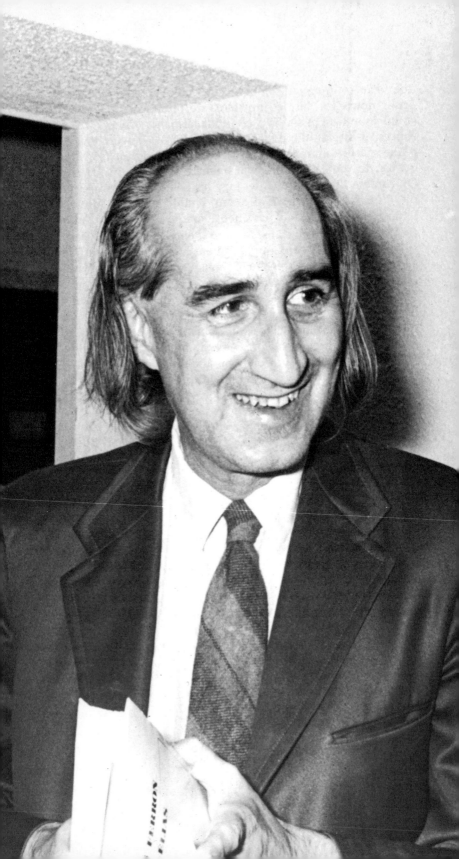

2

L'ART DU CONTE

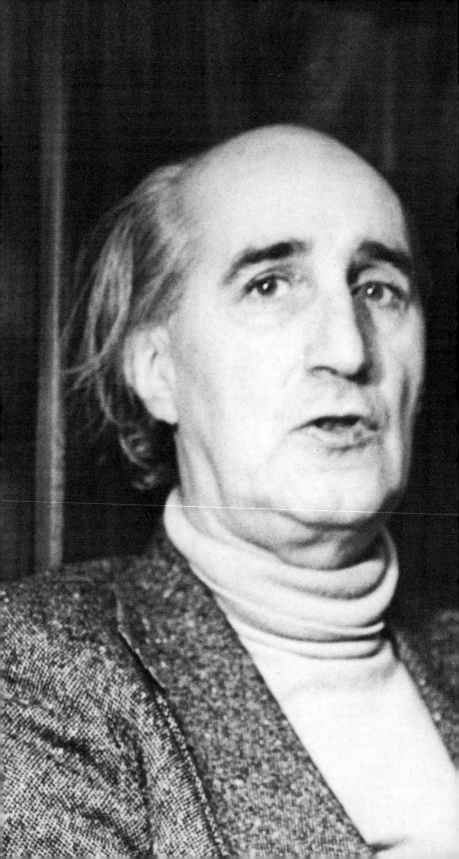

"Pour atteindre le réel,
il faut écarter le vécu."
Cl. Lévi-Strauss

1

L'art de conter est sans doute aussi vieux que le plaisir
de conter et celui d'écouter. Il ne semble pas, en tout cas,
qu'il soit de beaucoup antérieur au plaisir de vivre. Mais il
est de longues époques de l'humanité — les plus nombreuses
et les plus longues, à vrai dire — qui ressemblent à des lendemains de fêtes, et pendant lesquelles le vivre est bien insupportable. L'homme s'ennuie lamentablement et ne trouve
à s'amuser qu'avec ses seuls souvenirs, qui sont comme les
hochets de son esprit vacant. A la faveur de cette distraction,
l'histoire, accumulant les souvenirs, en profite pour naître
furtivement comme genre littéraire. Au commencement
était la chronique... On est intarissable, on cause, on raconte,
le seul sujet de ces bavardages étant toujours la fête de la
veille. L'âge d'or (la dite fête), c'est peut-être quand on n'y
pense pas, quand on y est sans trop s'en rendre compte; la
décadence du moins c'est quand on en parle. On dirait
même qu'elle s'accélère dans la mesure où s'enfle la parlote.
Les époques déclinantes se reconnaissent infailliblement à
leur bavardage fébrile. Non pas que les siècles d'or fussent
muets — ils parlaient plutôt juste et tiraient précisément de
cette justesse leur conscience singulièrement heureuse. On
les appelle "époques classiques", sans doute à cause du mot
"classe" : grande salle où on ne parle qu'un à la fois, par
politesse et désir légitime de se faire entendre. Toujours est-il
que c'est aux lendemains de ces siècles d'or (dont certains
n'ont duré que vingt ans) que l'ennui vient immanquablement
à l'homme. Décadence ? Le mot est trop dur et trop beau
à la fois. Seulement, l'homme, à ne vivre que des ragots du
souvenir, n'arrive toujours pas à émouvoir son ennui. Et alors,
tout comme les jouets dont Swift disait avec une certaine
cruauté qu'ils avaient été inventés pour distraire de la faim
les enfants des pays pauvres, les fables naissent et se mettent
à circuler, images privilégiées plutôt que souvenirs précis des

splendeurs de la veille. C'est ainsi que l'histoire (somme insupportable des souvenirs) et la fable (tentative d'exorcisme de ces mêmes souvenirs) forment d'abord comme les deux versants d'un même besoin : se souvenir et oublier tout à la fois. Circulant ensemble par le même réseau de la parole, histoire et fable finissent bientôt par échanger leurs termes, favorisant ainsi peu à peu l'apparition du mythe, schéma de tous les souvenirs et contre-souvenirs. On n'en est pas encore au monde de l'écriture, mais on y vient.

Le mythe, incommensurable mais fragile, cédera bientôt sous le poids de la parole. De son émiettement sortira d'abord l'épopée, dont la fonction sera de figer le temps pas l'écriture, puis le conte, dont le rôle consistera à prolonger encore un certain temps, par l'oral, les schémas du vieux mythe éclaté avant d'aller lui aussi, avec quelque retard, rejoindre l'écriture. Une épopée, il ne doit y en avoir qu'une par langue; consacrée par l'écrit, elle en est pour ainsi dire l'acte de naissance. Et comme de naître constitue un acte singulier et unique, un seul témoin, pas davantage, suffit. Il y a Homère et puis c'est tout. Dans le domaine français qui nous retient plus particulièrement, il y a Turold et c'est tout. Les autres barguignent, jusqu'à Chrétien de Troyes qui s'essaie dans du neuf et, récupérant les miettes épiques, réussit et gagne (1).

Mais c'est tout pour une autre fois, les autres barguignent toujours jusqu'à l'avènement de Villon, qui mit à l'histoire de l'ancienne langue française le dernier mot tout en oubliant d'achever sa vie. Cette fois, c'est vraiment tout. Personne ne barguigne plus depuis Montaigne. La littérature, ça devient sérieux : une aventure, un cheminement, une quête, quelques-uns trouvent, quelques-uns perdent, d'autres s'y perdent, personne, à vrai dire, ne s'y retrouve tout à fait. La mise est grosse : un moi. Et ça va s'achever avec Barrès et son culte d'un *moi* mal assis entre un toi et un lui. La grammaire y trouve son compte, mais le lexique est quelque peu perturbé par l'avènement d'une personne étrangère qui vient subrepticement s'ajouter aux deux autres. Voilà la lignée issue du système épique, qui mène d'office à la littérature telle que

(1) Chrétien de Troyes est en fait l'initiateur du roman occidental, même s'il a prétendu le contraire en employant, par exemple, le mot *conte* au lieu de roman :
"Et que feroie ge lonc conte" *Lancelot*, v. 1495.
"Que que il son conte contoit" *Yvain*, v. 61
ou même le titre de son *Perceval* : *Le conte du Graal*. Cela tient à ce que le mot *roman* désignait au 12e siècle un récit en langue vulgaire. La structure des narrations de Chrétien tient en fait du roman davantage que du conte.

nous la concevons d'ordinaire.

Pendant ce temps, le conte, par la voix, a continué sa voie. Du mythe, il a gardé quelque chose d'hiératique et de solennel, dont la manifestation sur le plan de la forme apparaît dans l'allure rituelle de sa mise en place. En Occident, il ne reste de cette entrée rituelle que la phrase consacrée : "il était une fois" ou "once upon a time", selon que le conteur est français ou anglais. S'il est bilingue, la bouche trop pleine, il ne dit rien du tout. Dans certains pays d'Islam, le rite est beaucoup mieux conservé. Au Soudan, par exemple, un dialogue s'établit d'abord entre le conteur et son auditoire :

— Je vais vous dire un conte.

A quoi les assistants infailliblement répondent :

— Nâmoun ! (ce qui veut dire : bien entendu !).

Le dialogue se poursuit :

— Tout n'y est pas vrai.

— Nâmoun !

— Mais tout n'y est pas faux.

— Nâmoun !

Le conteur peut alors conter à sa guise et le public se taire.

Vous aurez remarqué avec quelle évidence les origines du conte se trouvent inscrites dans la formule même du rituel, à savoir l'idée du mensonge (la fable originelle) et l'idée que tout n'est pas faux (l'intention historique). C'est d'ailleurs par ces précieux vestiges qu'on peut le mieux repérer les voies que le conte a suivies pour venir jusqu'à nous. Un autre rituel arabe consiste à débiter au début de chaque conte la rengaine suivante : Allah a fait tomber du ciel trois pommes d'or. La première, évidemment, à Allah, la seconde au conteur et la troisième à celui qui a écrit le conte. La formule nous intéresse parce qu'elle suppose une étape où le conte est déjà passé dans l'écriture tout en conservant le mode de sa diffusion orale. Dans nombre de pays africains, et aujourd'hui encore en Haïti, le côté hiératique du conte a pu même engendrer des tabous, celui-ci par exemple : on ne dit pas de contes le jour, mais uniquement quand la nuit est tombée. Le conte prend ainsi valeur initiatique et, à la faveur de la nuit (relent de sa dimension mythique) établit une complicité entre conteur et écoutants. Ce qui explique que le conteur, dans certaines sociétés archaïques, soit souvent identifié au sorcier; du moins son action s'exerce-t-elle par la même voie que la magie : la parole. Par elle, le pouvoir du conteur est agrandi à la mesure du monde et sert souvent à modifier la représentation de celui-ci dans la conscience des hommes.

La distribution de la parole et de l'écriture en genres déterminés n'est pas aussi arbitraire ni aussi tyrannique qu'on pourrait le croire, elle correspond à des états successifs de la conscience, états qui se brisent tantôt l'un contre l'autre, s'harmonisent parfois, échangent souvent leurs mobiles afin de découper à même le réel des figures nouvelles. Tout genre est ainsi une option prise sur le réel selon que le but est de le transmettre, de le transformer ou de le nier. Sur tous les autres genres littéraires (si l'on excepte l'épopée dont la tradition orale nous échappe (1)), le conte possède un avantage exceptionnel : celui de tremper à la fois ses racines dans les eaux originelles d'un système littéraire oral et d'être dans le même temps jugé digne de figurer parmi les genres majeurs de la littérature écrite. Le conte est donc le seul des genres de type oral qui soit passé dans la littérature dite savante, et ce passage a lui aussi, du moins dans les lettres françaises, des raisons qu'il nous faut maintenant entendre.

Le siècle de Louis XIV, dans sa période qui va de 1660 à 1690, fut sans conteste la plus grande fête jamais donnée à l'esprit français. Un peu de qualité régnait un peu partout : sur le trône, à Port-Royal, dans la manière de s'asseoir, dans l'art d'écrire une missive à sa voisine, d'assiéger une ville ou d'entrer à la Bastille. Versailles, prison dorée ? Oui, mais dorée tout de même — prison ensuite. Molière et Racine n'eurent plus qu'à avoir du talent : ils y mirent tout leur génie. Ou plutôt, c'est l'atmosphère du siècle, le ton et la couleur qu'elle prêtait aux esprits qui constituaient en fait le véritable génie du temps. Il y a telle chose qui s'appelle la civilisation et qui reste indéfinissable dans ses éléments spécifiques quand on n'a pas compris qu'il y va d'une totalité, de la vie même — d'une certaine qualité de la vie. Mais la civilisation se passe mal de la littérature, qui en est l'accompagnement et comme la manifestation bien plutôt que la conscience. La conscience n'est que dans les hommes, pas dans les lettres. Celles-ci informent celle-là, mais ne la constituent pas le moins du monde. Louis XIV régnait quand même, et cela jusqu'en 1715. Depuis 1690, cependant, le soir s'était mis à tomber en vertu des lois qui régissent indéfectiblement le retour des heures. On se rendit bientôt à

_____

(1)   Du moins dans le cas de l'épopée médiévale francienne, car en domaine   serbocroate   la création épique du type oral, issue du 14e siècle, se perpétue encore de nos jours. Nous ne pouvons toutefois pas inférer de ces "expériences" tout à fait modernes qu'il a dû en être absolument de même pour l'élaboration de *l'épos* français du 11e siècle, ni même pour le régime coalescent de *l'Iliade* d'Homère.

l'évidence que tout était fini. L'ennui vint au roi même, puis on se mit à écrire des mémoires sur le beau temps qui déjà passait l'horizon de France pour gagner l'Angleterre aux abords du 18e siècle. Mais on sentit bientôt le besoin de rectifier la triste réalité, de réajuster inconsidérément le quotidien dans son corset de fête. La baronne d'Aulnoy livre d'abord ses *Mémoires* en 1690 mais aussi ses *Contes de fées* en 1697, comme si le mouvement qui mène l'esprit de l'histoire à la fabulation tenait de lois tout aussi rigoureuses que la gravitation. C'est en 1697 également que Charles Perrault publie ses *Contes du temps passé*. Le lendemain de fête se prolongera jusqu'à la Révolution. Le court intermède de la Régence, qui donna un certain temps l'illusion que la fête allait reprendre, ne put rien contre le temps et l'évidence. Le conte indiquait sans équivoque par sa généreuse prolifération que tout était bien fini. Il fourmille au point qu'on ne le dénombre plus. Mayer, entre 1785 et 1789, tentera d'en recueillir la somme, qu'il éditera sous le titre général du *Cabinet des fées* : quarante-et-un volumes énormes. Et ces contes perpétuaient à peu près tout ce qui, depuis les *Pantchatantra* (4,500 av. J.C.), traînait de thématiques et d'esthétique dans la tradition folklorique de l'humanité : une *Divine Comédie* transmise de bouche à oreille, puis d'oreille en in-quarto. Il est vrai toutefois qu'il y avait eu bien avant la fin du 17e siècle une tentative d'acclimatation du conte écrit en France : Marguerite de Navarre avec son *Heptaméron* à l'italienne (1558), Bonaventure des Periers avec ses *Nouvelles récréations et joyeux devis* (1558) et surtout son *Cymbalum mundi* (1537), ancêtre du conte philosophique, avaient déjà belle allure, sans compter les fabliaux du 13e siècle, qui furent des contes à leur façon. Mais ces écritures consti-

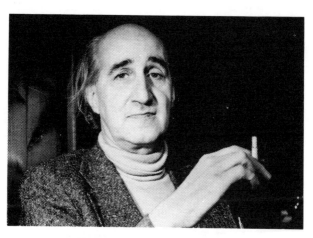

tuaient des phénomènes sporadiques sans véritable signification culturelle où le sens de l'histoire eût pu se recueillir. La vague de 1690-1789, qui fut en fait une véritable marée, dessinait, pour sa part, à même l'esthétique d'un genre, l'image de son propre désarroi et en distrayait son ennui tout en préparant la Révolution. Le grand événement littéraire qui allait bouleverser l'art du conte en lui faisant retrouver l'esthétique primitive de l'oral, fut sans conteste la traduction par Galland des *Contes des Mille et une nuits* (1704), oeuvre d'une importance considérable pour l'histoire de la prose quand on songe qu'Alain y entendait déjà "le ramage de Voltaire enfant". Voltaire, pour sa part, écrira *Le siècle de Louis XIV* et le *Conte du taureau blanc*, toujours jouant de l'histoire et de la fabulation. Dans le *Taureau blanc* il est dit notamment que "ce n'est que par les contes qu'on réussit dans le monde", expression assez claire de ce que fut toujours ce genre depuis ses origines : une entreprise de mise en échec du monde par l'imagination créatrice de façon à faciliter le mode d'insertion de la conscience dans un réel devenu inavouable. Il s'oppose au roman en ce que celui-ci, dans ses intentions profondes, tente de récupérer l'univers social en s'en constituant le reflet ou le miroir. Mais tous ces contes des 17e et 18e siècles avaient belle figure parce qu'ils étaient tous signés du nom d'un auteur. Par fidélité à leurs origines lointaines, obscures et orales, la grande politesse des contes serait évidemment qu'ils soient tous anonymes. Mais voilà : ceux de Voltaire ne le sont pas. Et ceux de Jacques Ferron non plus.

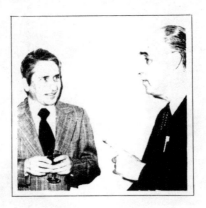

Amérique, Amérique, notre fable, le continent entier a l'allure d'un lendemain de fête. Et c'est ainsi qu'au coeur du 17e siècle, dans le même temps que les auteurs là-bas s'initiaient à l'art du conte écrit, le conte oral français vint avec nous de France s'établir en Nouvelle-France, débris des vieilles mythologies universelles et rites de nos longues veilles d'hiver. C'est sous cet aspect populaire qu'il se perpétuera jusqu'à nos jours encore où, tout près de l'agonie, les folkloristes tentent de recueillir ses dernières paroles. Ce fut pendant deux siècles notre façon de mettre le réel en échec, de conjurer l'hiver et les autres saisons, lesquelles n'avaient plus de sens à cause précisément de l'hiver. Quant aux contes écrits, disons brièvement que, dès 1700, Perrault faisait les délices à Québec. Ne l'aurions-nous pas connu alors, qu'il nous serait venu tôt ou tard, après 1760, par l'Angleterre qui l'avait adopté : "once upon a time". Nous préférions tout de même l'original. Voltaire suivit bientôt ainsi que l'a montré l'historien Trudel dans son *Influence de Voltaire au Canada*.

A ce double héritage, oral et écrit, populaire et classique, toute l'oeuvre de Ferron vient se rattacher en l'assumant et le chargeant d'une signification nouvelle. Dès son premier conte, écrit en 1948, il met en scène un de ces derniers conteurs qui, de village en village, portaient la bonne nouvelle de la sagesse et de l'imagination :

"Le soir venu, je m'arrêtais dans quelque maison, où à la veillée, je suscitais devant les yeux de mes hôtes un monde qui n'avait pas de réalité, mais par lequel on pouvait entendre celui que l'ombre avait absorbé(...) J'étais un gueux, mais j'étais aussi une sorte de grand seigneur errant de par le monde afin de lui redonner un

peu d'allure, un peu de style." (*Suite à Martine*, p.125)
(1)

L'imparfait des verbes, cependant, révèle un bien triste sort : le conteur grand seigneur de jadis, faute d'un auditoire pour l'écouter, est devenu un pauvre hère, un "robineux". En lui laissant le soin de raconter lui-même l'histoire de sa déchéance, Ferron témoignait ainsi de sa reconnaissance à l'égard de celui dont il allait par l'écrit perpétuer l'activité narrante. Cette page est comme le testament du conte folklorique. La transmission orale se conçoit dans une civilisation composée d'une multitude de petites sociétés vivant à l'échelle de l'homme; la parole y constitue le seul serment qui fasse les hommes tenir les uns aux autres. Elle se trouve frappée d'interdit dès que la ville les confond dans l'anonymat. On ne va tout de même se plaindre de la disparition des campagnes et villages, mais on peut constater que l'urbanisation, faute d'avoir été conçue à la mesure de l'homme, l'a détruit et avec lui sa parole. Le conteur du village s'en va vivre au Carré Viger et

"le pays sans nos contes retourne à la confusion".
(*idem* p. 126)

C'est pour que le pays ne tourne pas au chaos que Jacques Ferron s'est fait conteur. Et si le conte, dans sa fonction archaïque, racontait jadis l'histoire d'un monde qui se mourait, le conte de Ferron retrace l'histoire du conte comme genre, en qui se meurt un attribut de la civilisation. Il est un surlendemain de fête. Une tradition s'abolit de la sorte et se récupère à la fois dans un paradoxe créateur de formes neuves. C'est sur le regret des choses qui passent que s'édifient les renaissances, et c'est peut-être là le sens qu'il faut donner à la phrase de l'interview : "Je tente de passer du folklore à l'humanisme". Le conteur folklorique entendant redonner au monde "un peu d'allure, un peu de style" (preuve que le monde n'en avait déjà plus), le nouveau conte veut empêcher tous les contes de mourir, de crainte que le pays cette fois ne passe à "la confusion", c'est-à-dire à l'insignifiance. Pourquoi précisément le pays plutôt que le monde ? Parce que le conte oral est l'âme de la géographie d'un pays, c'est lui qui distribue les races et les nations par toute la terre et

---

(1) Toutes les citations de contes sont tirées de la récente édition intégrale des *Contes du pays incertain*, des *Contes anglais et autres...* parue en un seul volume chez HMH en décembre 1968. Je n'indiquerai à l'avenir que le titre du conte et la page renvoyant à cette édition.

leur rend tel pays habitable. Dans *Papa Boss*, on lit ceci :

> "Le vieux Bardèche avait continué son conte après mon arrivée parce qu'il avait commencé et qu'il est dans la coutume de Kamouraska de mener les contes à terme." (p.131)

A la géographie (le comté de Kamouraska) est rattachée l'idée d'une fidélité au travail exécuté, à la tâche accomplie — qui marque aussi l'attitude de Ferron devant son métier d'écrivain. Il est un peu ce cartographe du conte intitulé *Les provinces* qui se met au gré de sa fantaisie "à bâtir le pays, province après province, sur de belles cartes enluminées". (p. 65) Une fois fixés les paysages et tracées les frontières du pays mouvant, l'humeur conteuse devient une sagesse en liberté et peut sans fin filer ses écheveaux de rêves. Tous les personnages des contes de Ferron sont un peu conteurs eux-mêmes. Et cette sorte de composition en abîme, à la façon des peintres flamands, est une tentative d'absorption du contenu par sa propre signification, si bien que le conte ne se répand pas au-dehors de son cadre et reste à lui-même sa propre limite. A Linda qui lui file l'histoire de sa migration de la campagne à la ville, Campbell avoue, interloqué :

— "Mais c'est un conte que tu me fais-là !

— "C'est un conte... Tu n'aimes pas les contes ?" (*La Charrette*, p. 118)

Le conte est dans le conte, selon un procédé de récupération que nous avons déjà expliqué. Sans lui, l'oeuvre s'éparpillerait et ne saurait plus à elle-même renvoyer son image. Le tout-puissant narrateur de *Papa Boss*, qui est aussi la

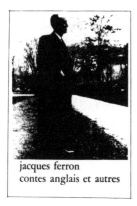

jacques ferron
contes anglais et autres

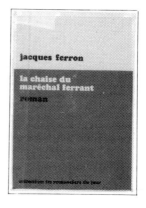

jacques ferron
la chaise du
maréchal ferrant
roman

toute-puissance d'un système économique en voie d'anéantir les hommes, se prend lui aussi au piège du conte lorsqu'il avise sa victime que :

> "tout cela avait l'allure d'un conte (...) Et si le temps avait pris l'allure d'un conte, c'était un personnage de conte que vous aviez maintenant sous les yeux."
> (pp. 58-59)

On aura remarqué avec quelle régularité apparaissent dans toutes ces citations, les termes "d'allure", de "style", bref de questions de métier. C'est que contrairement au mode épique dont il est comme le conjoint — mode, nous l'avons déjà vu, tout éphémère et qui dure tout juste le temps de pratiquer une brèche dans le langage quotidien par où faire apparaître et surgir les héros — le conte, lui, ne crée pas de héros, mais se contente de propager l'art même de dire et de conter. Il est, si l'on veut, une éthique de la prouesse narrante où seul remporte les victoires celui qui conte le mieux. Le conte, dira-t-on, vient en contant, et la manière la plus honorable de faire un conte c'est encore de conter.

Comme il serait inconvenable qu'un auteur s'accapare de la tradition orale sans la soumettre un peu à sa façon particulière, Ferron a d'abord transformé l'entrée rituelle de type archaïque, qui opérait jadis un peu comme les trois coups le font de nos jours au théâtre. S'il l'a transformée, il a pourtant tenu à en garder le caractère initiatique sachant très bien qu'elle était essentielle à la formulation même du conte, en entretenant une atmosphère de complicité entre l'auteur et son public, atmosphère favorisant le passage de l'oeuvre. Pas question donc de commencer par "il était une fois", encore moins par le rituel arabe qui suppose qu'on a devant soi un auditoire en mesure de manifester sa présence par des répons. J'ouvre donc au hasard l'édition intégrale et considère la première phrase de quatre contes :

(1) Encore si elle avait élé vulgaire, grotesque, fessue, cela aurait pu se concevoir, mais elle était au contraire une demoiselle fort distinguée, plutôt pointue : comment expliquer qu'elle montrât son derrière ? (*Le perroquet*, p. 51)

(2) Un paresseux doublé d'un simple d'esprit, celui-ci pensant pour celui-là qui travaillait pour l'autre, vivait tout étonné au milieu d'un grand loisir. (*Le paysagiste*, p. 58)

(3) Et puis, un jour, le forgeron-pompiste qui commençait à en avoir plein le nez de l'Odyssée, dit à Ulysse : "Voilà

bien quinze ans que tu es de retour à Ithaque. Pourquoi n'irais-tu pas faire un tour dans l'Ouest ? (*Les sirènes*, p. 106)

(4) Les ambulanciers n'avaient pas voulu le ramasser : "Il est mort".

— Non, il n'est pas mort.

— S'il n'est pas mort, ça finira bien par se savoir, Capitaine. Tu nous appelleras. Nous reviendrons. (*Armaguédon*, p. 132.)

Il s'en dégage ceci : que l'ancienne formule du dialogue entre le conteur et son auditoire a été remplacée par une pure fantaisie syntaxique, c'est-à-dire par un nouvel ordre de rapports. D'entrée de jeu le lecteur est jeté au milieu d'une action déjà entreprise ("Encore si...", "Et puis...," ou l'imparfait de narration); il est transporté dans un univers dont il ne saisit pas encore les contours fuyants que le conteur se charge d'arrêter dans leurs mouvements avant la fin de la phrase. On peut dire que toutes les oeuvres de Ferron commencent de la même façon en reproduisant le même schéma : le début mise d'abord sur l'indécision du lexique pour attiser l'attention du lecteur, puis après quelques cabrioles de la syntaxe ou de la sémantique, la phrase retombe sur ses pieds et conduit d'emblée au propos principal du conte ("son derrière", "un grand loisir", "un tour dans l'Ouest", "nous reviendrons"). L'insistant, le répétitif de cette structure agit à la façon d'une fonction qui aurait pour but de rendre manifeste l'aspect initiatique de l'oeuvre. Le caractère rituel des formules réside ainsi dans le fait même de présenter le texte comme une énigme à résoudre, comme un ordre fou à rétablir dans la sagesse. L'auditoire, désormais à mille lieues, les yeux rivés sur la page, est invité, selon une forme issue du rituel archaïque, à s'associer à ce rétablissement. Ceci dit pour les épaves de la tradition orale dans les écrits de Ferron. Le conte ne commence qu'à la deuxième phrase.

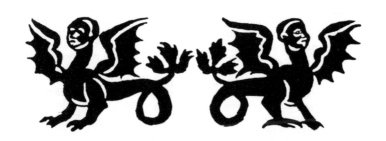

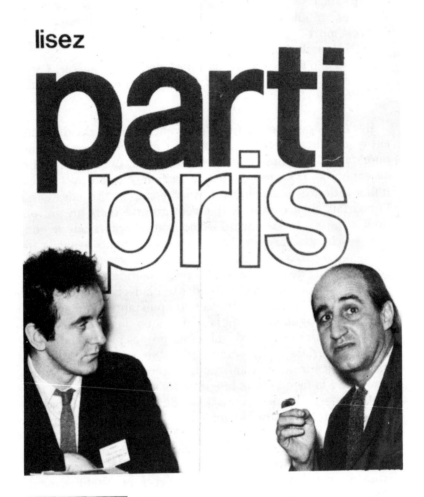

lisez

parti pris

(1) C'était une expérience du même genre que Diderot tentait déjà au 18e siècle lorsqu'il écrivait au début de son "conte" intitulé *Ceci n'est pas un conte* : "Lorsqu'on fait un conte, c'est à quelqu'un qui l'écoute : et pour peu que le conte dure, il est rare que le conteur ne soit pas interrompu quelquefois par son auditeur. Voilà pourquoi j'ai introduit dans le récit qu'on va lire, et qui n'est pas un conte, ou qui est un mauvais conte, si vous vous en doutez, un personnage qui fasse à peu près le rôle du lecteur et je commence."

Ce petit texte montre bien jusqu'à quel point le conte est un genre ambigu, pouvant s'accommoder de tous les autres genres pour parvenir à ses fins. On aura remarqué l'allusion à la tradition orale encore toute proche, de même que le caractère presque rituel de cette phrase initiale qui joue avec le lecteur avant d'entrer dans l'univers du conte proprement dit.

3

Au départ, il ne faudrait pas s'y méprendre : toute l'oeuvre de Ferron peut être logée à l'enseigne du conte, en dépit des rubriques "roman" et "théâtre" sous lesquelles les éditeurs ont fait paraître plusieurs de ses écrits. *Cotnoir, La nuit, Papa Boss* et *La charrette* qu'on se plaît à appeler les "romans" de Ferron sont en fait, de l'aveu même de l'auteur, des contes un peu plus longs que les autres. Comme la longueur d'un récit ne suffit pas à le faire passer pour roman s'il n'est pas dans ses intentions de l'être, il nous faut bien accorder à l'auteur que ce qu'il a voulu faire ce ne sont rien d'autre que de longs contes. Il ne nous en aurait pas avisés lui-même qu'on aurait fini par le découvrir tant l'esthétique de ses "romans" présente les mêmes caractères que celle de ses *Contes du pays incertain.* Le sujet de *La Charrette,* par exemple, se trouvait déjà tout entier dans un conte intitulé *Le pont* dont il prolonge le décor et la mise de fond. Ceci dit pour qu'on ne croie pas que c'est inconsidérément que seront appelées à témoigner, dans un chapitre consacré à l'art du conte, des oeuvres que la critique a déjà désignées comme des romans, ce qu'elles ne sont assurément pas.

Il ne serait pas moins difficile de démontrer que les oeuvres parues sous la rubrique du "théâtre" s'avèrent être également des contes, mais des contes tout en dialogues, faits pour la lecture beaucoup plus pour la scène (1). Dans ses "pièces", les indications dites "de scène" ont été conçues pour la lecture au même titre que le texte dialogué auquel elles n'apportent, d'ailleurs le plus souvent, que des éléments étrangers à la représentation scénique; elles ont, en tout cas, toujours l'allure de phrases ajustées au propos strictement narratif d'un conte. Par exemple (au hasard), cette indication de *La tête du roi :*

> Pierre, fort bien mis, très distingué pour son âge, rentre
> de la nuit blanche comme s'il venait de s'habiller. Il
> dépose un sac au milieu de la scène. (p. 19)

Cela ne saurait suffire à indiquer quoi que ce soit à un
metteur en scène. Lue, cependant, l'indication retrouve toute
sa signification, qui est à n'en pas douter de type narratif et
non théâtral. Toute la pièce aurait pu d'ailleurs être un conte
dans les meilleures formes si Ferron, comme il l'avoue, avait
eu le temps de mettre tout le décor en phrases, conformé-
ment à l'esthétique du conte. La forme du théâtre de lecture
lui offrait du moins le moyen de faire vite et bien à cause de
ces "indications de scène" et de ces dialogues qui lui permet-
taient d'abréger le cours de la narration descriptive. C'est
ainsi qu'un tout petit conte intitulé *Two pairs of pants* (1)
ayant mérité un traitement plus généreux, Jacques Ferron en
a fait la pièce *Cazou ou le prix de la virginité*, où le décor de
la première version est comme absorbé par le dialogue des
nouveaux personnages. Mais on n'assiste pas là à proprement
parler au passage d'un genre à un autre, l'esthétique narrative
restant fondamentalement à la base des deux versions. Où
situer le cas des *Grands Soleils* ? Rien de plus simple. Il n'y a
qu'à voir les indications de scène de la première version pour
se rendre compte qu'il s'agissait d'une pièce à lire, c'est-à-dire
d'une suite de dialogues soumis aux lois du conte. On peut
dire de ces indications ce qu'on a déjà dit de celles de *La tête
du roi*, elles appartiennent à la technique narrative. Quant à
la seconde version, portée à la scène en 1968 par le Théâtre
du Nouveau Monde, Jacques Ferron l'a placée sous la rubrique du "cérémonial", ce qui suppose que l'auteur ne renon-
çait pas tout à fait à la structure initiatique du conte archaïque et qu'il entendait au contraire la lui conserver jusque
dans sa forme théâtrale. *Les Grands soleils* forment en fait
un conte représenté, un conte qui aurait en quelque sorte
retrouvé son auditoire. La technique y est d'ailleurs délibérément narrative et rejoint de multiples façons la fonction
rituelle du dialogue d'entrée propre au conte ancien. C'est
ainsi que les batailles n'y sont jamais reproduites sur la scène,
ce qui serait inconvenable; elles sont narrées par Mithridate,
en qui il convient de voir le conteur du village déjà rencontré
dans le premier texte de Ferron, *Suite à Martine*. On se souviendra que ce conteur, dernier représentant de la tradition
du conte oral en Québec, avait fini sa carrière au carré Viger.

---

(1) Paru dans *L'information médicale et paramédicale* du 16 avril 1957,
p.15.

Or c'est précisément au Carré Viger que nous le retrouvons dans *Les Grands soleils*, grand narrateur revenu une dernière fois saluer son public comme s'il s'apprêtait à le voir revivre et lui à revêtir son costume de conteur comme aux beaux soirs d'autrefois. Cette façon coïncide d'ailleurs assez bien avec le propos du cérémonial qui est d'accompagner en sourdine la bruyante prise de conscience d'un peuple venant reprendre son destin là où il l'avait laissé quand il avait jadis cessé d'écouter les vagabonds, les gueux, les grands seigneurs. La résurrection de Mithridate est le signe d'une réconciliation : celle d'un peuple avec la sagesse de ses rêves et celle du conte même en tant que genre avec son auditoire d'antan. Trop beau pour être vrai ! Davantage que la réalisation effective de cette alliance, Mithridate n'en serait-il pas plutôt l'annonce ? Le conte seul permet de rêver tout haut, hanté de petits êtres qui nous rappellent à notre grand étonnement que la vie n'a pas toujours raison et qu'elle a même parfois tort de n'être pas tout autrement. Le rêve réduit sensiblement les dimensions du réel comme pour nous le révéler dans ce qu'il a d'essentiel. Aussi les êtres qui l'habitent nous apparaissent-ils de petite taille, féeriques comme des lutins, toujours sur le point de s'étioler. Nous les distinguons à peine derrière leur écran de paroles, leur unique consistance étant faite de ce qu'ils disent. A travers ces lentilles du rêve, ils semblent si loin de nous ! Je dis même que trop près de nous, daignant au mieux nous ressembler, ils nous intéresseraient bien peu et n'auraient rien à nous apprendre sur notre propre vie. Il faut venir de loin pour savoir mentir, dit le proverbe. Le conte est l'art difficile de venir de loin, de mentir et de dire la vérité à la fois; l'art de venir d'aussi loin que ces êtres évoqués chaque nuit pendant mille et une nuits par la douce Shéhérazade qui prolonge ainsi sa vie d'autant. Coïncidant avec la manifestation même du conte qu'ils peuplent, tous ces personnages racontent sans cesse par pur plaisir de raconter. Si bien que résumer un conte de Ferron, c'est les rendre muets. C'est en même temps éteindre le conte, qui est leur raison d'être, petite étoile au-dessus de leur nuit annonçant la naissance du verbe.

A Mithridate on n'imagine point de visage, il est multitude. Et il est essentiellement dans ce qu'il dit et dans sa façon de le dire. Sur ce point, il représente à la fois tous les personnages de l'univers ferronien, livrés tout entiers à l'industrie laborieuse de leurs discours et point du tout au tracé de leurs contours. De ces derniers, que feraient-ils d'ailleurs, je vous le demande ? Ils n'ont pas reçu pour mission de dessiner leur

profil sur les parois des grottes, ils parlent au milieu d'un
vaste loisir qui est leur tragédie domestique et quotidienne.
Ils rejoignent par là une vérité profonde, à savoir que l'homme n'a pas encore inventé de meilleure sonde pour descendre
en lui-même, explorer ses phantasmes, ses passions et ses
songes, renflouer tous les mondes qu'il porte en lui, que la
parole. Etres vaporeux comme le sont des sylphes, assidus
à l'imagination comme à la syntaxe qui en est le paradigme,
ils créent, à même ce qu'ils disent, l'espace où ils se meuvent,
où ils s'abîment aussi dès que leur phrase vient à la rencontre
de son point final. Car des mots, insignifiantes unités du
discours, sonnettes creuses, objets du lexique ou du glossaire,
ils n'ont cure; seules les phrases entières, enveloppantes,
couvrant de vastes réseaux sonores les enchantent et les
animent. L'hôtelier de *Tante Elise* peut alors avouer avec un
certain appoint théologique :

> "J'admets que le péché originel l'ait arraché à sa nature
> de singe; que, moitié poil, moitié coton, il soit honteux,
> mais l'homme reste quand même intéressant, du moins
> par l'élocution." (p. 50)

"Elocution" avec "allure" et "style" forment les trois
points de repère de l'esthétique ferronienne, par où les personnages viennent respirer avant de redescendre dans les
profondeurs de leur monde splendide. Le conte de Ferron
devient ainsi un organisme qui respire par toutes ses fonctions
et renouvelle sa sève par la pulsation d'une langue intacte.
Sur ce point, l'auteur se refuse à rejoindre l'actuelle crise
tragico-comique du langage avec ses frissons métaphysiques
et ses ridicules nippes freudiennes, même s'il reconnaît par
la bouche de Camille que "la parole est l'arme du mensonge" *Le licou*, p. 97 (1). Elle est mensonge dans la mesure où
elle double la fonction fabulatrice du conte et la part nécessairement mensongère qui s'y trouve. Mais l'état de crise où
se trouvent plongées les oeuvres de Queneau et de Ionesco
lui est tout à fait étranger parce qu'il s'est tenu loin de toute
cérébralisation du mode expressif de l'homme et qu'il s'est
sans cesse ressourcé aux origines populaires du langage en
faisant de celui-ci un instrument de sa libération plutôt que
de sa déchéance. Et c'est aussi qu'il répugne à objectiver la

---

(1)   Une idée déjà exprimée dans *L'ogre*, lorsque le prisonnier dit :
      "Le silence renferme toutes les vérités; la parole porte tous les
      mensonges" p. 67. Et le silence, pourrait-on dire, c'est l'instant
      où tous les personnages se taisent et se retournent pour écouter
      parler l'auteur.

situation déjà assez tragique de l'homme sans avoir à le détruire jusque dans sa seule fonction noble, le langage. Il faut considérer à ce propos les sentiments qu'il prête au personnage principal de *La charrette* et qui sont un peu les siens :

> "La seule pièce jamais vue du Roumain Ionesco l'avait laissé en colère, pièce de charognard exhibant comme un objet de dérision l'homme, son frère, dans sa nudité cherchant à se cacher avec des lambeaux de phrases pris ici et là, d'autant plus inappropriés qu'il en était plus nu encore. Et tout le monde applaudissait, toute la salle s'était reconnue et manifestait son contentement, comme si c'était possible, ô Valéry !" (p.139)

Ferron n'accepte pas que l'homme soit ainsi livré à la dérision par le biais de son langage. L'anatomie n'est pas encore un humanisme. On comprendra pourquoi Ferron n'a pas écrit en "joual" même si les personnages de son oeuvre pouvaient parfois l'y porter facilement. Or ses contes se donnent essentiellement pour tâche d'exorciser un quotidien inconvenable en vue de l'avènement d'un âge expurgé de tous ses mauvais démons; le "joual" en ce sens serait une façon d'encrasser davantage la vie que le conte entend libérer. L'élocution est une bouée de sauvetage. Qui ne s'y agrippe pas, coule à pic. Elle prend parfois chez Ferron des formes extrêmes. C'est ainsi que s'explique le fait que les personnages du *Licou* parlent en alexandrins, bien comptés, bien rimés, à peine dissimulés dans le linéaire d'un texte qui rappelle moqueusement ses origines classiques. La prosodie met leur imagination au pas, éloigne l'invivable de la vie et les retient de sombrer dans le fatras du prosaïque. Sans cette parole cohérente que

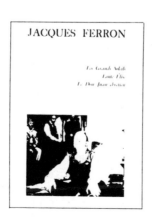

le conteur leur prête, ils ne seraient sans doute même plus en mesure d'affronter leur destin. C'est par respect pour eux, pour leur vie de personnages de conte, que Ferron leur met à la bouche la parole la plus claire. Et tout ce petit peuple d'une comédie humaine en passe de devenir *divine*, évolue dans le champ clos de son verbe, s'y agrège, s'y cristallise et disparaît aussitôt que le temps vient en dissoudre les dernières sonorités. Et quand d'occasion, le temps ne passe pas, il arrive que le discours se durcisse, se matérialise et jette ou des ponts ou des rivières entre les êtres selon qu'ils doivent se rejoindre ou se fuir. Le Dodu du conte du même nom, mis en demeure d'élaborer un discours, prévient ainsi son interlocuteur du volume de ce qu'il va dire :

> — Eloignez la petite Agnès un petit peu; autrement où veut-elle que je place ma phrase. (p.48)

Mais les personnages ne se déplacent guère, tous pris qu'ils sont au piège de ce qu'ils disent. Leurs gestes mêmes sont subordonnés à leurs paroles, et ainsi en va-t-il de tout ce qu'ils font et de tout ce qu'ils deviennent. Toutes les passions de ce petit univers sont des passions de paroles, sitôt proférées sitôt apaisées. Toute action est régie par la diction, au point qu'il ne se passe rien sans elle. Le personnage central de *Papa Boss*, une femme sans nom, sur le point de devenir la victime du système d'un nouveau dieu, dit à l'archange qui vient de la saluer :

> —"Merci, Monsieur, pour cette salutation. Elle me plaît beaucoup. Seriez-vous assez aimable de la répéter." (p. 29)

Et l'archange de redire la salutation, parole incantatoire, à la magie de laquelle la victime se laisse bientôt prendre. Elle trouve encore le moyen dans sa grande misère et sa grande détresse de se complaire aux enchantements des sonorités fuyantes du bourreau. Elle est sans nom, mais ce qu'elle dit et ce qu'elle entend suffit à la rassurer sur son existence précaire.

Chacun, dans sa retraite, l'oreille dressée, reste à l'affût de la parole de l'autre et l'attend au coin d'une phrase comme pour se saisir de lui par ce seul fil qui le relie à son existence. Dans le *Don Juan chrétien*, Jérôme vient de laisser tomber un "hélas"; Madame Salvarsant profite de cet énoncé somme toute assez futile, comme s'il était à lui seul toute une phrase, pour relancer le discours et assurer le passage du trivial à la sagesse :

— Vous avez dit : hélas !

— Par inadvertance, sans aucun à-propos, parce que le temps est sombre, la vie est morne, le monde est sage. (p. 167)

Trois petites vérités n'en formant qu'une et qui, autant qu'elles soient, ne seraient sans doute même pas venues à l'esprit de Jérôme s'il n'avait d'abord provoqué son interlocutrice d'un "hélas", lui-même attiré par un propos antérieur tout aussi innocent; et ainsi de suite jusqu'à ce que le monde ne soit plus qu'un grand rideau tissé de paroles, derrière lequel le mensonge joue à la vérité, et la vérité au mensonge. Le banal petit verbe "*est*" (banal parce qu'il est le lieu de l'être même), répété trois fois dans la phrase à la façon d'une litanie, progresse dans sa démarche syntaxique élémentaire, fragile et incantatoire jusqu'à n'assumer plus qu'une pure fonction lyrique. Par ce lyrisme passe une vérité non moins élémentaire que la syntaxe, splendide et nécessaire; cependant que les locuteurs restent écrasés sur la surface de leur vie à deux dimensions dont ils ne s'échappent que par le dire, de même que les petits personnages des miniatures anciennes, aplatis sur leur silence, accroupis dans le vif des couleurs, affichent sur un long phylactère le texte de ce qu'ils voudraient bien dire. S'ils sont aussi minuscules, c'est qu'ils ont consenti à se diminuer eux-mêmes au profit de leur texte. Voilà comment toute l'oeuvre de Ferron prend l'allure d'un spectacle peuplé de santons ou de marionnettes où la forme des êtres importe moins que leur bavardage, élégant parce qu'il est essentiel. Sans visage, on voit mal que tous ces personnages soient portés à la scène où il importe d'avoir un nez, des yeux et un menton; affublés de leur seul langage, on ne s'étonne pas pourtant que, tout personnages de conte qu'ils soient, ils aient été parfois coulés dans les moules du dialogue de théâtre, lequel convient à leur qualité de diseurs perpétuels. C'est leur prison et c'est aussi leur liberté; c'est leur forêt de Brocéliande et c'est leurs geôles de Bagdad. "Quand on peut tout dire, affirme le Procureur de *La tête du roi*, il n'y a plus rien à faire." Effectivement, ils ne font rien, immobiles au centre d'eux-mêmes à la façon de ces fleurs appelées "grands soleils". Tout ce qui n'est pas eux — les minéraux, les végétaux, les objets et le monde — va tournoyant autour d'eux comme des planètes étourdies. Et c'est ce tournoiement vertigineux des choses autour des êtres qui crée à lui seul le merveilleux des contes de Ferron.

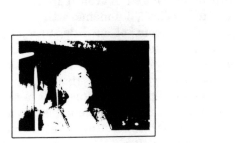

4

L'homme n'est peut-être pas aussi seul qu'on le dit. Par l'usage de la parole, il se dédouble, et une partie de lui-même peut ainsi tenir compagnie à l'autre : on n'imagine pas de plus astucieuse façon de conjurer la solitude. Les entretiens qu'échangent les deux parties locutrices formées de la sorte en son for constituent en fait des lieux singulièrement féconds où, comme dans un creuset vient se recueillir la pensée, cette fureur de parler à soi-même dont il est souvent question chez Alain. Le personnage ferronien ne se fait pas un problème de l'incommunicabilité; il l'abandonne plutôt à ceux qui ne parlent pas, les muets par impuissance qui ruminent sans fin l'incapacité où ils sont de conjuguer les six pronoms du singulier et du pluriel et d'accrocher à la remorque de ceux-ci un certain nombre de verbes, actifs ou passifs, peu importe pourvu qu'ils soient appropriés. L'incommunicabilité n'est pas un problème de métaphysique, c'est un problème de grammaire. Grammaire ou pas, quand il n'a pas à qui parler, Mithridate parle tout haut et tout seul, assez malicieux pour être sage là où il nous laisse croire qu'il est fou. S'adresse-t-il aux autres, c'est à lui-même en fait qu'il dit ce qu'il pense. Au fond, dans ce constant babil, toute la population de l'oeuvre de Ferron résout sa propre existence. De quoi couvrir l'univers et l'étourdir. Et l'univers, en effet, séduit comme un papillon de nuit par ces lumières étranges vient d'instinct battre des ailes autour des monologues et dialogues qui fusent de toutes parts. Tout se met en mouvement pour une seule parole proférée, autour de laquelle une multitude d'objets divers dessine à son tour une constellation fascinante. Le merveilleux chez Ferron naît précisément de ce mouvement perceptible des choses vers les êtres, amorce d'une complicité entre le monde et son principe, le tout-puissant logos de l'homme. Les inanimés s'animent et s'approchent de l'homme pour mieux participer à sa condition. Et tandis que les êtres, dans cet univers, restent fixés et retenus au centre d'eux-mêmes par l'ancre du langage, les choses s'émeuvent, s'agitent, se déplacent, formant mille figures, élargissant parfois le champ du merveilleux aux dimensions du fantastique, comme c'est le cas du déchaînement infernal dans *La Charrette*. On ne saurait plus dire où est le rêve, où est la vie, tout se fond, et la réconciliation du songe et du réel est assez glorieuse pour ne devoir jamais épuiser toute sa signification.

Dans cette apothéose, non pas tant des choses que du sens des choses, les règnes perturbés, échangent leur comportement et leurs moeurs; les arbres marchent comme les hommes, les hommes s'accroupissent comme des bêtes ou se haussent comme des anges, les anges se conduisent comme des démons, et les démons ont des carcasses d'animaux. La confusion des règnes est en quelque sorte la pierre philosophale de l'univers ferronien donnant ainsi à l'oeuvre les caractères d'une alchimie diabolique. Tous sont égaux devant la grande loi de la transmutation des êtres et des choses. Et si l'auteur d'un tel spectacle sait être un peu Protée, fuyant sous mille visages comme fuit le vent sous l'agitation des feuillages, par le pouvoir séducteur de son regard, il est aussi Méduse, ne laissant jamais intactes les qualités de ce qu'il voit. Il excelle particulièrement à toucher les végétaux : tantôt pris à leurs racines, parfois arrachés de leur sol, ils ressemblent tant aux hommes. L'enracinement et le déracinement successifs des uns comme des autres favorisent en quelque sorte leur rencontre. Ainsi dans le préambule calme et majestueux de *La barbe de François Hertel* voit-on déjà apparaître dans l'oeuvre de Ferron cette animation secrète des choses, alors que sur la promenade des quais de la Seine :

> "Un tilleul vient à notre rencontre, suivi de deux platanes et d'une file interminable de sycomores." (p. 3)

Sur le coup d'une coquetterie merveilleuse, à son insu, la promenade se trouve renversée : les arbres défilent tandis que les hommes cheminent par le dedans d'eux-mêmes, comme s'ils laissaient soudain à l'univers des choses le soin de les imiter du dehors. Les choses deviennent ainsi des points de vue sur l'homme, des postes d'observation à partir desquels l'auteur rassemble le panorama et empêche le paysage humain de se disperser. Il est d'office l'unique maître de son royaume fantasmagorique, le responsable de tous les accidents, survenant ici ou là, frontières du réel et de l'irréel. Avantagé de ces hauteurs d'où il domine toutes les situations, il n'est pas pour cela une sorte de dieu, mais un ordonnateur; son pouvoir est celui que veut bien lui déléguer la syntaxe : il lui suffit tout simplement, comme dans la citation ci-haut, de faire passer à l'actif les verbes passifs ordinairement prêtés aux végétaux, ou encore de mettre ceux-ci en position de sujets plutôt qu'en celle, trop ordinaire, de compléments. Et voilà le monde établi dans une signification nouvelle, inusitée et qui désamorce en quelque sorte la réalité. Sans la puissance transfigurative de la syntaxe, le monde ne serait plus qu'un chaos fiévreux. La syntaxe taille le monde d'une façon intelligible, et l'auteur s'en sert comme d'une stratégie pour assiéger les mille sens de l'existence et n'en retenir finalement qu'un seul, ce qui est bien suffisant; toute opération syntaxique reproduit jusqu'à un certain point l'ordre même que l'auteur entend imposer à notre perception du réel. Perception, bien sûr, qu'il importe de distordre de quelque façon; dans laquelle il faut pratiquer des coupes, étager des plans, aménager des unités. Sans quoi le réel ne nous serait "rendu" que dans la brutalité de son *in-signifiance* absolue, laquelle précisément, tout projet littéraire (et de plus évidente manière le conte) se donne pour tâche de mettre en échec. Si le docteur Ferron entreprend d'écrire, c'est d'abord qu'il juge le réel insuffisant à recueillir par lui-même une signification qu'il consent par ailleurs à lui prêter. C'est aussi que l'auteur entend, dans et par l'écriture, modifier le langage même par lequel nous avons quotidiennement prise sur le monde. Son mode d'action sur le réel est assez simple : faire subir à la perception que nous avons de la surface des choses des modifications propres à appeler un sens, une direction. La qualité de la représentation, en littérature, se trouve ainsi liée à la qualité du système linguistique qui sert à découvrir le réel, et se mesure à la densité de son pouvoir d'évocation. Aussi le plus haut degré de complexité dans le domaine de la syntaxe est-il souvent appelé à retenir le degré maximum de signification. Ce qui ne veut nullement dire que tout processus de "complexification" reste d'emblée dans l'ordre du significatif; passé un certain point d'intelligibilité, la syntaxe peut faire basculer son objet dans l'absurde; et en interrompant toute possibilité de communication, abolit à la fois le message linguistique et le réel qu'il a pour mission d'établir dans une identité nouvelle et spectaculaire. Le merveilleux n'est point l'absurde, mais se situe à la frontière de ce qui est absurde et de ce qui ne l'est pas. Il est, si l'on veut, une sorte d'hésitation sur le sens immédiat du monde; il mise sur cette hésitation pour faire apparaître en clair le dessein qui l'anime à savoir qu'il est pure gratuité et se refuse à signifier quoi que ce soit. Ou plutôt sa signification réside dans le fait même de sa gratuité. Et s'il constitue une impertinence par rapport au réel, c'est qu'il récuse d'emblée le réel, lui oppose en quelque sorte son propre droit à diriger comme il l'entend un ordre nouveau. Cet ordre, faut-il le dire, est ici strictement littéraire; le merveilleux n'a pas l'ambition de changer le monde, il le remplace pour quelques instants, le temps de libérer les rêveries latentes de l'humanité. Il est le signal du conte, et il n'est point de conte sans merveilleux. Dès que le conte, par son préambule rituel, s'identifie comme conte, en révélant son projet, il lève du même coup toutes les interdictions qui dans l'ordre du réel empêchent, par exemple, le végétal de venir à la rencontre de l'humain; il restitue au scandale et à l'impertinence que constitue le merveilleux le droit d'exprimer autre chose que l'apparence du monde et ses figures par trop prévisibles. Les apparitions périodiques du merveilleux dans le cours de la narration se chargent de nous rappeler dans quel monde nouveau nous sommes placés, à quel monde parallèle (le vécu) nous sommes arrachés pour tout le temps que durera le conte. Ces apparitions déterminent la tonalité en-deçà ou au-delà de laquelle le conte ne rendrait plus l'affreuse musique du quotidien trivial ou d'une métaphysique douteuse. Le merveilleux se refuse à opter soit pour l'un soit pour l'autre; sa gratuité le retient de rien signifier d'autre que sa propre et glorieuse épiphanie. Il est à lui seul une intensité où vient se recueillir périodiquement l'humeur de la narration. Ses manifestations constituent en quelque sorte des haltes, des oasis où le conte se ressource, se rafraîchit, fait signe au lecteur en lui rappelant que ceci est un conte. Le plus souvent, il apparaît à l'instant où l'action du conte va tourner au tragique. Le merveilleux met, d'une certaine façon, le tragique sur une voie d'évitement en rappelant d'une manière narquoise que le tragique, pour que le propos gratuit du conte soit sauf, n'a pas sa place dans le dénouement de la narration. La fantaisie, dans ces moments de grande intensité, vient reprendre les choses en main et rétablir son règne délicieux. Ouvrons le conte *Mélie et le boeuf*, un chef-d'oeuvre en son genre et qui réunit à la fois l'imagination végétalisante et l'imagination animalisante. Au moment pathétique où Mélie va croire que son veau s'est noyé, où le cours du sentiment est sur le point de verser dans la pitié, les éléments d'un réseau inattendu se conjuguent pour annuler l'imminence du tragique :

"Dans sa hâte elle se heurte au cerisier qui, distrait lui-même, ne l'a pas vu venir, absorbé dans son feuillage à détailler ses grappes aux oiseaux; ceux-ci s'envolent, des cerises choient et le mauvais domestique reste pris sur le fait à ses racines. A sa grande surprise la vieille continue". (p. 28)

En faisant de l'arbre et de l'humaine Mélie les deux termes d'une rencontre impertinente, la narration fait apparaître l'enchantement et désamorce du même coup l'événement du tragique qui semblait devoir s'annoncer. C'est la syntaxe, en fait, qui porte et assume la responsabilité de l'impertinence. C'est elle qui donne lieu à l'animation de l'arbre; de ce fait le merveilleux ne doit pas son avènement aux choses mêmes mais à l'apparition dans le système linguistique d'un élément perturbateur. (1) C'est avec l'introduction du syntagme *"distrait lui-même"* que le petit tableautin fait éclater son cadre; le reste de la phrase vaque à élargir le champ du merveilleux en perpétuant et prolongeant discrètement l'animation de l'arbre. Aussi peut-on dire qu'il y a chez Ferron une logique de l'impertinence, c'est-à-dire du merveilleux, et que c'est la plupart du temps de la rigueur de cette logique que naît l'étrangeté des situations. Un adjectif, un verbe, un complément inopportuns donnent lieu soudain à tout un développement, discret dans ses formes, où l'enchantement vient se loger à loisir. L'effet en est à chaque fois très beau, et le merveilleux ne demande qu'à être contemplé pour lui-même, son sens est suspendu indéfiniment. Dans *la Nuit*, la voiture du chauffeur Carone reste en panne au milieu de la chaussée. Qu'est-il arrivé, pense-t-on ? Que la voiture s'est arrêtée, bien sûr, mais la chose serait trop simple. Par une alchimie de la phrase agitant la configuration secrète des choses, l'auteur nous affirme le plus candidement du monde que :

"la rue était arrêtée". (p. 103)

La rue, d'ordinaire, n'a pas de caractères particulièrement merveilleux ni même enchanteurs; fût-elle arrêtée, n'ayant guère l'habitude de la voir autrement, notre imagination ne

serait pas spécialement portée à lui trouver du charme. Ce n'est donc pas le fait de reproduire une rue arrêtée qui vient ici constituer le phénomène proprement littéraire mais bien la rencontre d'un certain nombre de mots en état de créer

---

(1)   Contrairement à ce que semble croire Jean Cohen dans son livre *Structure du langage poétique*, p. 117-118.

par la libération de leurs énergies propres une situation *étrangère au réel*. Ni la musique, ni la peinture, ni la danse ne peuvent rendre ce spectacle-là; il est d'un ordre spécifiquement littéraire et à ce titre relève de la stylistique. Le lieu et les conditions de son apparition sont situés dans le réseau secret de la langue et nulle part ailleurs. "La rue était arrêtée", oui; le conte aussi, par le fait même, le temps de reprendre son souffle après une extase aussi inattendue. Le conte ferronien est parsemé de ces haltes qui sont des bonheurs d'expression; et les bonheurs d'expression, ainsi que le propose Claude Roy, ne sont rien d'autre que les bonheurs de l'âme même. Toute l'oeuvre de Ferron entretient son lecteur dans ces bonheurs-là. Exiger davantage, c'est demander que la littérature soit autre chose que la littérature et c'est du même coup l'abolir. Toute la poétique du conte ferronien, à travers son message linguistique, est dans une "certaine allure" donnée au mouvement du monde. Mobilité, fixité : c'est entre ces deux qualités de leur présence qu'oscillent les êtres et les choses. Tout ce qui dans la vie de tous les jours vit de sa propre agilité, le conte le fige et l'arrête, de même que ce qui est fixe, le conte l'agite et le met en mouvement. Contrarier la position normale de toute chose, tel semble être le parti pris des lois qui régissent l'univers ferronien; défier les lois de la *pesanteur et de la grâce*, de la nécessité et de la liberté reste, en tout cas, son plaisir le plus évident. Le plus inattendu en cette matière est le plus sûr et le plus efficace. Les Anciens connaissaient sous le nom d'*hypallage* ce régime stylistique qui consiste à animer un décor par une illusion d'optique; mais, fabriquée dans une intention d'art, c'est une illusion qui ne fait pas illusion : elle signale que le véritable moteur du monde est dans les choses regardées plus que dans les êtres qui regardent; et si elle interrompt la perception ordinaire du réel, c'est pour mieux faire apparaître le lieu propice de mille métamorphoses. Voilà pourquoi, dans le récit ferronien, les paysages et décors sont plus mobiles que les personnages; nous avons déjà vu que cette mobilité des choses dans le conte distinguait celui-ci du roman. Dans le roman, depuis *l'Odyssée* d'Homère jusqu'à *la Modification* de Butor, la trame est faite d'une quête d'aventures, le héros se précipitant vers elles : d'où le phénomène du voyage qui résume l'essentiel de l'activité des personnages romanesques. A l'inverse, dans le conte, ce sont les décors et les objets qui voyagent tandis que les personnages sont retenus, ancrés au centre d'eux-mêmes, attachés aux amarres de leur parole et de leur illusion. L'illustration la plus claire de l'hypallage se trouve dans *Cotnoir* :

"Les maisons étaient redescendues à la place même qu'elles occupaient avant la neige, respectueuses du cadastre du comté."

L'animation est flagrante : c'est la neige qui descend en fondant, mais l'illusion nous laisse voir que ce sont les maisons qui descendent; il y a à cela d'autres raisons, par exemple, que sur la neige d'hiver, les maisons sont des arches, et l'hiver est comparé au déluge : cette image est fondamentale dans la mythologie ferronienne, on verra comment plus loin. Il arrive aussi que l'illusion soit une sorte de fraude stylistique dérobant aux personnages du conte la vue de ce qui est réellement. Le style alors joue sur deux scènes à la fois : sur l'une il montre au lecteur une vérité presque imperceptible, alors que sur l'autre le personnage ne voit rien de ce qui est montré pudiquement au public. Ces acrobaties de style sont très fréquentes chez Ferron et font souvent naître des subtilités telles que le véritable motif et la véritable signification n'apparaissent qu'après plusieurs lectures. C'est le cas de ce passage du conte de *Mélie et le Boeuf* où le fil stylistique reliant les deux scènes est si ténu qu'un auteur de manuel ne l'a pas vu et s'y est empêtré. (1) Résumant le conte, il nous dit que le veau de Mélie, envoyé aux études au séminaire de Québec, est devenu l'avocat Leboeuf. La vieille Mélie, qu'on voulait séparer de son veau adoptif, croit effectivement que l'animal est envoyé au séminaire, mais le style jouant sur deux plans à la fois nous fait voir d'une part que Mélie, un peu folle, regarde son veau partir pour la ville et d'autre part, par des subtilités pudiques, laisse entendre au lecteur qu'on trompe Mélie et que son veau a bel et bien été charcuté :

"Guindé, vêtu d'une longue redingote noire, marchant comme un homme, le veau apparaît ! (...) Il s'arrête, tourne lentement la tête vers la vieille. C'est une tête mal ajustée, trop haute, branlante, à physionomie rigide. Et il la regarde d'un oeil vide. (...) Les oreilles ne lui bronchent même pas." (p.33)

Les adjectifs indiquent pourtant bien que le veau est passé

---

(1)   Bessette, Geslin, Parent, *Histoire de la littérature québécoise,* 1968.

par la boucherie, mais que la vieille Mélie, à qui on joue une comédie, ignore tout de ce qui s'est passé. La tête du veau est un masque livide que tient devant sa face l'étrange personnage qui amène l'animal soi-disant au séminaire, remettant à Mélie la queue de son veau. Celle-ci est pour la vieille une sorte d'attestation que son veau s'est bien humanisé : en fait il est mort. Et si plus tard, elle croit revoir son veau dans la personne de l'avocat Leboeuf, c'est encore par l'ambiguïté du style que cette illusion lui vient.

"Bonhomme, c'est le petit !" De quoi elle semble si sûre que le bonhomme gêné baisse les yeux." (p.38)

Le bonhomme est gêné, car il sait bien, lui, et nous aussi, que l'avocat Leboeuf n'est pas le veau de Mélie. Et c'est ici que, bernée, la vieille Mélie berne à son tour : l'avocat Leboeuf ira finir ses jours dans les pâturages de Sainte-Clothilde de Bellechasse où elle le conduit bientôt. L'illusion a si bien réussi que l'histoire tourne, contre toute vraisemblance, au profit de qui se voyait d'abord fraudé : le conte continue, le tragique a été évité de justesse, la métamorphose et l'illusion arrangent tout. C'est ainsi qu'on est astucieux dans ce petit univers. Et le plus astucieux est encore celui qui joue si bien du style : prestidigitateur, il fait ses tours en même temps qu'il les explique à qui sait entendre. Les mécanismes et les trucs mêmes du conte sont démontés devant nous, et c'est souvent ce démontage même qui est l'objet principal du conte comme le cas vient de se présenter ici. A chaque oeuvre de Ferron correspond un objet; il s'installe au centre de l'oeuvre et de là dirige et motive pour ainsi dire tous les gestes, les actions, les conflits, les réconciliations et jusqu'aux pensées. Cet objet, la plupart du temps familier et sans grande signification précise dans le vécu, prend des proportions incommensurables et sert en quelque sorte à retenir le conte auprès du réel. Mais bientôt, au fur et à mesure que les personnages s'emparent de leur destin, cet objet s'entoure d'une aura presque mythique et balance le conte dans l'irréel, comme pour bien signaler que le conte n'a pas d'intention didactique, qu'il ne démontre rien et qu'il n'a de leçon à faire à personne. Ainsi la lente démarche de Ménard dans *la Nuit* est attachée à un double qui l'accompagne : c'est le pot de confiture de coings. Toute l'action de *la Tête du roi* tourne autour d'une boule de plomb, qui est la tête de la statue d'Edward VII; l'action consistera à transformer cette tête en pot de fleurs qu'on mettra à la fenêtre lors de la prochaine Fête-Dieu. A cette transformation progressive de l'objet central répond la mutation intérieure des personnages : le Procureur, ses deux fils, le vieux Taque (un peu le frère de Mithridate) et le Français Emond marchent finalement la tête haute dans la mesure où la tête du roi sert de pot de fleurs. C'est ainsi que la vie est saisie à partir d'un objet qui, libérant peu à peu sa signification, finit par épouser le destin des hommes et quelquefois aussi le conditionne. Ainsi les héliotropes, dans *les Grands Soleils*, cernent la cérémonie qui se déroule dans la conscience des personnages pour se tourner graduellement vers le soleil dans le même temps et au même rythme que les personnages se tournent vers leur destin historique. Dans *les Cargos noirs de la guerre*, l'interminable attente de la vieille qui espère toujours voir revenir son fils tué en pays des Flandres, est ponctuée par le passage au loin, sur le fleuve, des vaisseaux noirs rentrant de la haute mer sans jamais lui ramener son fils, qu'elle attend. Le lecteur est seul à savoir que le fils ne reviendra pas, et les cargos interprètent en quelque sorte à la fois l'ignorance de la vieille et notre certitude de lecteur. C'est un peu par dérision, parce qu'ils sont de moindre importance que l'attente de la vieille, que les cargos ont prêté leur image au titre du conte; par pudeur aussi, pour ne pas trop insister sur un destin bien pitoyable. De même c'est autour d'une tasse de thé que se joue le destin d'Anne-Marie dans *la Tasse de thé*; autour d'un violon, celui d'Eugène dans *le Lutin*. Le cercueil du médecin *Cotnoir* rassemble les destins éparpillés de Guérin, d'Emmanuel, de Bessette et des Aubertin, comme fait d'ailleurs la charrette fantôme dans le long conte qui porte son nom. On passerait ainsi en revue toutes les oeuvres de Ferron, qu'on trouverait à chacune l'objet qui la détermine.

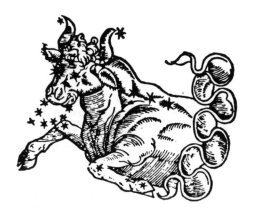

Chaque destin consigné dans la narration est comme lié à la puissance attractive d'un matériau qui opère, souvent par voie de contraste, sur son évolution. L'objet est une confidence matérialisée. Parfois, en lieu d'objet inanimé, c'est un animal qui vient mimer la destinée humaine, comme dans *la Vache morte du canyon*; son destin alors n'est pas différent de celui de l'homme, et la vache morte qui beugle "vers son inaccessible trompe-souris" est une réplique exacte de François Laterrière cherchant la terre où il laisserait vivre dans la paix la pertinence de son humanité. Ou c'est encore l'homme qui se conçoit comme une forme animale, telle cette forme d'otarie que prend l'homme dans sa position amoureuse, dans *l'Otarie*, ou encore, sur cette même question dans *Bêtes et maris*. On ne sait pas très bien si le chien gris dans le conte du même nom est un homme ou une bête; l'ambiguïté de sa morphologie semble être le sujet même du conte. Ni ange, ni bête non plus, cet archange de Chambly qui, dans *l'Archange du faubourg* joue son sort autour d'une poule déplumée. Le comportement extravagant de la tante Donatienne, dans *le Perroquet*, resterait incompréhensible si on ne la voyait en constante compagnie de son oiseau parleur. Le même schéma se reproduit dans les relations inquiétantes de Mélie avec son veau dans *Mélie et le boeuf*. Et ainsi de suite; il n'y a qu'à voir le nombre considérable de contes de Ferron qui empruntent leur titre à un nom d'animal. Sans parler du poisson rouge de *la Sortie*, de l'oiseau du *Dodu* ou du cheval dans le *Don Juan chrétien* qui, tous dans le cours du conte, ont pour fonction de faciliter le passage d'un monde communément fondé sur le réel à une réalité de l'imaginaire. En fait, le merveilleux ferronien est constitué de cette majestueuse progression même des choses vers le lieu de leur métamorphose, non pas une métamorphose à la façon de Kafka, toute métaphysique et terrible, mais une simple mutation du sens des choses pour le pur plaisir de faire apparaître à leur surface quelques signes nouveaux, lesquels à leur tour renvoient le trivial du quotidien à son néant et annoncent le sens possible d'une réalité renouvelée, gouvernée par l'imagination. Bref, il y a là du merveilleux pour la raison très simple qu'il ne s'en trouve pas tous les jours dans la rue. C'est une fête à laquelle notre littérature nous a bien peu habitués. A la notion de littérature-miroir, elle substitue celle de littérature-fenêtre : on y voit tout passer sauf soi-même. Aussi faut-il la saluer avec un certain respect.

Il n'y a toutefois pas lieu, je crois bien, d'entretenir autour de ces divers procédés de végétalisation ou d'animalisation, dans l'oeuvre de Ferron, une interprétation symbolique, qui serait aussi spécieuse qu'inutile. Le conte est un genre trop alerte, sa durée intérieure est trop brève pour laisser au symbole le temps de se former, de se transformer et finalement de s'imposer comme signification autonome. Le symbole est d'ordinaire un noeud dans le corps d'une oeuvre; il demande à être tranché. Il prend sa source derrière l'oeuvre, dans la troisième dimension du spectacle écrit; le conte n'en possède que deux, ce qui est bien suffisant pour son propos. Le symbole insiste trop; c'est comme s'il disait au lecteur : souvenez-vous de moi. Son indiscrétion, son manque de pudeur et de retenue font que le conte, plus modeste dans ses intentions, le rejette d'instinct. Le conte est fait avant tout d'une formule déliée où le plaisir se prend à la surface de ce qui y est dit. Il ne saurait s'attarder dans des profondeurs douteuses à forger des symboles ni à établir entre eux des réseaux que la symbolique aurait pour mission de décrypter. Le symbole agite sa signification dans un ordre qui relève de la mécanique; il déclenche, provoque, motive tel ou tel comportement esthétique, telle ou telle action à venir. Le merveilleux est de l'ordre de l'organique, il est la vie même du conte, sa constitution, son souffle, sa fin. Il est pure gratuité et à ce titre relève de la poétique. Chaque événement merveilleux du conte est une cellule vivante, peut se détacher de l'ensemble et devenir conte à son tour. Par le merveilleux, le conte engendre le conte et le relance. Ses éléments sont mobiles et interchangeables. Voilà pourquoi sans doute certains prélèvements d'un conte de Ferron ont souventes fois donné naissance à un autre conte. Le décor du *Déluge* est repris dans plusieurs autres contes. Celui du *Pont* donne *la Charrette* qui prolonge aussi l'atmosphère de *la Nuit*. La poétique de Ferron permet ces transfusions, ces proliférations de la vitalité du merveilleux. Elle est à la fois mascarade bouffe, déguisement rituel en vue d'apprivoiser les mystères indomptables de l'univers, célébration liturgique de la splendeur du réel conçu dans ses métamorphoses successives ou simultanées.

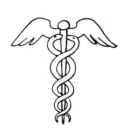

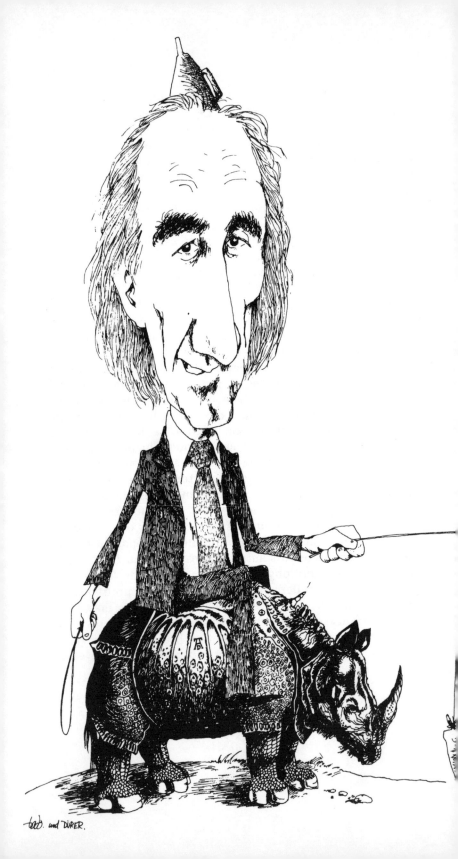

ferd. und DÜRER.

5

Par contraste ou par défi, la notion de merveilleux renvoie d'office à celle, moins commode et plus confuse, de réalité. Le réel en art est une notion singulièrement ambiguë. Et c'est ce caractère d'ambiguïté qui explique pour une part, par exemple, qu'en domaine littéraire le lecteur moderne attache tant d'importance à l'expression concrète de la réalité alors qu'il ne manifeste que du mépris pour la peinture qui reproduirait correctement cette même réalité : en peinture, il n'a plus d'yeux que pour le contraire de la réalité, l'abstrait — l'abstrait dans l'art des mots étant du même coup souverainement décrié et abhorré. De quel réel parle-t-on donc ? Pour contourner le problème, on lui substitue parfois de nos jours le mot de "quotidienneté", qui pourrait bien être la notion la plus abstraite, la plus idéalisante, la plus irréelle et irréalisable qui se puisse imaginer. Ce n'est sûrement pas là l'intention de ceux qui l'utilisent, mais il reste que la difficulté où nous sommes de définir exactement le contenu de ce que nous entendons par le réel accentue d'autant son ambivalence. Pour tout dire : le réel est un monde à deux faces. L'art le contourne, l'encercle, le cerne, croit le tenir, mais en définitive ne le touche jamais et ne nous le laisse qu'intact. L'affirmation du contraire, chez les écrivains eux-mêmes aussi bien que chez les critiques, doit être tenue pour suspecte, voire présomptueuse. Certaines oeuvres qui entendent, au niveau des intentions, reproduire une réalité dite concrète ne sont très souvent que des oeuvres de songe-creux, des velléités d'oeuvres. L'éthérée *Divine Comédie* ne revendique pas moins de réalité que *l'Assommoir*, autant que la *Comédie humaine* et sûrement pas davantage que *Pleure pas, Germaine*. Le réel, monde à deux faces : l'une présentant la surface du vécu et qu'on pourrait appeler le *visible*; l'autre étant faite essentiellement du sentiment que cette surface pourrait être autrement, plus belle, plus franche, limpide, lumineuse et signifiante. C'est de ce second état du monde que la représentation du réel en littérature tire toute sa puissance. Le réalisme littéraire, qui coïncide la plupart du temps avec l'intention de dénoncer le monde, ne fait très souvent appel qu'à la première notion, celle qui fixe et fige le *visible*. Il apparaît cependant que seules les oeuvres qui savent regarder dans les yeux la seconde face du réel peuvent être véritablement dites révolutionnaires. C'est là un paradoxe non moins évident que l'ambiguïté même du réel. C'est ainsi que le réalisme littéraire d'intention révolutionnaire n'est souvent pas du tout révolutionnaire au niveau de ses fondements esthétiques, mais bien plutôt petit-bourgeois. Et c'est ainsi que la révolution, en art littéraire, ne tient pas dans un impératif ("Aux armes !") mais dans une ellipse qui fait ressortir l'abîme entre le *visible* et le *réel possible*, et par là même découvre la possibilité de transfigurer, de changer, de modifier le visible présent et irrecevable. Le plus ou moins de rapports que les oeuvres doivent entretenir avec le réel ou le visible ressortit en fin de compte aux querelles d'écoles, de doctrines ou de propagande, bref à la très petite histoire littéraire. Rien ne fera jamais que l'oeuvre théorique de Zola ne soit bien en dessous de son oeuvre romanesque proprement dite, ni même que Robbe-Grillet, théoricien du roman, ne frise parfois le génial, et ses romans toujours la banqueroute. La question essentielle, celle de la création et de son degré de pouvoir effectif sur un public, reste inentamable. Bien aveugle qui ne verrait que le si lointain *Tristan* du 12e siècle peut être aussi utile à la révolution mondiale que les oeuvres du père Lénine. J'ai dit *aussi* et non *plus*, afin, tout de même, que ne soient pas confondus les ordres et abusés les mots. L'écriture n'a tout de même pas la vertu des trompettes de Jéricho, et ce ne sont pas cent chefs-d'oeuvre, que tous nécessairement ne liront pas, qui nous feront tomber les murs de l'esclavage et de la servitude. Tout au plus peuvent-ils préparer, annoncer ou inciter, encore que leur efficacité en ce domaine reste souvent assez douteuse. Les chefs-d'oeuvre sont d'abord faits pour être des chefs-d'oeuvre, et pour rien d'autre, ou plutôt : pour être tout ce qu'on voudra mais dans l'ordre de l'esprit. C'est déjà faire la révolution que de jouer avec les mots, il se peut, mais il y a encore des monarchistes (j'allais dire des fédéralistes, ce qui revient au même) qui s'en acquittent de la meilleure façon du monde et ne font pas, mais pas du tout la révolution. Une oeuvre ne peut être révolutionnaire que dans son ordre spécifique, c'est-à-dire qu'en tant qu'elle est un hommage permanent à la permanence de l'homme et qu'elle prolonge ce qu'il y a d'essentiel dans la vie et dans la mort humaines. Hors cet essentiel-là, l'art est un bavardage, ou pour employer le mot gentil de Léon-Paul Fargue : de la *littératuture*. Le tort, ce n'est pas qu'on écrive des vers ou des romans engagogopolitiques; le tort, c'est de croire naïvement que de telles oeuvres ont une part d'importance dans le processus révolutionnaire. La seule forme langagière de la révolution, et efficace, c'est le pamphlet ou la harangue impérative. Il n'est pas dit qu'il faille moins d'imagination, moins d'art pour composer ce genre d'oeuvres-là, mais il est sûr au départ qu'elles n'iront pas se mettre à mentir, elles sont leur contenu même. Un roman politique ou des vers politiques, et qui ne sont que cela, sont des oeuvres qui trichent, et doublement : avec la politique d'abord, avec l'art ensuite. Et le pouvoir de la parole ? Allez donc ! Ce pouvoir-là, dans l'ordre politique, on l'a bien vu, est d'une stérilité effarante et parfaite. On a vu des parleurs et des poètes, ici même, qui croyaient dur au "pouvoir de la parole" et qui ont été en quelque sorte, le temps venu, les pompiers de la révolution. Et même qu'on les retrouve aujourd'hui, barricadés derrière leurs lunettes et leur bien petit pouvoir parolier, dans les chaires de nos universités; plus révolutionnaires du tout, des agneaux, monsieur ! La révolution s'est tranquillisé les nerfs. S'il y a de grands romans, de grands poèmes qui sont politiques, ils ne sont pas grands pour cela seul qu'ils portent une doctrine, mais plutôt parce qu'avant tout ils répondent aux fondements de leur être spécifique, qui est d'être romans ou d'être poèmes, signifiants d'abord, politique par surcroît ou par surcharge. La révolution, dans des oeuvres littéraires, c'est de changer les modes usés de la représentation et de situer au niveau même du message linguistique le pouvoir transfigurateur de l'écriture. L'intention première d'une oeuvre peut être d'ordre politique, moral ou social, mais dès qu'une éthique politique, morale ou sociale, projette de se fondre dans les formes encore à venir d'une oeuvre, elle doit pouvoir répondre, pour être efficace, à toutes les loins fondamentales de la représentation et à ce titre relève de l'esthétique. Bref, tout problème éthique, en littérature, est assumé par l'ordre esthétique. Il n'y a pas certaines oeuvres qui ne disent rien et d'autres qui disent quelque chose, il n'y a que des oeuvres qui *savent comment dire telle chose et d'autres qui ne le savent pas*. La prise en charge d'une idée par les formes d'une oeuvre est d'ailleurs bien souvent indépendante de la volonté de l'auteur. L'oeuvre, organisme vivant et viable, vit de sa propre vie et assure seule la pérennité d'une idée ou d'un système d'idées, ou en précipite la caducité. Dans l'oeuvre de Ferron, les rapports avoués entre les deux faces du réel, telles qu'on vient de les définir, paraissent sans équivoque :

> "La réalité, courte chose ! A quoi sert la réalité sinon à se dérober à elle-même et à fuir la brève échéance ? (...) La vie passe derrière les apparences; il suffit de l'entendre — a-t-on besoin de plus pour en vivre ?" (*La nuit*, p. 121)

Si la réalité se suffisait, si la surface n'offrait pas ici ou là de constantes déficiences, l'homme n'aurait jamais ressenti en lui, du plus lointain de ses âges, le besoin de la re-présenter et de lui ajouter ainsi une qualité qu'elle n'a pas. L'art est un aveu que le vécu, informe, n'a pas de consistance. Par cet aveu toute l'oeuvre de Ferron se justifie de regarder la seconde face du réel — qui est son principe merveilleux — et fonde là-dessus toutes les lois de sa représentation, de son esthétique. *Esthétique* n'est pas un mot à la mode, plutôt déconsidéré, sans doute à cause du mésusage qu'on en fait : aussi, pour qu'il n'y ait pas de confusion, précisons-le : il recouvre une notion générale désignant tout processus d'*organisation* d'une matière verbale, plastique ou sonore en vue d'une signification précise. Les êtres vivants sont diversement et plus ou moins *organisés*, du protozoaire au cerveau humain (la visite à la lune n'ayant encore rien su modifier des idées que nous nous faisons du vivant). De même, les oeuvres. Il y a des conditions à l'apparition de la vie, fût-ce sous sa forme la plus primitive, comme il y a des conditions à l'apparition de cet être organisé et signifiant qu'est l'oeuvre littéraire (je crains fort qu'une prochaine visite sur Mars ne changera pas plus cette situation que la visite à la lune n'a changé notre notion de la vie, pas plus que la découverte de la rotation de la terre au 16e siècle n'a modifié nos façons de marcher droit). L'esthétique est en quelque sorte le principe de la vitalité, le fondement biologique des oeuvres d'art. Quelles sont donc ces conditions d'apparition de la vitalité dans une oeuvre ? Soyons francs : nous n'en savons rien; pas plus que les biologistes ne peuvent poursuivre la vie dans les derniers retranchements de son mystère. Chose certaine cependant : tout homme *sait* de science certaine quand un corps est vivant et quand il ne l'est plus ou pas encore. De même chez ces bêtes d'oeuvres d'art : on ne saurait dire comment, mais on sait dire si oui ou non elles sont vivantes, si oui ou non elles ont reçu le don de vie. L'esthétique reçoit aussi une autre assignation quand elle désigne cette science par laquelle on tente de démonter la vie d'une oeuvre pour en connaître le principe et la raison. Esthétique, science intuitive chez l'artiste, d'une part; esthétique, science d'interprétation de la biologie des oeuvres chez le critique, d'autre part. Il n'est pas besoin d'être biologiste pour savoir vivre, mais il n'est pas indifférent, une fois vivant, que l'homme sache *comment* il est vivant, ne serait-ce que pour apprendre à s'étonner devant son propre mystère. Après ce qui vient d'être dit, si vous entendez contester la notion d'esthétique (sous prétexte que ça veut dire beau), au lieu de provoquer des querelles de mots, je vous conseillerais de contester plutôt la notion d'art elle-même, soit le besoin et la nécessité que ressent l'homme d'organiser ainsi des êtres hors lui-même et qui tendent à lui ressembler. On rougit d'avoir à rappeler des choses aussi élémentaires, mais deux mille ans d'existence font à l'Occident un drôle d'héritage, et il importe de temps à autre de décrotter les mots. C'est ainsi qu'*esthétique* n'a rien à voir avec *esthétisme*, lequel est une exagération (qui peut d'ailleurs en son temps avoir son sens) des pouvoirs de l'art. Il faut tout de même savoir faire la distinction entre Leconte de Lisle et Rimbaud, ce dernier seul tenant son pouvoir d'une esthétique, l'autre le tenant de la bêtise. Contrairement à ce que croient certains sociologues qui n'ont pas dû très longtemps réfléchir à ce qu'ils disent, l'échec esthétique ne naît pas d'un défaut dans les contacts que les auteurs peuvent avoir (ou n'avoir pas) avec leur environnement ou la réalité, mais bien d'une grave déficience dans les relations qu'ils entretiennent (ou n'entretiennent pas) avec la *création même* — laquelle est une manière particulière de réalisation humaine. On ne fait pas des soldats avec des culs-de-jatte; on ne fait pas non plus des écrivains avec des hommes à qui il manque une dimension — celle du *sens de l'écriture*. Un bon écrivain peut par ailleurs manquer de tout le reste, peu n'importe plus. Jacques Ferron, en tout cas, est l'un des trois ou quatre écrivains actuels d'ici à avoir pu fonder son oeuvre sur une esthétique, respiration profonde du sens, vitalité fondamentale de tous les tissus, membranes, cellules et organes de la chair verbale. C'est ainsi et pas autrement que le verbe se fait chair — et rare. Ce n'est pas tout de savoir violer la muse, disait Stravinsky, il faut aussi pouvoir lui faire des enfants. L'enfant de Ferron et de son oeuvre c'est cette phrase, jugée par l'auteur lui-même d'une telle importance qu'elle est la seule à comparaître dans le haut apparat des majuscules :

"LA REALITE SE DISSIMULE DERRIERE LA
REALITE." *La nuit*, (p. 45)

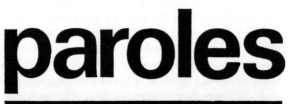

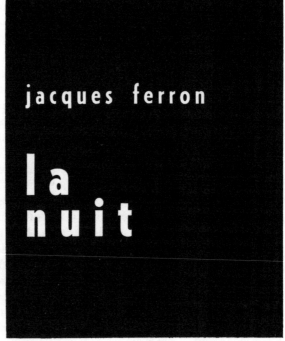

Et le discours sur la réalité peut être conçu comme cet
au-delà même de la réalité, une réalité qui retrouverait son
sens recueilli au creux d'une phrase, dans une suite de sonorités inexorables et graves. De là le caractère vertigineux et
quasi irréel de toute invention ferronienne, discours passant
derrière le visible pour en révéler la qualité et les rêves. Les
apparences des choses ne sont que les signaux de vérités plus
hautes, de très hautes évidences, comme sont la vie, l'amour,
la mort. "Le monde n'est qu'une branloire pérenne", dit

Montaigne; tout le monde le savait depuis longtemps, depuis toujours, mais l'activité qui a consisté à le dire, et précisément dans cette image-là, a donné aux hommes une prise de plus sur lui, pour le comprendre et s'en accommoder au mieux. Un système esthétique, fût-il fondé sur l'irrationnel comme l'est celui de Ferron, n'est jamais fait pour se dérober au réel, mais pour lui retourner l'image de ce qu'il devrait être. Par là, l'oeuvre est déjà l'amorce d'une action sur le vécu en vue de le transformer en un *réel* convenable. Il n'est pas dit que l'homme doive nécessairement entretenir avec la littérature des rapports de type narcissique, y chercher sa propre image, s'y référer comme à un miroir pour savoir s'il est laid ou s'il est beau. Ce qui est écrit est une *preuve* de l'homme, pas un *alibi*. Il n'y a pas de ce qu'on appelle "psychologie" dans l'oeuvre de Ferron. La psychologie est le contraire du merveilleux. Et le merveilleux est, dans la création ferronienne, la solution d'un conflit entre les deux faces du réel. Le conte comme genre, à cause de son histoire passée et parce qu'il autorise le mieux la fantaisie et le merveilleux se trouve pour ainsi dire formé d'avance au propos de l'esthétique ferronienne. L'adoption de ce genre chez Ferron coïncide pour ainsi dire avec l'option même que l'auteur a prise sur la création et sur la réalité. Et cette coïncidence en art s'appelle cohérence, principe vital des formes et de leur sens. Aucune oeuvre ici n'a été plus vivante, c'est-à-dire qu'aucune n'a suscité tant de *liberté* dans tant de *nécessité*. Elle substitue à l'inconvenant désordre du monde la tyrannie d'un sens unique; unique, parce qu'il est le seul à pouvoir rendre compte de tous les mystères à la fois. D'une certaine façon, l'imaginaire est totalitaire. La fréquentation de l'oeuvre de Ferron modifie notre façon de concevoir le pays — à la fois passé et à venir — et concourt d'autant à nous rendre le présent inacceptable : c'est de cette manière, par son fond esthétique même, qu'elle est révolutionnaire. Les oeuvres qui désignent scrupuleusement le *visible* — ce côté réactionnaire du réel — acceptent au fond de jouer le jeu du *statu quo* et retiennent en quelque sorte le présent irrecevable de verser dans le changement. L'oeuvre de Ferron change tout, mais dans l'ordre de l'esprit — qui est un ordre non négligeable quand on entend modifier aussi tout le reste. Pour comprendre et pour changer, il faut inventer : tel est le message du conte. Dans *le Coeur d'une mère* ce message est explicite, rejoignant à la fois l'option esthétique de l'invention ferronienne et l'option éthique de l'auteur : Septime entretient Duhau d'un certain Américain qui effectue des recherches sur l'irrationnel, "pierre d'achoppement des ordinatrices". Duhau répond :

> "Laissez-moi donc avec vos Amerlots ! Ils sont sinistres. Quant à l'irrationnel, qu'ils n'en sachent pas un mot ! C'est par lui, le caprice et la poésie qu'on leur échappera." (p. 77)

Le caprice et la poésie, c'est-à-dire tout ce merveilleux, pierre de voûte de l'esthétique ferronienne, laquelle à son tour devient option éthique sur la réalité. Par l'osmose parfaite du contenu éthique et de son contenant esthétique le récit du conte ferronien finit par se confondre avec ce qu'il veut imiter (la réalité derrière la réalité) : c'est une des puissances du grand art. Truquer le réel pour l'expurger de son ennui. Par une certaine vision des choses, par une "certaine allure", par le style, l'oeuvre triomphe du désordre constitué du réel et se fait à elle-même sa propre victoire. Rien n'illustre mieux à la fois le sens de ce truquage et de cette victoire que la présence des masques dans l'oeuvre de Ferron. Tout y est mascarade, comme on le verra plus loin.

La victoire de cette mascarade serait que le quotidien sublimé devienne peu à peu le quotidien; que l'imaginaire devienne la réalité, que la vérité de l'imaginaire remplace le mensonge du visible, ou plutôt : le récupère pour en faire une vérité neuve, franche et souvent paradoxale. Le masque est un chemin qui mène à des visages rafraîchis. Ces choses-là ne se comprennent qu'à demi-mot, pour ne pas dire dans le silence. Quelles oeuvres, ici, et de quels écrivains, nous tournent avec une telle force la face vers le silence des vérités très hautes ? C'est à sa façon que l'oeuvre de Ferron fonde un "pouvoir de la parole et de l'imaginaire", moins les trompettes infantiles qui d'ordinaire annoncent chez d'autres écrivains ce pouvoir. Elle mise sur la discrétion, afin que le visage soit préservé : Marguerite, dans *la Charrette*, dit à Bélial, satan à tête de cheval :

> "Les masques me rassurent plus que les visages" (p.200)

C'est que, paradoxalement, c'est le masque qui est la réalité vraie — plus vraie que la vérité — derrière le visage. Le masque, paysage spirituel de l'âme, révèle davantage que le visage, réel visible et plat, résidu de l'observation quotidienne. Le masque n'est chez lui que dans le conte, celui-ci étant à son tour le masque parfait de la réalité; il est un art de la discrétion. C'est ce qu'explique ce passage :

"Le conte est intimement lié à la réalité et on peut le concevoir comme un moyen d'expression à la fois audacieux et décent." *La sorcière et le grain d'orge*, (p.203)

L'audace, c'est le masque en tant qu'il est provocation, invitation insolite à transgresser les apparences, comme s'il disait : "Devinez qui est derrière ?" Le décent, c'est encore le masque, mais conçu cette fois comme le rempart du visible, comme une protection de l'intimité humaine. D'autant plus utile dans l'oeuvre de Ferron que chacun des personnages de ses contes se trouve façonné à partir d'un modèle aisément repérable dans la vie publique et quotidienne. Si on voulait s'amuser, on pourrait identifier à peu près tous les petits héros de ces contes-là : plusieurs sont encore vivants, d'autres morts mais célèbres, beaucoup enfin sont des figures publiques. Mais le jeu n'en vaudrait pas la peine, tant il est vrai, comme le veut Proust, qu'une oeuvre est un grand cimetière où sur les pierres tombales ont été effacés les noms. Mieux vaut laisser dormir les pierres, quand les oeuvres sont vivantes et vivent parfois mieux que les vivants. L'art de Ferron a consisté à métamorphoser des existences quotidiennes et triviales en des existences cohérentes, donc significatives. C'est dans les coulisses qu'il garde des contacts suivis avec le vécu; sur la scène blanche du papier, le quotidien transformé n'a plus qu'à être oeuvre d'art, n'a plus qu'à accueillir la plénitude d'un sens. L'oeuvre faite et achevée nous épargne des recettes d'alchimie, elle efface du même coup tout ce qui l'a rendu possible. Elle n'est plus *actuelle*, dans le sens où l'on voudrait que les oeuvres littéraires ne soient que des copies de ce qui se passe dans la rue. A ce compte, la rue se révèle le plus souvent bien plus intéressante que certaines oeuvres, et je ne vois pas pourquoi il y aurait des oeuvres là où la rue suffit. (1). Non, l'art de conter s'appauvrirait et appauvrirait la vie même à ne vouloir plaquer que du médiocre, les visages sans les masques. Le tout pour une oeuvre n'est pas d'*être* actuelle, mais de le *rester* en dépit de la précipitation des événements, des travaux et des jours.

Etre actuel, c'est pouvoir, dans tous les temps, par la seule

(1) Dès sa première oeuvre, *l'Ogre* (1949), Ferron fait dire à Jasmin : "La société est une mauvaise comédie. Je vois mal l'intérêt que nous aurions à la porter au théâtre". p. 74. Cette conception est si constante chez lui qu'on la retrouve presque intacte dans la dernière version du *Don Juan* : "Le théâtre n'est pas la réalité". p. 160. Elle revient encore dans *l'Impromptu des deux chiens*, texte dialogué encore inédit.

force de l'évocation, assurer la ré-actualisation d'un moment, d'un sentiment, d'un type, d'une idée, ou de bien d'autres choses. On dit que les *Demi-civilisés* de Jean-Charles Harvey étaient, en 1932, "en avant de leur temps". Peut-être. Il ne le sont plus du tout. Une oeuvre conséquente doit être en avant de tous les temps. Celle de Ferron me semble impérissable. Elle tient par la seule vertu de sa poésie. L'art du conte, c'est l'art de jouer du masque avec des mots, art très ancien et qui tient son prestige de ce qu'il a été essentiellement *populaire* (2). Mérimée avait tort d'écrire : "Si j'avais le talent d'écrire l'histoire, je ne ferais pas de contes." Le conte n'a pas à écrire l'histoire, il n'a qu'à raconter *une* histoire. D'où souvent, chez Ferron une sorte de confusion volontaire entre le conte et l'historiette. (3) Il y a, en effet, entre le conte et l'historiette des frontières qui sont mal tracées. Chez Ferron, l'historiette est un "conte à charge", comme on dit "un portrait à charge"; elle est pour tout dire, un conte, mais polémique, qui n'utilise l'histoire que comme appoint d'une liberté plus haute. L'exiguïté de son champ esthétique va favoriser l'association, la souplesse, la modulation, passant du fait historique à la fantaisie, par une discipline complexe et suave. Au-delà, le conte-historiette tient de la chronique; en deçà, concentré, il est poème et nie le temps. Par lui la poésie est dans la rue, c'est-à-dire qu'elle est dans la prose.

---

(2) Voir P. Delarue, *Le conte populaire français*, P. Erasme, 1957.
(3) Voir, précisément, les contes publiés sous le titre d'*Historiettes*, Editions du Jour, 1969.

6

Revoici le conte où nous l'avions laissé inscrivant son histoire depuis les âges immémoriaux de la tradition orale jusqu'à son installation, au 17e siècle, dans l'écriture; de là, il chemine jusqu'à nos jours, il court encore. Jacques Ferron récupère les deux traditions, l'orale et l'écrite; la première de la façon qu'on a déjà dite, par le rituel d'entrée, par la liberté inventive de la forme, par la présence dans le conte même des conteurs-vagabonds d'un temps qui n'est plus; la seconde, par le style : voici comment. Héritier direct du conte oral franco-québécois dont il imite les prodigieux pouvoirs d'affabulation, il instituait une certaine permanence de ce qui déjà se mourait sous ses yeux; il nouait un lien entre ce qui partait et ce qui ne devait pas mourir sous peine d'entraîner du même coup la mort d'un pays déjà assez incertain. En récupérant l'historiette qu'il prend à Tallemand des Réaux, une certaine fantaisie libertine qu'il prend à Antoine Hamilton, une thématique qu'il tire parfois de Perrault (le petit chaperon rouge, l'ogre, etc.), un allant et une verve qu'il tient de Voltaire, voici maintenant que Jacques Ferron reprend l'écriture là où nous l'avions laissée au moment de la conquête de 1760 et referme la blessure d'une histoire qui n'a pas été achevée faute d'avoir jamais commencé. C'est le sens qu'il faut donner au caractère volontiers dix-septième et dix-huitième de son style, à mi-chemin entre Cyrano et Saint-Simon, entre une époque qui s'ouvre et une époque qui se clôt, entre le cynisme libertin et l'irréductibilité de Port-Royal. Une fois commis ces rapts furtifs, Ferron reste Ferron plus que jamais, son style faisant foi de l'homme et faisant foi de l'oeuvre. De ce lieu singulier où il se tient, au mitan de deux traditions, mêlant les eaux vertes et populaires du folklore aux eaux bleues et salines de l'humanisme pour venir grossir un fleuve d'imagination et de style, tantôt torrents ou cascades, tantôt méandres ou sources vives, de ce lieu singulier, sorte d'Olympe québécois et vertigineux, Jacques Ferron se voit, se regarde et s'avoue :

"Je suis le dernier d'une tradition orale et le premier de la transposition écrite." (1)

Cette position exceptionnelle qui ne peut être occupée que par un seul et pour un temps, l'oblige à des prodiges d'acrobatie : la nécessité où il se trouve de maintenir l'équilibre entre les vertiges d'une double tradition, l'incline d'office au style le plus juste et précis qu'il soit, le style attique (2), c'est par lui qu'il retombe sur ses pieds. L'écriture de Ferron est classique d'une certaine façon, mais d'un classicisme moqueur et taquin, qui est une façon de prendre ses distances en prenant vos mesures. L'état classique même de sa langue raconte l'histoire de ce que nous avons oublié de vivre faute d'avoir été là, tout à nous-mêmes. Et l'atticisme ferronien est une forme donnée à la provocation ferronienne. Il est classique par obstination, parce que le monde ne l'est pas; d'où il résulte que son propos adhère de la façon la plus significative à l'option et à l'intention du conte, qui est de libérer les formes de la vie en asservissant les formes du langage. Il n'imite pas les classiques, ce qui serait bien sot; il les mime, ce qui est un art. Jouer la langue classique, au Québec, dans un siècle qui ne l'est plus, c'est privilégier une façon d'être effronté, de choquer dans un discours de forme polie. L'effet est de contraste. Souvenons-nous que Jacques Ferron est devenu l'écrivain qu'il est en passant de la Gaspésie à Ville Jacques-Cartier, comme Virgile est devenu poète en passant de Mantoue à Rome, par le souvenir de Mantoue qui le poursuivait dans une Rome évidée. *Nascuntur poetae ?* Ce n'est pas vrai. On le devient par nécessité, sous le coup d'une vie qui se désagrège autour de soi et qu'on veut rassembler à nouveau. On l'est aussi par un certain sens de l'irréductible.

(1) "Le mythe d'Antée", la Barre du jour, vol. 2, numéro 4, 1967, p. 26.

(2) Cette terminologie est empruntée à Henri Morier dans la *Psychologie des styles*, où l'esprit de ce style est défini en ces termes : "Esprit souriant, fin, ironique, teinté de bonhommie, conservateur, et très cultivé. Humour qui se raille silencieusement des travers humains et feint de les approuver. Forme très étudiée, goût exquis des nuances, précision minutieuse du sens de chaque mot. Respect de l'Antiquité, des autorités grammaticales, purisme. Extrême politesse du ton, éclairée par une fantaisie délicate, etc." On voit que cette description du style correspond en tout point à celui de Ferron. Parmi les répondants de ce style on trouve Anatole France et Giraudoux. *Atticisme* est souvent opposé à *hyspérisme*, qui est style de décadence.

Dans sa montée de Gaspésie vers la ville, une certaine image du pays accompagnait le médecin; à Ville Jacques-Cartier le pays même lui parut incertain. La langue, instrument, cause première et cause dernière de l'écriture, dans la banlieue montréalaise n'était plus qu'un objet dérisoire, impropre au rêve à cause de sa pourriture, inutilisable dans la création de grands songes. L'écriture attique, dont cette langue pourrie est le plus absolument éloignée, devient, entre les mains de l'écrivain, l'arme d'une contestation. Le style d'un auteur naît parfois de la façon la plus inattendue; celui de Jacques Ferron, roidi, comme de fer, nu comme l'épée et tranchant comme elle, mais serein et calme, plane sur sa matière et rend plus impertinente encore l'existence, dans le quotidien, d'une langue prolétarisée et sans défense. Il eût été trop facile d'utiliser cette langue-là à des fins littéraires, mais Jacques Ferron a compris ce que disait Bernanos : "On ne peut imiter ni la misère ni le langage de la misère; il faudrait être soi-même bien misérable pour participer sans sacrilège au sacrement de la misère." Le joual, puisqu'il faut l'appeler par son nom, n'allait pas plus loin que les limites de son lexique dans l'approfondissement de son aliénation. L'imiter en littérature n'a guère été jusqu'ici qu'un jeu guindé de petits aristocrates désoeuvrés pour ne pas dire de précieux ridicules. La position de Ferron là-dessus est ferme et claire :

"Le joual, ça ne s'écrit pas. S'il a une dignité, cette dignité sera de servir de jargon à une conspiration." (1)

Ecrire classique à Ville Jacques-Cartier, au milieu d'une population incertaine de son âme, équivalait à un acte d'accusation dressée contre la réalité, un acte assurément bien plus provocateur que l'exercice qui consiste à écrire joual dans les appartements tapis-mur-à-mur d'Outremont. C'était en tout cas plus sain et exigeait un certain sens de la dignité humaine. "Vous nous taisez par respect pour le monde", dit le narrateur de *Papa Boss*. Jacques Ferron se refuse au joual comme langue d'écriture, par respect pour l'état de grande misère morale que représente cette langue. Le joual, en effet, c'est beaucoup plus qu'une langue défigurée, c'est la décomposition de l'intelligence verbale même. Ce qui est affecté dans le joual c'est l'imagination verbalisante, d'où une tendance à restreindre la compréhension du monde à une série de schèmes très réduite, proie facile de la publicité, du capitalisme et de Radio-Canada. Sous prétexte de *rejoindre* le peuple

---

(1)   *Le Devoir*, samedi 30 octobre 1965, p. 17.

(comme on dit), on l'*atteint*. Ce n'est plus l'homme qui joue avec les mots, ce sont les mots qui se jouent de l'homme. Et il y a des intellectuels soi-disant révolutionnaires pour donner tête baissée dans cette entreprise... Savent-ils seulement qu'ils rejoignent par là l'*advertising* capitaliste et aliénant qui se sert, lui aussi, du même stratagème dans un but systématique, qui est d'abêtir pour mieux vendre ? Miser sur la défection de l'expression humaine, la sublimer et la mettre au rang des formes de la culture reste et restera un amusement dégoûtant et, par un certain côté, réactionnaire. Les peuples, pas aussi bêtes qu'on le voudrait, ne demandent pas aux oeuvres de reproduire leur existence mal assise (ce qui est le fait d'une petite bourgeoisie culpabilisée), mais, comme on fait à toute oeuvre d'art, de prolonger leurs rêves afin de désamorcer la part d'invivable qui gît dans le quotidien. L'art n'est pas drogue, il est lecture lucide de soi par soi dans des formes appropriées; ce n'est pas en bêlant qu'on parle à des hommes le langage de l'homme. Et pendant qu'on oublie de combler ce besoin-là, des financiers sans scrupule couvrent le pays de *dysneylands* écoeurants et prétentieux. La place que l'art n'occupe pas avec dignité, autre chose l'occupe, et cette autre chose est le plus souvent possible une pègre commerciale prête à sauter le plus bas possible : elle soutire l'âme avec les intérêts du rêve. Et l'aliénation se poursuit, allez donc, carrousel de grande fête sordide, avec la complicité des nouvelles *zélites*, aussi bêtes que les anciennes; elles pataugent dans l'art aliénant comme dans de la boue. C'est tout cela, par le message du style, que nous dit, entre ses lignes, l'oeuvre de Ferron; je ne fais guère que paraphraser. Il n'a jamais senti le besoin de folkloriser l'écriture pour "faire québécois". Dans le conte de *Martine*, l'art est défini comme à rebours, selon un mode de définition particulièrement ferronien :

> "cette toile, ce livre, ce théâtre, où l'objet demeure intègre, étrange en quelque sorte, où la beauté, prestige extraordinaire, n'est jamais désirable." (p. 121)

C'est-à-dire que l'art ne se substitue pas impunément à la vie; que l'homme devant lui doit demeurer aussi intègre que l'objet représenté et qu'il ne doit pas se laisser engluer par la surface d'une représentation somme toute inoffensive. L'art conçu comme une *catharsis*, ainsi qu'on faisait chez les vieux Grecs, devient dans l'optique d'une esthétique toute ferronienne une sorte de foi en l'intégrité des rapports entre l'homme et ses songes. La "beauté jamais désirable" est le signal de ce quelque chose dans l'art qui fait du réel et de sa représentation les deux termes d'un antagonisme en passe de devenir complicité. (1) Au terme de ce processus, la beauté n'est plus désirable parce que, devenue étrangère tant elle est près de la perfection (qui n'a rien à voir avec une perfection strictement formelle et sans vertu), elle est en quelque sorte soumise et asservie à la conscience qui la regarde, et intégrée du même coup à la réalité qu'elle assume en neutralisant l'inessentiel. Au dernier Congrès des Ecrivains, à Sainte-Adèle, un participant, sûr de lui-même, se fit fort d'affirmer que la beauté était une notion fasciste. Mais le monsieur (2) ne sait ni ce qu'est la beauté ni ce qu'est le fascisme. Le fascisme a détruit la beauté, il a été l'ennemi par excellence de la beauté humaine, il a brûlé des livres comme il a brûlé des hommes, brisé des statues comme il a brisé des âmes, interdit des représentations comme il a interdit la liberté. Comment la beauté lui serait-elle redevable ? Il y a certes une beauté à vide, celle des esthètes (et puis qu'en sait-on ?), mais elle n'est pas encore la beauté. Si c'est à celle-là qu'on voulait faire allusion, il fallait le dire : après tout on n'est pas écrivain pour confondre le sens des mots mais pour le révéler. La beauté, comme la justice ou comme la liberté même, n'a pas besoin de se justifier; elles forment à elles trois les dimensions infinies de l'homme : tout ce qui tend à les réduire tend aussi du même coup à réduire l'homme. La beauté *est*, un point, c'est tout : sans elle nous ne sommes plus rien. Ni l'esclavage ni la servitude ne connaissent la beauté. C'est ainsi que la beauté sans signification humaine ne peut pas être encore la beauté. La beauté est une vérité de la forme qui engage tout l'être qui l'a suscitée et tout l'être qui la regarde; elle établit une complicité entre les êtres, comme Dieu, l'amour, la mort et tout ce qui est au-dessus mais au-dedans aussi de la compréhension humaine. La beauté est l'amorce

---

(1) On verra plus loin comment cette notion de complicité forme tout l'arrière fond de l'oeuvre de Ferron.

(2) Son impatience politique (que je partage d'ailleurs) ne doit pas l'obnubiler au point de lui faire perdre de vue que l'art ne se mesure pas au canon d'un pragmatisme futile (que précisément en politique nous récusons) mais à celui de l'utilité; utilité qui est parfois d'être gratuité, par manière d'opposition à l'ordre courant, comme c'est le cas de toute l'oeuvre de Ferron. Et pourquoi pas, après tout, dans un pays où rien précisément n'est *gratuit* faute d'avoir appris la liberté ? N'est-ce pas là un scandale qui est à la fois beauté et vérité ? La vocation de la beauté est d'être un scandale jeté à la face de tout ce qui défigure l'humanité de l'homme.

d'un désir, puis l'amorce d'un respect qui vient le prolonger. Ce respect, cette retenue devant les choses invoquées dans la représentation artistique, entre pour une bonne part dans la composition du caractère classique que Ferron donne à sa prose. C'est ce qui fait qu'elle n'est jamais veule ni vile, même lorsqu'elle est dirigée contre des adversaires souvent pris à parti dans les oeuvres polémiques. Le style tient la distance — et la liberté de chacun est assurée. Non, la beauté n'est pas fasciste, elle est singulièrement humaine, et divine. Il faut comprendre cette notion de beauté pour entendre quelque chose au style Ferron. Son attitude devant elle le conduit à une certaine systématisation de l'activité créatrice, système qui dans le domaine de l'écriture s'appelle rhétorique. Le mot fera grincer des dents; c'est un mot décrié, comme celui de *beauté* ou celui d'*esthétique*. Il représente quelque chose de méprisable pour ceux qui le confondent avec un certain formalisme vide et sans vertu. Mais il y a bel et bien une rhétorique ferronienne, fondée sur le retour systématique d'un certain nombre de schèmes. Nous avons déjà fait état de l'entrée rituelle du conte, indéfectiblement la même pour tous les contes, et qui peut être comptée au nombre de ces schèmes; il y en a bien d'autres. La rhétorique est plus qu'une codification des façons de dire; elle est un univers mental en soi et sert à tailler dans la matière verbale des figures qui renouvellent le sens du monde par la fraîcheur des images. Le style de Ferron, formé en rhétorique, fonctionne comme un véritable système; il a ses rouages, ses leitmotive, ses libertés, ses cadres et avec tout cela une aisance ineffable à rendre ce qui est à dire. Il faudra bien, quelque jour, l'étudier de façon exhaustive : il est le coeur du grand secret d'une oeuvre. Je me contente de donner ici quelques esquisses de ce que pourrait être cette étude. Si le principe de l'écriture vient de l'homme et va vers la réalisation de l'oeuvre, le style est le chemin que ce principe emprunte pour revenir de l'oeuvre vers l'homme. Nulle oeuvre ne peut s'exempter des exigences du style, qui est sa loi et son principe; il répond à la nécessité même de la représentation. Chez Ferron, la qualité du récit littéraire renvoie à une certaine qualité que sa langue prête à la perception et à la compréhension du réel. Comme tout le propos de l'oeuvre cherche à sonder "la réalité derrière la réalité", le style à son tour imite ce mouvement de fond agitant les profondeurs du conte et se manifeste lui aussi comme un *langage derrière le langage*. D'où sa tendance à constituer une sorte de préciosité de l'écriture mimant par appoint et en toute délibération l'écriture des dix-septième et dix-huitième siècles. Nous avons déjà vu quel sens il faut donner à ce propos classicisant, fondé, je l'ai dit, sur une intention délibérée. Rien n'illustre mieux ce système rhétorique faisant langage dans le langage, que ce court passage de *la Charrette* :

> "Au commencement était le verbe... Pensez-vous ? Non, à la fin : le langage est la demeure de l'âme." (p.162)

Ce groupe de phrases est placé dans la bouche de Marsan lors d'un dialogue entre lui et Campbell au sujet du "pays qui se rétrécit comme une peau de chagrin." La conversation est grave. Juste avant de prononcer les mots cités ici, Marsan venait de dire : "O male mort !" et faisait moduler du même coup par cette exclamation tout le caractère de sa conversation discursive et purement conceptuelle en une période lyrique, sorte d'apothéose poétique du discours; c'est à ce moment que se place notre passage. Le caractère lyrique, annoncé par l'exclamation, fait soudainement du dialogue une sorte de monologue à haute voix : Marsan ne parle plus à Campbell mais à soi-même et à ce qu'il a de plus intime en lui-même. Le passage reconstitue alors à même le monologue une espèce de dialogue intérieur : "Pensez-vous ? Non, à la fin". Parti d'un dialogue entre Marsan et Campbell, le langage se rétrécit, allant du discours à la poésie et s'intériorise sous forme d'un monologue pour réapparaître bientôt sous les dehors d'un nouveau dialogue où l'interlocuteur (Campbell) a été neutralisé. Cette composition extrêmement riche agit à la façon des miroirs dans les toiles flamandes où la scène reproduite à la surface du tableau se trouve réfléchie dans une

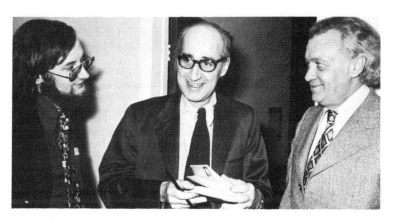

glace placée au fond d'une pièce. C'est ce qu'on connaît sous l'appellation technique de "composition en abîme"; elle est très fréquente chez Ferron, grand amateur de peinture, et constitue un des principaux schèmes de son système rhétorique; elle apparaît surtout dans les moments de grande intensité dramatique ou lyrique. Outre cette composition en abîme qui vient loger un dialogue dans un dialogue, un microcosme dans un macrocosme (comme il y a du théâtre dans le théâtre dans *les Grands Soleils*, par le personnage de Mithridate, ou dans *l'Ogre* par le personnage de Jasmin), le groupe verbal est constitué de quatre phrases : une citation biblique, illustre, tirée de l'Evangile de saint Jean (la citation étant, comme on sait, une figure de rhétorique) (1) suivie de trois points de suspension laissant la citation à elle-même dans une sorte d'attente; puis une interrogation, qui peut être dite rhétorique en ce qu'elle ne pose pas une question véritablement, mais amorce déjà la réponse qui viendra inévitablement nier la première proposition; ensuite une réponse, également rhétorique, composée d'une négation sous sa forme la plus simple et de l'affirmation proprement dite, elle aussi dans le plus simple appareil (l'ellipse); puis enfin un énoncé qui vient couronner le combat verbal (précisément sur le verbe) par cette victoire calme et sereine qu'est une définition, laquelle ici renouvelle le sens du langage même. Et on voit du même coup apparaître une seconde composition en abîme : un débat verbal, utilisant toutes les variétés de figures rhétoriques dans un passage où l'enjeu de la question est précisément celui du langage. C'est une composition en abîme de la pensée, la rhétorique faisant office de glace où le langage se mire. On pourrait en effet trouver ce passage-là, amputé de ses tropes, sous la forme suivante : "Vous pensez que le verbe est au commencement, moi je pense qu'il est à la fin, car il est la demeure de l'âme." Tout l'art du conte a consisté à réduire cette énonciation à ses plus strictes limites et à lui faire dire

(1)   Ferron cite beaucoup, mais toujours à point et à propos; ses citations toutefois ne sont pas toujours annoncées. Ainsi, dans *Mélie et le boeuf*, tout le passage de la page 37 : "Je suis pris dans une cage d'os. L'oiseau dans sa cage d'os, c'est la mort qui fait son nid" est emprunté à Saint-Denys Garneau, cf. *Oeuvres complètes*, Fides, p. 96. Les poèmes de Soeur Marie-Electra dans *Papa Boss* (p. 64-65), sauf trois vers du cru ferronien, doivent en fait être attribués à leur auteur, un poète français pas très illustre de la fin du 18e siècle, Jean-Baptiste Lalanne, dont on retrouvera les vers dans *le Potager*, Paris, 1802, notamment aux pages 24-25, 32, 34-35, 36. De même, les sermons du *Ciel de Québec* sont tirés de la prédication de carême faite à Notre-Dame de Montréal en 1840-1841, par Monseigneur de Forbin-Janson. Il y en a sûrement d'autres, que des érudits chercheront et trouveront un jour.

ainsi d'une façon "prestigieuse" ce qu'on vient de mettre sous sa forme in-signifiante. La "façon prestigieuse" est ce par quoi une oeuvre est une oeuvre; celle de Ferron est ouvragée jusque dans ses moindres phrases. Mais poursuivons plus avant l'étude de ce morceau assez extraordinaire. Tel que nous l'avons reconstitué sous sa forme non rhétorique, le passage présente, en contraste avec le texte originel comme nous le donne le conte de Ferron, cette particularité-ci : qu'il est fait de quatre propositions reliées entre elles par des articulations (...que... moi...que... car...); or la suppression de ces articulations dans le texte originel est précisément ce qui en permet la composition rhétorique, c'est-à-dire sous sa forme forte. L'absence d'articulations syntaxiques est bien connue dans le vocabulaire de la rhétorique sous le nom d'ellipse. Or l'ellipse est un trait dominant de l'écriture des classiques; elle tend à accélérer le débit des phrases et à leur donner le caractère de l'évidence. Elle suppose aussi que l'auteur fait naître entre lui et son lecteur tout un réseau de liens qui n'est pas loin d'une complicité d'intelligence; complice, le lecteur comble les absences et reconstruit la pensée totale. Et c'est dans cette activité, inconsciente certes, que le lecteur trouve son bonheur de lecture. En outre, l'ellipse était chez les classiques la figure de la pudeur, pour que la surface de la vie ne soit pas perturbée. Plus qu'une figure, elle est un masque sur une figure; et nous avons déjà vu de quelle importance étaient les masques dans l'oeuvre de Ferron : la rhétorique est comme le masque du langage. C'est ainsi que le système rhétorique ferronien reproduit sur une plus petite échelle, celle du style, unité microcosmique de la création littéraire, le rôle que joue le masque pour le personnage du conte. Plus on scrute l'oeuvre de Ferron, plus on la découvre cohérente, de cette cohérence qui nous fait parfois oublier qu'elle est oeuvre délibérée d'un seul homme. Elle est d'un seul homme, bien sûr, mais par la rhétorique elle récupère tout ce qu'il y a de sagesse dans l'écriture de ceux qui l'ont précédée; la rhétorique est l'héritage de ce qui est acquis et ne demande pas à être repensé; cet acquis ne demande qu'à être périodiquement *rafraîchi*. Par le contenu des images. Aussi n'y a-t-il rien d'essentiellement nouveau dans l'écriture depuis Homère l'Aveugle. Ceci, par exemple, qu'il y a encore à dire sur le passage qui nous sert d'échantillon : l'ellipse, en faisant abstraction des articulations qui devaient normalement relier par la logique les phrases entre elles, fait que chacune de ces phrases prend vis-à-vis des autres une sorte d'autonomie, à telle enseigne que nous nous retrouvons devant quatre phrases indépendantes et parallèles uniquement rattachés l'une à l'autre par le sens, sans les ligatures syntaxiques. Cette composition d'énoncés juxtaposés porte le nom de parataxe. Or la parataxe est le trait a-syntaxique dominant de la construction primitive de la phrase dans les langues en formation; sur le plan littéraire elle est le propre du style épique; elle constitue une sorte d'ellipse plus radicale, tranchant non plus dans le seul ordre du lexique, mais jusqu'aux amarres de la syntaxe. Son rôle dans l'épopée est de laisser voguer à pleine voile les nefs de l'héroïsme et du dépassement. Nous avons déjà vu d'autre part que l'épopée était pour ainsi dire la cadette du conte, se développant parallèlement à lui, mais sur le plan de la chronique plutôt que sur celui de la fable comme fait le conte. Le genre épique est, comme le conte, fortement marqué par les tendances du style oral, lequel va au plus simple et au plus droit. Par l'ellipse et la parataxe, Ferron rappelle encore une fois la double appartenance orale et écrite, populaire et classique de son oeuvre et de ses formes. On trouve d'ailleurs assez souvent dans ses contes des schèmes formulaires calqués sur les formules de la poésie épique, comme ceci :

"Farauds sont les garçons, fondantes sont les filles" (*Mélie*, p. 25)

répondant au schème syntaxique du vers célèbre de *la Chanson de Roland* :

"Hauts sont les monts et ténébreuse la vallée".

De plus, comme le propre du schème épique est d'être répété souventes fois, Ferron reprend lui aussi, ailleurs dans le même conte, sa formule de caractère épique : "Farauds les garçons, fondantes les filles ", *id.* p. 35. Tout cela, bien sûr, est fait chez Ferron d'une façon tout intuitive; je ne le soupçonne pas d'avoir lu *la Chanson de Roland*. Peut-être ces formules schématisées, stéréotypées, mais d'un effet grandiose, lui sont-elles venues des conteurs qu'il a entendus dans le comté de Maskinongé; et chez ceux-là, peut-être, restait-il dans la technique du conte quelques débris du temps lointain où épopées et contes se trouvaient encore dans les mêmes bouches, alors que la contamination était encore possible ? Ce ne sont là que des suppositions. Reste que l'intuition créatrice de Ferron est des plus cohérentes et qu'elle fait servir à son propos, par art et intelligence, tout un arsenal de techniques narratives disparues ailleurs depuis longtemps. Cette généreuse utilisation d'une rhétorique ancienne se confond finalement avec l'activité même du conte, avec ses formes immémoriales, avec ses intentions. Et tout cela de la façon la plus naturelle du monde, c'est-à-dire la plus complexe et la plus composée : la nature de l'oeuvre d'art est dans la complexité et dans la *composition* de divers niveaux de signification et d'autant de niveaux de lecture. Voilà en quoi le style de l'oeuvre de Ferron est singulier; on chercherait en vain son équivalent ici ou même ailleurs. La présence de l'ellipse et de la parataxe dans une même oeuvre font se rejoindre et se répondre, des deux bouts de l'histoire, un état de langue primitif (représenté par la parataxe du style épique) et un état de langue parvenu à son point de perfection (représenté par l'ellipse de type classique). Ces deux états renvoient nécessairement à un monde très archaïque : d'où, pour servir de ligature entre ce monde et le petit univers ferronien, la présence non moins constante de formes archaïques du langage, qu'elles soient de l'ordre du lexique ou de celui de la syntaxe. L'archaïsme chez Ferron est de deux sortes : il remonte ou bien à la langue des 17e et 18e siècles, ou bien il est emprunté à la vieille langue québécoise la plupart du temps locale, venue de Gaspésie ou de la Beauce. Et son emploi systématique est encore une manière élégante de rappeler la double origine du conte. Celui-ci insiste sur la continuité de l'imaginaire et fonde sur cette continuité les assises de la pérennité humaine. Il est tout naturel que les archaïsmes s'y mettent à revivre à nouveau. Dans le conte de Ferron, ils abondent.

Tout ce qui crée des liens, des "complicités", et cela jusque dans la nature même du langage, trouve sa place dans le conte. L'archaïsme n'est-il pas une forme de relation établie entre ce qui est, ce qui fut et ce qui n'est plus ? Il y a certes l'archaïsme de tous les jours, fréquent dans la langue parlée au Québec; il est en quelque sorte inconscient pour ne pas dire qu'il passe inaperçu; mais l'archaïsme de Ferron naît d'une intention d'art, il est mis en telle évidence dans la phrase qu'il est impossible qu'il ne produise pas l'effet attendu; un effet d'art, de charme, c'est-à-dire de signification. Non pas la "couleur locale", mais les couleurs du dépaysement propre à l'atmosphère du conte. C'est un archaïsme parfois si ancien qu'il n'est plus compris, même de la majorité des Québécois. C'est le cas, entre bien d'autres, du mot "portuna" qui désigne une vieille valise, et la plupart du temps cette vieille valise est la trousse du médecin. Au fond l'archaïsme en art ne peut naître que d'un esprit très moderne, assez moderne pour mesurer la distance entre une époque et une autre et faire de ce décalage l'objet d'une signification particulière. Mesurant les distances, l'archaïsme tient à distance les objets et les temps qu'il invoque et permet qu'on n'en soit pas dupe. Son effet est de perspective lorsqu'on y ajoute la hauteur de la pensée. Par cette perspective, le style reste toujours attentif à lui-même, se voit tour à tour de haut, de loin, de profond. De ces divers points de vue, le style de Ferron, archaïsant plutôt qu'archaïque, non par défaut mais par vertu, prend ainsi des êtres et des choses une mesure plus juste et plus équitable. Le lecteur doit y prendre garde, ne pas perdre pied, sans quoi il reste à la surface du siècle, exclu de la profondeur des temps. L'archaïsme chez Ferron n'est d'ailleurs pas difficile à repérer : il s'annonce en quelque sorte, signale sa présence et se présente comme une forme significative en soi, et non comme le débri d'un langage démodé. Dans la même veine que l'archaïsme qui donne au conte ferronien un caractère à la fois populaire et savant, se trouve la prolifération de mots dont la défectuosité dans le langage populaire est d'une saveur délicate et impertinente : tel ce mot d' "honorée" dans *Cadieu* qui a fait se jeter bien des lecteurs dans leur dictionnaire. *Honorée* n'y est pas, bien sûr, du moins au sens qu'il veut prendre ici ; il est au fait une déformation, entendue une fois par Ferron dans sa pratique médicale, du mot savant *gonorrhée*. De même le médecin avoue-t-il avoir entendu des patientes assez inventeuses pour lui parler de leurs *mensualités* ou de leurs pilules *anticontrassomption* ! Vous pensez bien qu'un écrivain, surtout un écrivain attentif à la verve populaire, ne laisse pas échapper des mots d'une pareille qualité et qu'ils figureront un jour ou l'autre en bonne place dans un conte. Tout étant métamorphose dans le conte, ces merveilleuses métamorphoses du langage populaire y ont leur place assurée : elles y brillent comme des pierreries inestimables et prestigieuses : l'honneur du peuple, du moins, est sauf. Car alors que les écrivains joualisants semblent se constituer comme une caste de propriétaires du peuple en s'emparant de son langage, le procédé ferronien d'intégration des mots faubouriens dans un langage par ailleurs correct et respectueux s'apparente à une sorte de complicité par laquelle le peuple devient le co-créateur du langage d'art plutôt qu'une sorte de victime. Métamorphose du réel là encore. De même qu'est métamorphose aussi la mutation orthographique des anglicismes : il est écrit *ouiquenne* pour week-end, *couiquelounche* pour quick-lunch, *chéquenne* pour sheak-hand, et jusqu'à l'inénarrable *Nouil-lorque* pour New York. Ces mutations participent du pouvoir intime et essentiel qu'a le conte de changer toutes les pierres en pains. Ces transfigurations dans l'ordre de l'orthographe vont parfois assez loin. Ainsi dans *le Ciel de Québec*, il y a une invention qui vaut à elle seule toute une révolution : la distinction entre Québecquois (résidents de la ville de Québec) et Québécois (du pays du Québec) tranchant enfin le noeud gordien qui réduisait par l'astuce de la synonymie tout un pays aux remparts de sa Capitale, et vice versa; cette ambiguïté vivait à même l'ambiguïté du pays où se jouait cette farce par ailleurs incommode. Dorénavant, plus de confusion possible entre le Québec-national et le Québec-municipal : chacun retrouve son âme en retrouvant son nom. Cette sorte de souveraineté du nom, préalable à l'autre qu'elle appelle, devait de toute façon être proclamée un jour : dans les mots, l'ambigu est déjà inconfortable; étendu à la surface de tout un pays, l'ambigu risque de n'être plus qu'une duperie. C'est à pratiquer cette opération profonde des choses et de leurs vocables que nous convie la stylistique ferronienne. Un pays s'invente aussi avec des mots et avec, chose plus humble encore, l'orthographe. C'est de cette singulière façon que le pays se fait au fur et à mesure que ses écrivains le forment. Nos lexicographes et nos comités de toponymie devront en tenir compte. L'exploration continuelle de la langue sous tous ses aspects vitaux est une des constantes du style de Ferron; par cette investigation, le monde qu'il suscite n'est jamais banal, sans pour cela être arbitraire. Chez lui, le sentiment spécifiquement linguistique court d'office vers les formes les plus vitales du langage. Ses mots, ses tournures, ses modulations, il ne les tient pas des livres,

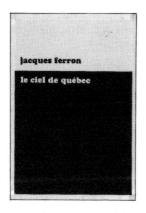

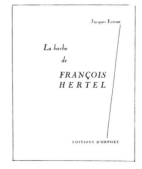

mais de la vie, contrairement à Zola qui, soucieux de réalisme, allait chercher ses populismes dans le *Dictionnaire de la langue verte* de Delvaus. Dans quel autre dictionnaire que la vie même, Ferron irait-il chercher les siens, puisqu'il se considère comme "le premier d'une tradition écrite ?" Sa grand-mère, dit-il, parlait avant Vaugelas une langue encore en verve, et il avoue : "J'en ai pris note." Toute son oeuvre est une tentative de monumentarisation de cette langue, une langue qui a gardé sa fraîcheur natale et se dirige vers un certain classicisme. Une langue en voie de structuration. Voilà ce que nous dit, dans sa facture même, l'aventure linguistique des contes ferroniens. Voilà pourquoi tout exercice tendant à produire de l'art à même la destruction du langage lui est tout à fait étranger. Il fréquente encore la naissance d'un monde, la genèse, comment serait-il tenté par des aventures apocalyptiques ? D'où sa circonspection devant l'entreprise linguistique de Céline et de Ionesco, qui arrivent, eux, à la fin d'une longue évolution de l'expression linguistique. Cette histoire, qui a fini par devenir contraignante, qui a trouvé son apocalypse avec le surréalisme, Céline et Ionesco, nous ne l'avons pas connue; aussi, avoue Ferron, "je suis plutôt avide de discipline, de lexiques, de dictionnaires." (1) Son effort tend à parachever l'évolution d'une langue plutôt qu'à contester un processus linguistique déjà parfait. Dans ces conditions, on peut être populaire sans être vulgaire, on peut être classique sans être académique. Conjoint à une haute acuité critique, l'ensemble de ces caractères produit chez Ferron une oeuvre où domine l'esprit de la préciosité. On sait que celui-ci fut à l'époque précédant immédiatement le grand classicisme un jeu émerveillé d'enfants qui découvraient l'étrange et prestigieux pouvoir des mots et de leurs formes chatoyantes. Certains historiens de la littérature ont voulu en faire avant tout un courant de type moral opposant le raffinement à la vulgarité de la cour du roi Henri IV. Il se peut qu'ils aient raison, seulement ils n'ont pu encore prouver que la cour d'Henri IV fut vulgaire. Ce serait plutôt étonnant. Idéal de type moral, certes la préciosité le fut, mais elle fut surtout et avant tout une esthétique. Peu d'oeuvres des précieux sont restées marquantes. Il est arrivé ce qui arrivera plus tard au surréalisme : les oeuvres et les auteurs comptent moins que le mouvement qu'ils forment ensemble. La préciosité, plus qu'une doctrine littéraire (sans grande conséquence d'ailleurs) est restée une

---

(1) "Le mythe d'Antée", *op. cit.*

attitude de l'esprit; son rayonnement fut grand et ne s'est pas encore éteint, comme sont loin de s'éteindre les suites logiques du surréalisme. L'art de Ferron en est tout empreint. Et d'abord dans la composition et l'aménagement des images qui font à elles seules tout le prestige de l'écriture précieuse. Elles forment en quelque sorte la pierre de voûte de tout système rhétorique, on dirait même que la rhétorique n'a été inventée que pour favoriser leur apparition et systématiser leur position dans le système de l'écriture. Dans le conte du *Pont* il est dit :

"J'ai toujours eu un faible pour les grands mots et les belles images, même de seconde main. C'est pour cela sans doute que j'écris." (p. 49)

Oui, c'est pour cela sans aucun doute que le docteur Ferron écrit, "entre deux nuits, pour se remettre à jour" : le privilège des vivants étant de voir le monde, celui de l'écrivain est d'immobiliser ce monde dans une imagerie qui le garde de toute corruption et le met pour un temps à l'abri de ses propres intempéries. Mais qu'est-ce qu'une image encore, sinon une opération, une taille effectuée dans l'ordre rhétorique, une rencontre éblouissante du lexique et de la syntaxe ? Dans le conte, cette opération coïncide avec l'activité même de la narration : effacer les traces sur les sentiers de nos perceptions habituelles, dérouter l'intelligence, la perdre en chemin, pour rejoindre à l'autre bout du circuit le propos même du conte, qui est de rafraîchir le spectacle du monde en le rendant un peu moins bête. Oui, c'est pour cela sans aucun doute qu'on écrit, partout et depuis toujours. L'art du conte, chez Ferron, tout visuel, occupe un espace plutôt qu'une durée : si le symbole, comme nous l'avons déjà dit, n'a pas le temps de s'y développer, par contre, dans l'espace paraissent mille images qui éclairent et interprètent tout le champ de la fabulation. Temporaires, d'appoint, simples notes de passage, elles ne signifient rien de précis et n'ajoutent rien au discours général : sitôt embrasées, sitôt éteints leurs feux. Et leur "prestige" leur vient de cette vie éphémère, du souvenir lumineux qu'elles laissent dans l'esprit. Mais comme ces bestioles d'un jour appelées éphémères, elles se reproduisent à un rythme d'autant plus accéléré que, connaissant leur brièveté, elles savent la fin toujours plus proche. Les images chez Ferron sont douées de cet instinct; elles prolifèrent et naissent les unes des autres, donnant ainsi à leur reproduction l'allure d'une génération organique. L'illustration la plus typique de ce procédé ferronien se trouve à la première page de *la Barbe de François Hertel* :

> "Je regardais couler la Seine, accoudé au parapet de je ne savais quel pont, qui, nonobstant son anonymat, sans souci de gloire, fidèle à sa mission, reliait la rive droite à la rive gauche."

Chaque segment de l'énoncé est engendré par le précédent et engendre le suivant de façon à produire une image totale. Le "je ne savais quel pont" donne naissance à "l'anonymat", celui-ci au "sans souci de gloire", la "gloire" à la "mission", laquelle fait retomber sur ses pieds une image où nous reconnaissons sans peine l'évidente et noble fonction d'un pont. Supprimez le "je ne sais quel pont", et le reste de la phrase n'est ni possible, ni plausible. A quoi cela mène-t-il de tarabiscoter ainsi les choses avec les mots, demanderont les pragmatiques ? — A rien, à rien du tout. Et ce rien-là pourtant mène partout, si l'on veut bien. L'image, dans ces conditions, se propose comme la solution d'un conflit entre les deux versants du réel — l'un qui est la surface, l'autre sa qualité, son rêve. "Je suis faiseur d'accord, mais peut-on écrire sans artifice". (1) L'art ne produit ses effets bénéfiques que lorsqu'on a déjà accepté de n'en être pas dupe. Chez Ferron l'attention de l'intelligence, l'exercice de l'esprit critique vont de pair avec la fabulation, de sorte que le lecteur est constamment mis en garde contre le mensonge de l'art, mais aussi contre le mensonge du réel. Et l'image apparaît comme une vérité temporaire, comme une hypothèse dans l'interprétation d'un monde incertain, en tout cas fort précaire. C'est par l'image, c'est-à-dire par l'apparition d'une luminosité extraordinaire dans la syntaxe et dans les mots, que Ferron éclaire souvent ses vérités de type discursif ou technique; l'image se pare alors de la rigueur du théorème et démontre :

> "C'est par le cerveau que l'on meurt. Les cellules nobles ne se divisent pas. En se divisant, elles rajeuniraient, mais si elles se divisaient, nous loucherions de la pensée." (*La Charrette*, p. 34)

L'image, en confondant les ordres du monde, la géométrie et la mort, abolit les lois de la réalité et leur substitue l'ordre du coeur, par où on ne meurt pas. La pérennité des choses

_____

(1)   *La Dame de Ferme-Neuve*, p. 184.

vues se trouve ainsi assurée par l'éclosion successive de ces petites visions qui dans le conte préparent le retour du lecteur à sa réalité où rien ne saurait plus être comme avant. Toute l'oeuvre de Ferron tient dans ce long procédé qui consiste à transfigurer le réel par des images d'une grande préciosité (étymologiquement : d'un grand prix), des images chères pour recouvrir l'horreur d'un monde vécu au rabais. "Loucher de la pensée" : voilà à quoi nous convoque l'imagerie ferronienne, pour que le monde ne soit plus comme il est. Et ainsi s'élabore toute une vision nouvelle du monde, qui est vérité puisqu'elle est poésie. La poésie n'est pas dans les choses mais dans l'image qu'on se fait d'elles. Et l'image chez Ferron reste furtive, brève, ne brûle qu'un instant, puis disparaît en laissant des regrets, une douce nostalgie. Mais un millier d'images parsemées dans le champ d'une oeuvre ne restent pas sans effet, se rassemblent, se regroupent et forment à la fin une constellation durable pour devenir, comme les constellations chez les Anciens, une grande figure où transparaissent les dieux, demi-dieux, héros et visages humains. Un petit conte, le Paysagiste, nous montre bien sous la figure de Jérémie comment l'homme est créateur d'images, comment il compose lui-même dans le grand loisir de ses yeux les paysages qu'il croit pourtant que la nature lui donne. Car si la nature a horreur du vide, le vide le lui rend bien; l'image est là pour annuler l'un et l'autre, abolir leur éternel conflit et se poser, fine jointure, à la frontière du rien et du tout, scellant deux vérités de deux ordres contraires. L'image est avant tout rencontre. Et rien n'illustre mieux le mécanisme de cette rencontre dans l'écriture de Ferron que cette image des Cargos noirs de la guerre, la plus "prestigieuse" sans doute de toute notre littérature :

> Puis, un jour, on crut voir un dernier glaçon flottant sur l'eau. Il était minuscule. Soudain il s'envola : c'était la mouette du printemps." (p. 160)

Confusion optique du glaçon et de l'oiseau, à la limite de l'eau et du ciel où l'image soudaine est projetée par son propre dynamisme. L'image ferronienne fonctionne sensiblement toujours de la même façon, avec la même qualité précieuse qui précisément en dissimule le fonctionnement. La préciosité des images peut être ainsi interprétée comme un art qui, par pudeur, se dissimule sous de l'art encore; un art qui s'imite, comme Pascal dit que la nature s'imite. La préciosité suppose chez le créateur un esprit très critique qui

suit de près le parcours de la création; nul ne crée par innocence, et tout grand art, comme celui de Ferron, est délibéré
et avantageusement critique. Chez certains, le critique tue,
inhibe à tout le moins le créateur. Dans la démarche ferronienne il y a préséance du créateur, démarche toutefois qui
laisse à chaque pas pressentir que le critique n'est pas loin
derrière. Un art dissimulé par l'art. Un critique dissimulé par
un créateur. Tel se définit l'allure précieuse de l'écriture
ferronienne. Si bien dissimulé, si bien critique en effet est cet
art, que, réfléchissant sur lui-même, discursivement, il nous
propose une interprétation du monde qui est l'image d'une
image, une image à la deuxième puissance : le masque. Celui-
ci concentre toute l'esthétique et toute l'éthique de Ferron.
Sans masque, point d'art possible, point de conduite morale,
bref, point de réalité. Car c'est le masque, l'art, le rôle qui
constituent la réalité première, la première apparence qui
permet à la vie de se dissimuler derrière et de jouer sa vérité.

Dans *le Licou*, Camille dit à Dorante :

> "J'aime les masques. Derrière le masque il y a un visage
> qui se cache. Derrière le *Malade Imaginaire* il y a Moliè-
> re (1) qui se meurt pour que l'imaginaire soit vrai et
> que la farce réussisse. Derrière un visage, y a-t-il pareil
> sacrifice ?" (p. 100)

La parabole des masques est une des constantes de l'oeuvre
de Ferron. Elle double en quelque sorte comme dans un miroir toute l'intention de l'oeuvre, qui est de révéler la condition humaine sous le masque de la réalité, qui est de la dissimuler aussi, par pudeur, par "respect pour le monde". Depuis
l'Ogre, qui est de 1949, jusqu'au *Ciel de Québec*, qui est
d'hier, tous les personnages de l'univers ferronien sont affublés de masques, et de bergamasques. Jasmin déjà dans *l'Ogre*
porte le masque de Sganarelle et prend plaisir "à faire l'éloge
du théâtre, qui par ses machinations et ses diableries, brûle
aux feux de la rampe ce que le jour a de niais, de ridicule et
de monstrueux, pour laisser à la nuit ce que la vie a de pur
et d'ineffable". (p. 58) Et Marguerite, dans *la Charrette*,
affirme ce que disent avec plus ou moins d'insistance et d'intensité tous les autres personnages : "les masques me rassurent plus que les visages". (p. 200) Saint-Denys-Garneau se

_____

(1)   Molière est mort dans les coulisses d'un théâtre où il tenait préci-
      sément le rôle principal de son *Malade Imaginaire*. (1673).

déguise en Orphée pour que la poésie "réussisse" et Eurydice porte au visage le masque de la pourriture, qui est celui de la réalité mal assumée et de la mort mal venue. Le masque est visage d'apparat, clos, hermétique et rigide : c'est sur cette surface seule que la littérature exerce des droits; par pudeur, elle nous épargne la vue de l'homme, qui reste, lui, derrière la littérature et ses fabulations. Mais plus présent encore, de cette façon, que si son visage était devant la rampe, devant le masque. Le masque accompagne, comme l'ombre; et comme l'ombre, dissimule et révèle les présences. Sa portée esthétique (c'est-à-dire soumise à des lois de représentation) rencontre et croise, par delà le bien et le mal, sa portée plus spécifiquement éthique. Car le masque est aussi conscience. Cette osmose de l'éthique et de sa représentation dans un système esthétique trouve son expression la plus claire, la plus belle aussi, dans le monologue de Jérôme, dans le *Don Juan chrétien* :

> "La dignité humaine est une question vestimentaire parce que précisément la conscience est un costume, une mise en scène, un théâtre." (p. 182)

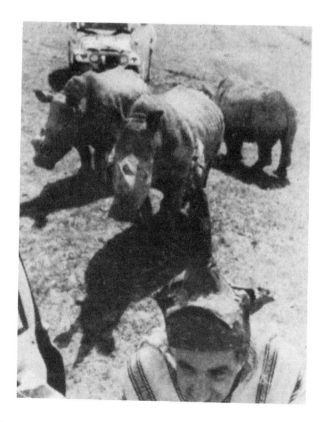

C'est l'existant-par-l'extérieur de la théorie sartrienne, mais explicité ici par Jérôme avec une tendresse et une sagesse mélancoliques, inconnues de Sartre :

> "L'homme diversifie sa conscience; il change de costume en changeant de sentiment. Il ôte son chapeau pour saluer une idée, le remet pour coiffer une sottise. Une cravate claire lui rappelle qu'il a décidé de sourire; s'il la noircit, sa femme est morte. La guillotine le rapetisse, la couronne le grandit." *id*.

Le masque, on le voit, est chez Ferron protéiforme : il est le masque universel des objets dont l'homme s'attife pour manifester malgré lui son être le plus profond. Il est mille artifices, colifichets, situations, architecture, urbanisme, état, empire, tout ce que Giraudoux appelait le "décor de la vie." Il est aussi l'art dont le monde, par ses artistes, se maquille pour paraître devant lui-même ce qu'il est en vérité. Pour se juger aussi. Et le masque, comme l'art, est si intimement lié à la *personne* que chez les Romains *persona* désignait le *masque*, identifié étymologiquement plus tard en français à la personne même. Le masque n'est pas seulement reflet, il est visage obligé de l'homme. C'est ainsi que le Chevalier, dans *l'Ogre*, peut dire à Jasmin :

> "Personne n'est responsable sans un déguisement."
> (p. 56)

Ce qui nous amène à parler de l'humour chez Ferron, de cet humour dont tous les critiques font état, certes, mais dont on n'a rien dit encore quand on a dit qu'il est *humoristique et fait bien rire*. Car qu'est-ce que l'humour, si ce n'est précisément le masque, le déguisement d'une tendresse. L'humour ferronien rejoint, au centre de l'unité esthétique de l'oeuvre, le propos même de cette oeuvre : voiler la vérité pour attiser la vérité. Il rejoint le masque, le style, la forme même du conte, et ne saurait être séparé de ces éléments fondamentaux, sans quoi sa signification, autonome, ne renvoie plus à rien, et reste quelque peu suspendue au-dessus de l'oeuvre. Le style étant tout, l'humour participe à ce tout, forme et informe le mouvement même de la création. Aussi est-il assez difficile de l'isoler, de le mettre sous éprouvette et de l'identifier : voilà l'humour ! Il est diffus dans l'allure et le rythme de la phrase, se cache au coin d'une image, se dissimule, légèrement moqueur, dans la lumière attique de la syntaxe; il est partout et fait contrepoids à l'imaginaire. Le travailliste Wilson, premier des Anglais, est mieux placé que quiconque, semble-t-il, pour définir cet indéfinissable : "L'humour, dit-il, c'est quand on rit quand même." *Quand même*, oui : ce qui suppose qu'on ne devrait pas rire. Et l'humour n'est jamais le rire de l'innocence. Derrière l'humour il y a *une tendresse qui se cache pour que la tragédie réussisse*. Une tendresse qui est complicité. L'ironie accable, l'humour libère. Il n'a pas d'ennemi, il n'a que des complices, impitoyablement parfois. Complicité de la patience et de la colère devant l'incurable condition humaine. Sourire plus encore que rire, l'humour vient rétablir l'ordre humain au moment où celui-ci est menacé. C'est alors qu'il surgit d'une irrégularité intentionnelle de la syntaxe ou d'une perturbation passagère du système lexical, prenant plaisir à confondre le règne du végétal avec le règne animal, ou le règne minéral avec celui de *homo sapiens*. L'humour apparaît ainsi chez Ferron comme un fait essentiellement linguistique. Il ne se manifeste que dans et par la parole humaine, venant des mêmes profondeurs que la voix dont il est en quelque sorte l'éclatement. L'humour peut-être un appendice de la pensée, agir sur elle en la modifiant, mais il ne saurait en aucun cas relever de la pensée même : sa nature propre le fait plus près du coeur et des sentiments que du cerveau et de ses sécrétions cogitives. Et s'il est avant tout un comportement de type spirituel, une sorte de prise morale sur le chaos des choses,

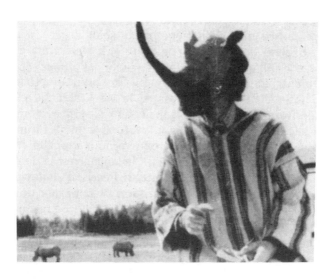

il ne s'exprime à son aise, dans on état originel, que par le
verbe. Il y a certes des mélodies sans paroles, il n'y a pas
d'humour sans elles. Si bien que lorsque l'humour (qui n'est
pas nécessairement un art) projette de s'incarner dans d'autres formes d'art que celles du langage, il emprunte nécessairement les profils qui imitent le plus parfaitement les mécanismes de la parole. L'humour en musique reste somme toute
assez rare; mais vient-il à apparaître dans une phrase musicale,
il s'affuble instinctivement des timbres les plus proches de
la voix humaine : le basson dans les *Maîtres chanteurs* de
Wagner, le violon rieur dans la *Symphonie classique* de Pro-
kofieff, ou le violoncelle dans le *Cavalier à la rose* de Richard
Strauss. C'est ainsi que l'humour en musique s'apparente
davantage à une parodie des assises proprement vocales du
rire qu'à une imitation du fonctionnement drôlatique de
l'esprit. De même l'humour est si bien lié au système verbal
que sa présence dans le dessin (sorte d'écriture concrète)
l'oblige à se définir par rapport à un texte, ce qui est encore
une façon de le retenir à ses racines spécifiquement linguistiques. L'absence de légende sous une caricature ne change
rien à ce qui vient d'être dit, puisque c'est cette absence
encore qui continue une sorte de rapport caché entre le
dessin et le texte sous-entendu, celui-ci jouant le rôle dévolu
à l'euphémisme dit *critique* dans la rhétorique classique.
Sur le fond, par ailleurs, l'humour est une forme du tragique,
d'un tragique évité de justesse par l'esquisse d'un sourire,
mais c'est la phrase toujours qui sourit. Humour, ironie ou
cynisme, sont en littérature matière de langage et de modulation dans le système linguistique. S'il est un certain humour
dont on puisse dire qu'il tient par la seule force du style,
c'est bien celui de Ferron. Tout dans son oeuvre est jeu, et
jeu du verbe. Eh quoi donc ? Cette oeuvre par ailleurs chargée
d'événements et d'engagements ne serait qu'une activité de
type ludique ? Et pourquoi pas, si la vie l'est aussi et que
pour l'écrivain comme pour son lecteur assidu et complice
c'est le seul jeu qui soit sérieux, profond comme l'humaine
condition. Dans son fond, cette oeuvre nous rappelle ce que
dit un personnage de *la Charrette* : "le langage est la demeure
de l'âme". Sous la forme cohérente de l'écrit, il en devient le
mouvement même, et la vie : qui pourrait faire que nous ne
l'entendions pas sous ses palpitations, et que cette âme de
l'oeuvre ne soit aussi la nôtre ? La qualité du message proprement linguistique (la langue comme système de valeurs) renvoie alors à une certaine qualité que la langue prête à la
perception du réel. Quoi qu'en ait dit Buffon, le style c'est

plus que l'homme : c'est l'oeuvre. Comment expliquer autrement que nous ayons besoin de passer par les textes pour rejoindre une humanité que n'importe qui pourrait nous offrir ? Le bien écrire fait à coup sûr les bonnes secrétaires, mais il ne fait pas nécessairement les grands écrivains. Et c'est peu de dire que le style est l'ensemble des conditions permettant l'apparition d'une signification : il est cette signification même. C'est ainsi, qu'à la forme féerique de l'univers ferronien correspond et adhère une morphologie stylistique de même nature, faite elle aussi d'imprévisible et de merveilleux, d'invention et de diaprure. L'auteur est dit authentique quand il donne à la rencontre de cette forme générale de l'oeuvre et du style qui l'énonce, le caractère d'une évidence. Les grandes oeuvres sont celles qui vont de soi; et on se demande comment on n'y a pas pensé soi-même. Leur fonctionnement est celui-là même qui régularise tout organisme vivant; l'oeuvre ainsi constituée vit, et vit si bien qu'elle se trouve en mesure de concurrencer la biologie : c'est ce qui fait que l'on découvre parfois dans certaines oeuvres des situations et des personnages dont on dit qu'ils sont plus vrais que nature. C'est qu'il circule en eux une sève ineffable qui est celle de la langue même.

Et un auteur a les oeuvres que sa langue autorise. Celle de Jacques Ferron est sans conteste la plus puissante, la plus évocatrice, la plus originale qu'un écrivain ait chez nous maniée. Elle n'exclut pas la virtuosité, qui est la pleine liberté du génie. Toute la féerie de ses contes, tout le mordant de sa polémique est commandée par le lexique, par la syntaxe et la morphologie. C'est dans la manipulation de ces "instruments de la sagesse", comme disait Croce, qu'il montre le mieux son métier, à la fois, et son génie. C'est par eux seuls qu'il fait briller le sens dans la difficile et dure matière du langage. La prose de Jacques Ferron, discrète et sans bavure, marche sur la pointe des pieds et court sur la pensée : à la vérité, elle trotte plus qu'elle ne court, emprunte volontiers le chemin de la digression, se laissant soudain relancer par un mot à l'entournure d'une proposition qui l'appelle sur d'autres voies. Chaque phrase jette moqueusement un regard sur la précédente, annonce celle qui va suivre, se détache soudain des deux à la fois, et, dans une autonomie singulière, se gonfle de son sens. Elle burine tantôt des descriptions qui sont des sagesses, tantôt des émotions qui sont des sentiments. Et cet art strict de la phrase est le ressourcement continuel du conte.

Ferron préfère le vif plaisir de placer les mots à la vanité d'inventer une histoire que n'importe qui aurait pu inventer, y compris la vie même pourtant singulièrement dépourvue sous le rapport de l'invention : La vie rabâche toujours les mêmes modèles. Il sait où se permettre du banal, mêler un signe vide à un discours signifiant, sachant aussi bien faire éclater ici une image, là une maxime. Toujours a-t-il cependant ce que j'appellerais le style de l'évidence qui donne à son discours une allure insouciante et vagabonde; comme si aux coins des phrases, des mots, des lettres, il était dit : cela va de soi, cela va de soi... on n'insiste pas, à peine ou pas du tout — on peut passer à autre chose. La phrase, resserrée, toute en incises, contribue à tisser une cotte de mailles qui rend invulnérable le fond de l'histoire. Elle est par ailleurs souvent marquée du sceau de l'hermétisme, qui est une façon décente de dire les choses quand elles sont graves et ne supporteraient pas d'être dites autrement. D'autres fois, son cours est si discret, si ténu qu'il ressemble à un ruisseau qui coule avec équanimité, mais parcimonieusement. On dirait alors que le débit va s'arrêter, mais il retrouve bientôt son régime et de méandre en méandre gagne la rivière, et la rivière le fleuve. Parfois c'est la haute mer : la phrase navigue à la bouline sur des gouffres de réflexions sans jamais, nouveau "vaisseau d'or", sombrer dans "l'abîme du rêve" à la façon de Nelligan. La lucidité est son phare. Elle pousse au-devant d'elle des incidentes, à gauche, à droite, puis par irradiations successives se propage jusqu'aux frontières de l'exprimable, jamais au-delà. On dirait volontiers qu'elle est précise dans son parcours, si seulement la précision était une qualité ailleurs qu'en horlogerie; qu'elle est vivante, dans la mesure où peut être dit vivant *ce qui vit à propos*. Et son port est une sorte de tension entre ce qui est dit et une certaine retenue de l'atmosphère affective, comme si tout à coup à la frontière du lexique et de la syntaxe quelque chose allait éclater. C'est une prose qui tient du dessin, et peu de la musique; elle connaît les arabesques, la finesse de la ciselure, mais pas du tout le grondement des orages. Si l'éclair la sillonne parfois, c'est comme un tracé de fine lumière, mais dont on attendrait en vain le bruit. C'est dans ces conditions que la pensée peut s'incarner et le verbe se faire chair. Et ce qui est beau, ce n'est pas la pensée (chose somme toute assez banale après deux mille ans d'histoire humaine et de fonctionnement cérébral), ce qui est beau c'est *la pensée qui s'ordonne autour de son chiffre, de sa loi*, comme les miettes de verre dans un kaléidoscope composent et multiplient, puis pulvérisent et refont incessamment l'image du mystère et de la liberté.

7

La grammaire contient déjà dans ses réserves de sagesse et de folie toutes les mythologies du monde; celles-ci se trouvent en quelque sorte virtuellement présentes dans la créativité même du langage. Il suffit au conteur de mettre au jour, de *révéler* dans le langage l'imagerie obscure et lointaine qui a présidé à sa naissance. C'est ainsi qu'il faut relire à ce sujet un petit texte d'une grande importance où le docteur Ferron explique sa conception du conteur :

> "Si je suis faiseur de contes, ce n'est pas par vocation mais à cause de la grammaire. Parmi tous les pronoms, un seul est personnel : le JE et ses adjoints. Les autres sont représentatifs." (1)

Mais la grammaire, simple matrice de la mythologie, ne peut faire naître les héros et les dieux. Tout comme le héros de la mythologie des Grecs naît d'une déesse qui s'abaisse et d'un homme qui s'élève, la mythologie ferronienne, dans la prolifération de ses héros et de ses demi-dieux, naît de la rencontre du système grammatical des pronoms et d'un lieu mythogène singulièrement privilégié. Gilbert Durand dans ses *Structures anthropologiques de l'imaginaire* définit ce lieu en précisant que toute mythologie s'incarne successivement dans une géographie "légendaire, eschatologique et infernale". C'est là déjà toute l'interprétation qu'il convient de donner aux trois phases de l'amorce du cycle mythologique constitué par *la Nuit*, *Papa Boss* et *la Charrette*. Le propre de la mythologie est de s'ordonner en cycle pour mieux rendre compte à la fois de la complexité des réseaux d'images qui informent le mythe et de la simplicité des mobiles qui

---

(1)   "Faiseur de contes", *Incidences* (Ottawa), janvier 1967, p. 6.

l'animent. Le cycle mythologique est à la fois *complexification* des données du réel et simplification de la façon de percevoir ce même réel. La géographie légendaire est celle qui sert de lieu à la grande légende de l'homme qui retrouve son âme, dans *la Nuit* : la géographie de *Papa Boss* est le lieu eschatologique de la société capitaliste; et celle de *la Charrette* est constituée par le carrefour infernal de la mort. Aux trois localisations mythiques de Durand, il faudrait ajouter pour être complet la géographie céleste, qui est celle du *Ciel de Québec*. Par sa grande mobilité interne, le conte favorise en quelque sorte cette tendance d'où procède toute cyclisation des imageries mythiques. Chaque segment du conte, peut se détacher de l'ensemble, devenir conte à son tour et proliférer ainsi à l'infini. Ce qui, chez Ferron, relie l'un des segments du cycle à son suivant, c'est leur opposition : à *la Nuit*, grande légende de l'homme qui retrouve son âme par une nuit de printemps, sous les cris des engoulevents dans le ciel de Montréal, vient répondre *Papa Boss*, grande eschatologie de l'homme qui perd son âme aux mains d'un narrateur tout-puissant représentant les mobiles obscurs de la société de consommation; à la descente aux Enfers de la mort, qui sert de toile de fond au récit de *la Charrette*, au règne de Satan qui mène dans le château de la nuit montréalaise un sabbat infernal, vient s'opposer, dans le *Ciel de Québec*, la naissance, près de la Vieille Capitale, d'un certain Rédempteur Fauché, envoyé céleste et promesse de vie. Et comme on assiste aussi dans cette dernière oeuvre à la mort du docteur Augustin Cotnoir, dont les funérailles servaient de décor au conte paru en 1962 sous le titre de *Cotnoir*, il est juste de considérer que le *Ciel de Québec* vient intégrer au cycle ainsi formé une oeuvre qui s'en était jusqu'ici tenue quelque peu à l'écart. Le raccord est fait de manière ingénieuse, et la trilogie compte désormais une sorte de petit prélude avec *Cotnoir* et se voit couronnée par le gigantesque crépuscule des dieux que constitue *le Ciel de Québec*. Le caractère nettement cyclique que tend d'ailleurs à prendre toute l'oeuvre de Ferron en récupérant des oeuvres qui semblaient dessiner une tout autre orbite, fait qu'on voit apparaître dans *le Ciel de Québec* un certain nombre de personnages déjà rencontrés ne fût-ce que fortuitement dans des contes antérieurs, tels ce Cotnoir dont il vient d'être question, la Biouti-Rose du conte de *la Vache morte du canyon*, l'abbé Surprenant brièvement évoqué dans l'une des *Historiettes*, l'héroïne sans nom de *Papa Boss* qui dans *le Ciel de Québec*, sous le nom de Marie Fauché, devient la mère du Rédempteur, et bien d'autres encore. De la même façon ailleurs, le Mithridate des *Grands Soleils* est déjà présent dans *Cadieu*, et le Bezeau de *Cotnoir* dans le personnage du médecin narcomane des *Méchins*. On pensera à Balzac, évidemment. Mais n'y pensons pas trop, car ce phénomène de réapparition dans une oeuvre d'un personnage déjà esquissé ailleurs prend chez Ferron une tout autre forme que dans *La Comédie humaine* : il se rapproche davantage du leitmotiv wagnérien que du peuplement balzacien; son insistance est d'ordre musical et poétique beaucoup plus que narratif ou thématique. Si bien musical, en effet, que l'univers ferronien fait penser à une grande symphonie où chaque voix suit sa portée, davantage qu'à une société où chaque héros tient son rôle. Il fait réapparaître des souvenirs plus que des présences. Et la grammaire dans tout cela ? Elle marque les étapes et la progression du cycle en donnant à la légende de *la Nuit*, à l'eschatologie de *Papa Boss*, à l'infernale *Charrette* et au *Ciel* québecquois la morphologie pertinente des pronoms. *La Nuit* est la légende d'un *JE*, *Papa Boss* l'eschatologie du *VOUS*, *la Charrette*, le passage infernal du *JE* de la vie au *IL* de la mort, et *le Ciel de Québec* la céleste rédemption d'un *IL* qui se personnalise et devient *JE*. Il suffit maintenant de dégager la signification profonde de ces jeux grammaticaux dans leurs relations avec les géographies mythiques et de faire apparaître de leur rencontre l'imagerie fondamentale de l'univers ferronien. Il convient de commencer par *Cotnoir* qui vient d'être défini comme le petit prélude du cycle des "grands contes". Sa structure grammaticale est simple : un JE-narrateur nous raconte l'histoire d'un médecin qui meurt en faisant de sa mort le salut d'un simple d'esprit, Emmanuel. Une petite société composée d'une famille, d'amis du médecin et

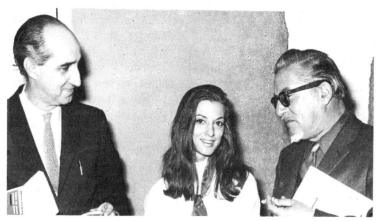

de sa femme assiste à cette petite rédemption. Le JE-narrateur, assistant du médecin Cotnoir, n'est ni l'auteur, ni même le principal héros de la narration. Il est discret comme un évangéliste et n'entretient avec l'histoire que des rapports d'extériorité. De chacun des personnages il ne parle qu'en disant : "il"; il fabule en reproduisant le schéma par excellence de la fiction : un narrateur qui projette des "il". Non sans toutefois se faire de temps à autre personnage lui-même pour rendre plus vraisemblable sa fonction de narrateur. Il n'est *JE* que parce qu'il a été assistant de Cotnoir et témoin de ses funérailles. Ce *JE* est le truchement par lequel l'auteur survole son récit et permet au lecteur d'apprendre par exemple ce qu'est devenu Emmanuel après la mort de Cotnoir. Cette simplicité du système des pronoms dans la narration a pour corollaire un enchevêtrement très complexe de la chronologie interne du conte. Le narrateur, un peu en dehors du jeu, dans son ineffable présent de narrateur, nous raconte des événements qui se sont passés dix ans auparavant. La première et la dernière scène du conte nous placent dans un passé vécu entre la levée du corps des funérailles de Cotnoir et son inhumation, deux scènes auxquelles le narrateur a assisté comme personnage observateur. Entre l'église et le cimetière, il voyage par la mémoire et nous emmène avec lui dans les jours et les semaines qui ont précédé la mort de Cotnoir et sa tentative de sauver Emmanuel. Dans ce voyage de mémoire il cède la parole à Cotnoir qui nous fait furtivement remonter le temps jusqu'à la Rebellion de 1837. La chronologie est faite de retours, de mouvements en avant, de piétinements, bref d'un enchevêtrement tel que le lecteur inattentif aura peine à s'y retrouver. L'auteur confondant les temps, comme ailleurs dans son oeuvre sont confondus les règnes et les styles, tisse avec les jours, les heures, les ans une véritable toile d'araignée où vient se prendre le docteur Cotnoir, insecte dérisoire livré à sa mort. Mais Emmanuel est sauvé. La mort rédemptrice apparaît alors comme une sorte de victoire sur le temps inextricable et labyrinthique de la narration. Et cette victoire elle-même est en quelque sorte le monde irréel créé par Madame Cotnoir dans sa maison de Longueuil et dont Cotnoir nous dit :

"Le drôle de monde que ce doit être ! Mais il prévaudra sur l'autre, sur le vrai qui n'a pas de durée, qui se fait et se défait à chaque instant, qui s'abîme dans l'indifférence générale." (p. 82)

Le narrateur tricote, à l'endroit puis à l'envers, et le temps de sa narration est le temps même de la rédemption de l'homme. Emmanuel est sauvé, mais Cotnoir aussi. Et le narrateur lui-même, qui est pour ainsi dire à sa façon, par le récit, un sauveur, tout comme le docteur Cotnoir le fut par sa mort. L'image de l'arche qui sauve est au centre de ce conte, rejoignant l'antique et profonde mythologie du déluge et du sauvetage des justes. Parlant de cette arche, Cotnoir dira mélancoliquement qu'il y a fait monter tout ce qu'il aime, bêtes et gens, "sans oublier le beau chevreuil, aperçu une fois par un matin d'automne, qui regardait Montréal et ne comprenait pas". (p. 83) C'est dans ce Montréal incompréhensible que se passe l'action, ou mieux : l'événement de *la Nuit*. Si *Cotnoir* peut être considéré comme une sorte de récit évangélique, l'aventure rédemptrice étant vue de l'extérieur par un narrateur somme toute assez discret, *la Nuit* est un grand psaume où le narrateur et le rédempteur se confondent en une seule personne : un JE qui se voit et raconte l'histoire de son rachat par lui-même. Il est narrateur et héros principal, sans toutefois laisser entendre que son JE soit celui de l'auteur. Le conte exige un certain effacement de l'auteur. Le héros de *la Nuit* est, lui, tout entier présent, attentif à l'opération qu'il est à tenter sur lui-même; il cherche à récupérer l'âme qu'on lui a volée jadis.

Un récit qui nous entretient d'une telle quête, pour être cohérent et faire signifier la forme, ne peut que présenter des rapports du type JE-JE entre le narrateur et le personnage principal, la personne grammaticale du JE étant précisément le signalement de cette âme. L'aventure qui consiste à se retrouver, ou à retrouver son âme, ne peut être rendue efficacement que par la forme d'un inventaire du JE par le JE. Le récit devient alors l'autobiographie du narrateur, et en quelque sorte son autorédemption. L'investigation se fait à la faveur de la nuit, donc d'un décor tout à fait propice à la découverte de soi.

Peu après s'être couché, un soir, un petit commis de banque de la banlieue montréalaise reçoit un coup de téléphone, un mauvais numéro évidemment comme tous les coups de téléphone qui sonnent tard la nuit. De retour à son lit, le personnage s'endort, et tout le reste du récit, sans qu'il y paraisse trop, laissant subsister l'équivoque et l'ambiguïté qui favorisent la poésie, nous raconte son rêve qui ne s'achèvera qu'aux dernières pages du conte. Un second coup de téléphone marque le signal du rêve, lequel transporte le héros à Montréal où il doit se rendre afin de remettre son

cadavre à un vieil ennemi de jadis, Frank-Archibald Campbell. Face à face, les deux personnages sont projetés dans le
passé, qui est un rêve dans un rêve, un passé qui remonte
à plus de vingt ans alors que notre héros, manifestant communiste, avait reçu un coup de poing du dénommé Campbell,
indicateur de police. Puis, remontant plus loin encore dans le
passé, le récit évoque le séjour du manifestant au sanatorium
où à la faveur d'une maladie, le héros avait entrepris la quête
de son moi et de la réalité. C'est à cet instant précis de la
narration que le héros-narrateur situe la découverte de son
âme, nouveau Graal retrouvé. Et c'est à ce moment précis
également, en même temps qu'au narrateur lui-même, que
nous est révélé le nom du héros. En retrouvant son âme il
avait du même coup retrouvé son nom, comme ces personnages des romans de Chrétien de Troyes, Lancelot ou Perceval,
dont le nom ne nous est dévoilé qu'au moment où le héros
a éprouvé sa personnalité et reconquis son moi profond.
Notre voyageur de la nuit est au sanatorium, il vient d'être
saisi de l'évidence éblouissante de sa propre existence et de
l'existence du monde; il rédige alors en trois points, dans son
journal intime, la charte de sa découverte, trois points qui
sont à la base de l'esthétique et de l'éthique ferroniennes :

"LA VIE EST UNE FOI. SAINTE-AGATHE EXISTE.
LA REALITE SE DISSIMULE DERRIERE LA REA-
LITE." Et je signai : François Ménard". (p. 45)

Du même coup nous sont révélés et l'aboutissement de la
quête et l'identité du héros qui la poursuit, donnant ainsi
tout son poids et sa signification dans le récit, au rapport
JE-JE du narrateur-héros. S'effectue alors un retour à la
scène du face-à-face Campbell-Ménard : les deux antagonistes
remontent tour à tour le cours des ans où chacun fait briller
dans un récit plein de féerie le monde enchanté de son enfance. Ménard tente ainsi d'achever sa conquête, par le souvenir,
en faisant de son enfance le lieu d'une Genèse et d'une Révélation. Et c'est ainsi que de la veille au rêve, du rêve au souvenir, du souvenir à l'enfance, se précipitant de perspective
en perspective, le cours merveilleux du récit poursuit l'âme
qui fuit jusqu'à ses origines et se découvre enfin dans l'identification totale du JE avec son être le plus profond. Avec
l'apparition de François Ménard, disparaît peu à peu dans
le gouffre de la mort celui qui retenait son âme, Frank-Archibald Campbell. Car dans toute conquête il faut à la fois un
perdant et un gagnant, un vaincu et un vainqueur. Campbell

mourra dans une pose pathétique, au cabaret de l'Alcazar où les deux vieux ennemis s'étaient rendus pour fêter leurs retrouvailles; mourra empoisonné par les confitures de coings que lui avait apportées l'étrange visiteur de la nuit. Et cependant qu'il agonise, Ménard s'échappe dans une ultime et splendide perspective avec l'inquiétante, douce et noire Barbara. Cette Barbara est un personnage important de l'imagerie ferronienne, ayant son rôle à jouer dans sa transhumance d'une personne grammaticale à une autre, comme nous verrons bientôt.

Campbell mort, Ménard rentre chez lui à la faveur de la nuit qui s'achève et où le cri des engoulevents est à la fois signe de mort et signe de vie; ce cri donne à la nuit fabuleuse sa résonance de poésie. Mais au moment de rentrer chez lui, dans la banlieue montréalaise, Ménard débusque, toujours dans son rêve, un jeune indépendantiste occupé à corriger un poteau indicateur. Un sourire discrètement esquissé les unit tous les deux dans une étrange complicité. Le rêve prend fin, et avec lui la nuit ineffable de la quête. Ménard se lève, retourne à son travail; sur son chemin, le poteau entrevu en rêve porte bel et bien la correction. Le rêve a corrigé le réel et donné quelque vraisemblance à la quête de François Ménard qui a enfin achevé la reconquête de son âme. Tout comme notre héros avait confié son identité dans l'écriture de son journal, c'est dans l'agenda que Campbell portait sur lui au moment de sa mort que le vieil adversaire nous découvre la sienne : "JE SUIS UN TARLANE. (1) ADIEU. J'AI VECU DU MAUVAIS COTE DU MUR. JE DEMANDE PITIE."

---

(1)   Un tarlane est un personnage fantastique, mi-homme, qui hantait les cimetières anglo-protestants du Québec.

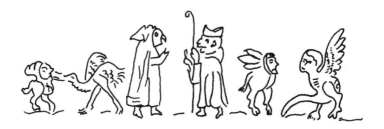

(p. 130) Comme dans tous les bons contes, une morale de conclusion, simple et déconcertante, vient refermer *la Nuit* : "A grande nuit, beau jour". Cette conclusion aurait pu se lire déjà dans le beau vers de Victor Hugo :

"Le jour sort de la nuit comme d'une victoire."

Ce ne sera pas une victoire que l'aventure de *Papa Boss*, mais une déperdition plutôt, une damnation. Si *la Nuit* tient de la légende, *Papa Boss* tient de l'Apocalypse. Le régime grammatical du narrateur et de son héroïne révèle déjà, à lui seul, toute la nature de l'entreprise. C'est un système peu habituel que celui de ce grand conte, original et séduisant. Mieux qu'évangéliste ou que psalmiste, le narrateur, dont on n'apprendra l'identité qu'à la fin du conte, est en fait le dieu tout-puissant de la finance, l'accapareur par excellence. Et, à ce titre, maître de tout, que pouvait-il faire d'autre que d'être aussi le plus naturellement du monde le maître du récit. Il a si bien pris possession de l'héroïne que de celle-ci nous ne saurons jamais le nom et qu'il lui raconte, en la fabulant, l'aventure dont elle a été la victime avant même le commencement du récit. Le processus d'accaparement de l'héroïne pas son dieu-narrateur ne pouvait être rendu avec justesse que par le *vous*. C'est ainsi que tout le conte est un *vous* fabulé par un *je*-narrateur qui ne se montre jamais comme un véritable *je*, puisque sa nature est de rester secret, caché, inavoué. Et lorsque ce narrateur apparaît enfin, mais discrètement, dans sa personne grammaticale, c'est pour révéler le projet de son récit qui s'achève :

"Cherchant à voir de vos yeux et à entendre de vos oreilles, j'ai donné des événements du matin une version qui vous convient." (p. 139)

L'héroïne n'a d'existence que par le récit du narrateur à la fois personnage et mobile de tous les événements du conte. C'est le signe qu'elle a été anéantie par lui, qui est finance et détérioration de l'âme par l'économie capitaliste. Tous les autres personnages sont représentés par la distribution fabulatrice du *il*. Le narrateur est Papa Boss lui-même, "plus-value de la vie, profit clair sur toute existence, quintessence éternelle d'un capital humain et périssable, richesse des pauvres et Tout-Puissant de l'impuissance". (p. 32) Grand maître de la Asshold Finance, il s'insinue dans toutes les porosités de la vie de l'héroïne, détruit son entourage, assassine son mari, fait se suicider son propriétaire, déchoir ses voisins pour lui annoncer finalement qu'elle enfantera d'un monstre. L'épiphénomène du récit à la deuxième personne est la manifestation même du fond de l'histoire. On a reproché à Jacques Ferron d'avoir utilisé ce *vous* de narration sous prétexte que Michel Butor venait justement de l'employer lui aussi dans son roman *la Modification*, où les personnages sont également démenés par le *vous* que leur adresse le narrateur. (1) Ce reproche est enfin aussi peu fondé que si on le dirigeait contre les auteurs parce qu'ils emploient les mots de tout le monde. Les personnes de la grammaire sont à tout le monde, que je sache, et l'on n'a pas à interdire à Ferron d'utiliser le *VOUS* pour cette seule raison que Monsieur Butor a eu la bonne idée de l'employer avant lui; d'autant plus que dans le roman de Butor, l'emploi du *VOUS* est une pure coquetterie littéraire n'ayant aucune signification dans l'économie générale du récit. Alors que dans *Papa Boss*, la narration par le *VOUS* participe à la cohérence même de l'histoire racontée, qui est précisément l'histoire de la dépossession de l'héroïne, dont l'âme passe entre les mains du dieu-narrateur et n'a plus de réalité que par lui; le *VOUS* apparaît alors comme la personne grammaticale de la fabulation accaparante. Papa Boss rappelle à l'héroïne, minute par minute ce qui vient de lui arriver. Et minute par minute, il la resserre si bien dans le piège de son récit qu'il la domine de toute l'étendue du temps : d'où l'emploi divers et parfois déroutant du passé, du présent et du futur : "Il se *leva* avec un mal au creux de l'estomac (...) Il lui *fallait* des oeufs et du bacon; il se *plaint* (...) Vous vous *ferez* cuire des oeufs au miroir, les *glisserez* de la poêle dans l'assiette..." (p. 9-16) Si la géographie eschatologique de *Papa Boss* est relativement stable (la maison de l'héroïne et le jardin derrière la maison), on y voyage cependant beaucoup dans le temps, par le souvenir et la mémoire, comme d'ailleurs dans tous les autres grands contes de Ferron. Mais c'est Papa Boss encore qui est propriétaire et maître de ces souvenirs et de cette mémoire; il dirige l'une et les autres où il veut pour investiguer le passé de sa victime et prendre possession de son intimité et de sa vie antérieure, et à la fin l'en déposséder. Papa Boss étant le nouveau dieu d'une religion nouvelle, il était pour ainsi dire naturel que le conte se moulât dans une imagerie déjà prête à recevoir sa signification, en l'occurrence la scène biblique de l'Annonciation; celle-ci est transformée en allégorie pré-

---

(1) Dans *la Modification* le narrateur est l'auteur et n'apparaît pas comme personnage, contrairement au Papa Boss de Ferron.

figurant un règne nouveau, celui de la primauté de l'économie sur la personne humaine. Certains y ont vu une manière de sacrilège; d'autres pas. Ferron n'invente pas, ne crée pas de mythes, il prend les mythologies là où elles sont, et la plus familière à notre esprit est encore la chrétienne. S'il ne crée pas de mythes à proprement parler, il en renouvelle du moins le sens et les affuble d'images neuves. L'humble héroïne de *Papa Boss*, dans l'allégorie de l'Annonciation, avec l'apparition de l'ange et la conception dérisoire de l'enfant-monstre, tout cela sert à rendre vraisemblable l'extravagance du conte puisqu'aussi bien tout cela nous est connu par ailleurs dans l'imagerie familière du christianisme. Le caractère parfois légèrement moqueur de la narration contribue à exorciser ce qu'il y aurait de blasphématoire dans l'utilisation des scènes sacrées de la Bible, celles-ci constituent le schéma par excellence de tout l'imaginaire humain, le paradigme de toutes les inventions. Et puis, le conte ne se rattache-t-il pas dans ses formes mêmes à toutes les inventions antérieures ? N'est-il pas essentiellement de caractère initiatique et sacré ? Je ne vois pas pourquoi il se priverait de lever ses contributions sur la sagesse ancienne des nations. Tout comme il n'y a que les blasphémateurs eux-mêmes pour croire que Ferron parodie les images sacrées et s'en réjouit, de même il faut manquer singulièrement de sens du sacré pour ne pas voir qu'il ne reprend les mystères chrétiens que pour mieux revaloriser, au fond, leur inépuisable signification. Cette façon de faire est chez lui, je crois bien, tout à fait innocente, sans aigreur comme sans intention malicieuse. Il ne s'acharne pas plus contre le folklore haïtien qui lui a fourni précisément le nom de Papa Boss. C'est, au contraire, de la conjugaison du vaudou haïtien et de l'imaginaire biblique que ce grand conte tire toute sa poésie. Sans cette poésie, l'histoire de *Papa Boss* serait peut-être une catastrophe, mais n'aurait assurément pas la qualité ni la profondeur d'une apocalypse. Outre l'Annonciation qui sert d'allégorie pertinente à l'action, il y a aussi la scène du jardin du couvent, qui reproduit le récit d'Adam et Eve; il y a aussi la présence du serpent de la mort, emprunté aux légendes africaines des Balubas, l'Afrique étant, comme il est dit dans le conte, "un faubourg de Longueuil." Si l'esprit du conte permet à la géographie d'être aussi réduite et de rapprocher de nous des contrées lointaines, pourquoi donc les liens qu'entretient le conte avec les autres grands contes de l'humanité, vaudouesque ou chrétienne, n'autoriseraient-ils pas des réseaux de complicité entre l'imaginaire québécois et l'imagerie enchanteresse ou spirituelle des autres nations ? C'est à cette opération singulière et bénéfique que veut nous convier finalement l'extravagance des "mythologies" ferroniennes. Et je ne vois pas les raisons que nous aurions de nous en abstenir. C'est d'une semblable façon que le conte de la *Charrette* est né lui aussi d'une légende bien connue déjà des littératures universelles. Le fantastique véhicule de la mort se trouvait déjà dans *le Chevalier de la charrette* de Chrétien de Troyes, empruntant sans doute lui-même aux mythologies celtiques; plus près de nous, la charrette des morts a été célébrée par le roman *Körkarlen* de la suédoise Selma Lagerlöf et dont Victor Sjsötröm a tiré l'un des grands classiques du cinéma de l'entre-deux-guerres. Avec *la Charrette* le système des personnages grammaticaux devient plus complexe, et du même coup beaucoup plus significatif. Ce conte est le lieu d'une mythologie infernale de la mort, celle-ci étant considérée comme le passage d'un *moi-je* à l'anéantissement de la personne. Anéantie, la personne du *je* se fige à jamais, objectivée; mort, le *je* devient tout bonnement *il*. Tout le conte de Ferron accompagne précisément une première personne du singulier dans sa transhumance de vie à trépas. C'est ainsi que le narrateur-personnage de *la Charrette*, parvenu aux portes de la mort, abandonne son *je* et passe au *il* en laissant du même coup à l'auteur le soin de parachever le récit : le narrateur est devenu un simple personnage, comme tous les autres, et c'est par le *il* de la fabulation qu'il sera dorénavant représenté. L'auteur a pris la relève de son narrateur imaginaire qui à l'instant de mourir annonce lui-même le trajet de sa transhumance :

"Le mieux que je pouvais faire, c'était de les écouter (ses patients, car il est médecin), de leur laisser à chacun la première personne de la conjugaison, la seule qui soit vraiment personnelle, et de ne garder que la troisième, celle qui s'en va, qui est déjà en dehors du jeu... Il les écoutait donc (...)" (p. 48)

Cette éblouissante métamorphose du narrateur en personnage fabuleux constitue le centre dramatique de *la Charrette* et en fait un grand conte de la mort conçue comme passage grammatical de l'être au non-être. Mort, on ne parle plus de vous qu'à la troisième personne, sans que vous soyez en mesure de répondre par la première. La mort n'est pas une modification de type psychologique, mais une métamorphose qui a la grammaire comme point d'appui. C'est que, même la mort, chez Ferron, garde quelque chose d'un problème de style. Chaque personnage est conçu en fonction de la personne grammaticale qui représente le mieux à la fois son être et son mouvement. La morphologie fait plus que favoriser l'apparition du héros, elle est son incarnation même, ou sa transfiguration comme c'est le cas ici. Nous avons vu jusqu'à maintenant combien le processus cyclique des grands contes était intimement lié à la distribution des personnes grammaticales, comment il constituait en quelque sorte la base morphologique du cycle et récupérait dans la grammaire les structures dramatiques que le cycle faisait tour à tour apparaître. L'intégration de *la Charrette* à l'ensemble du grand cycle est assurée par la permanence du décor de *la Nuit*, le Montréal de François Ménard apparaissant ici, dressé dans ses mille illuminations, comme le château de la nuit, aussi bien dire le château de la mort; assurée par la présence aussi de la noire et douce Barbara, la nautonnière de la nuit qui "aidera les gens, passés de la première à la troisième personne du singulier, à s'habituer à leur nouvelle grammaire." (p. 47) Une certaine continuité rattache aussi *la Charrette* à la série des *Contes du pays incertain* à cause d'un petit texte qui s'y trouve et s'intitule *le Pont*. On y voit déjà esquissée la silhouette d'une vieille charrette et d'un mystérieux cocher, équipage lugubre faisant la navette entre la Rive Sud et Montréal et préfigurant la mort dans une sorte d'apothéose fantastique. *La Charrette* débute par une suite de petits contes juxtaposés formant une galerie de portraits. Le *je*-narrateur, un médecin de banlieue, nous présente tour à tour ses clients, Labbay, Dufeutreuille, Morciani, Ange-Aimé, Marsan, qui tous iront bientôt lui faire cortège dans la mort. Cette sélection des personnages a sa signification, car "c'est la nuit qui les pousse en même temps qu'elle endort peu à peu ceux qui sont de trop dans la figuration." (p. 47) Une fois distribués les rôles, le rideau s'ouvre sur le château de la nuit, et la mort fait son apparition avec Rouillé, le macabre cocher de la "vieille petite charrette". Tous sont alors entraînés dans un sabbat infernal qui ne s'achèvera qu'avec la venue du petit jour. Viendront se joindre à la fête le vieux Frank-Archibald Campbell entrevu déjà dans *la Nuit*, le Cardinal à tête de cochon, bénisseur des armées du Vietnam, Linda la catin, et surtout le grand maître de l'équipée funèbre, Bélial seigneur des Enfers. C'est alors que se jouera le grand jeu grammatical de la mort et que le narrateur, délaissant le *je* de la narration, sera introduit dans la fabulation du *il* et de là jeté sur la "charrette des morts et autres détritus sujets à décomposition". C'est le chemin contraire qu'empruntera le personnage Frank-Anacharsis Scot dans *le Ciel de Québec*, remontant comme un saumon le courant qui va du *il* au *je*. Alors que la charrette menait aux Enfers, le trajet grammatical de Scot le mène du non-être écossais à l'être québécois révélé par l'apparition d'un *je*. *Le Ciel de Québec* n'a pas d'abord à proprement parler de narrateur, celui-ci se confond avec l'auteur, un chroniqueur en quelque sorte qui ne fait jamais intervenir son *je*. On voit défiler dans le grand conte à l'allure d'une chronique un grand nombre de héros profilés à même la petite histoire des années 1937-38, du côté des remparts de Québec : le Cardinal Villeneuve, Monseigneur Camille Roy, Monseigneur Cyrille Gagnon, l'ecclésiastique anglican Scot et sa famille, Maurice Duplessis en personne, des députés et sénateurs connus, puis, venant du côté de Montréal, les protagonistes de la génération de *la Relève* : Saint-Denys-Garneau, Jean Le Moyne, Claude Hurtubise, Gilles Marcotte, Robert Charbonneau; d'autres encore de la génération du *Refus Global* : Paul-Emile Borduas, Paterson Ewen. D'un peu en dehors de ces cercles illustres : Madame Casgrain, la bien-nommée, et Cyrano de Bergerac. Mais surtout, personnage central, effleurant à peine comme une ombre la surface de l'oeuvre, à la façon fortuite dont l'Emmanuel passe dans le roman de Marie-Claire Blais, sublime, humble et encore enfant, le très divin Rédempteur Fauché. Son nom déjà l'inclinait à porter le lourd fardeau d'une signification littérale : un rédempteur fauché est un peu ce que devient tout Canadien français dans un pays mal conçu pour lui. On se souviendra que ce singulier personnage répondant au nom de Rédempteur Fauché est mort tragiquement au printemps de 1966, alors que se poursuivait une série d'enquêtes devant mener le ministère de la Justice de Monsieur Wagner à la mise au jour d'un vaste réseau d'incendies criminels. Un certain Darabaner de Québec régnait sur cette singulière petite pègre; des chômeurs en mal d'aventures lui servaient de torches pour allumer ces incendies célèbres qui firent les manchettes du beau printemps de cette année-là. Rédempteur Fauché était une de ces torches. Mais un jour que l'affaire chauffait, au moment où le ministère allait mettre la main sur les incendiaires qui risquaient de dénoncer tout le réseau, trois cadavres d'hommes furent trouvés, calcinés, ensevelis dans la chaux, dans les environs de Québec. Rédempteur Fauché était l'un d'eux. Mais tels ne sont pas les événements racontés dans *le Ciel de Québec* dont le récit nous reporte en fait aux années précédant immédiatement la dernière guerre, au moment où dut vraisemblablement naître le Rédempteur Fauché de la petite histoire. C'est dans ces années-là, plus précisément en 1937, que paraît le recueil des *Regards et jeux dans l'espace* de Saint-Denys-Garneau : tout *le Ciel de Québec* se joue sur ces deux événements, petits olympes aux pieds desquels se rassemblent deux mythologies parallèles : l'une familière et chrétienne, faite de hiérarchie et de scènes bibliques, groupée autout du fictif village des Chiquettes en aval de la Capitale, sorte de Bethléem québécois où naît le Rédempteur : c'est là que le Cardinal et deux prélats assez originaux s'amènent, nouveaux rois mages, afin de reconnaître la naissance du sauveur. L'autre mythologie, grecque et antique, se trouve groupée autour du manoir de Sainte-Catherine de Fossambault où le poète des *Regards et jeux dans l'espace* s'est métamorphosé en Orphée. Au centre, "Québec rose et gris" (comme dit merveilleusement Gatien Lapointe dans son *Ode au Saint-Laurent*), à la fois siège du Primat-cardinal-archevêque et lieu privilégié des Enfers où Orphée descendra chercher son Eurydice. Au-dessus, le ciel, radieux et superbe, coiffe à la façon de l'antique toit du monde, l'espace mythique compris entre les Chiquettes et Sainte-Catherine, les deux termes de deux mondes antagonistes. Et si l'on quitte cet enclos sacré, c'est pour retrouver une autre configuration mythologique, celle des Métis des Plaines de l'Ouest où la fleur de lys, juchée sur la zoogonie du totem amérindien, ajoute respectablement à celui de l'animal le règne tacite du végétal. L'histoire du conte est simple, pour ne pas dire déconcertante de simplicité : il n'y a pas d'histoire. Une série de tableautins plutôt, chacun gardant une sorte d'autonomie. Seul un certain esprit, le style, les relie pour en faire une fresque aux dimensions de l'Histoire. Pourquoi y aurait-il donc une histoire quand il y a l'Histoire ? L'Histoire est encore plus grande inventeuse que ne saurait être l'homme. On a vu, en effet, comment l'oeuvre épousait l'événement, cueillant ici un geste, là un nom, ailleurs une figure ou un masque, ne retenant partout que l'essentiel, le plus significatif. Ce n'est pas l'entreprise qui consiste à faire passer la réalité de l'Histoire dans une oeuvre d'art qui étonne ici, mais bien que dans toutes ses oeuvres Ferron y réussisse; dans *le Ciel de Québec* plus qu'ailleurs peut-être, parce que le défi était plus grand. Le docteur dit à qui veut l'entendre qu'au fond il n'invente pas, ou très peu. Mais c'est inventer déjà que de donner une cohérence à des noms, des situations, des gestes qui, semés, épars dans l'histoire, n'en auraient pas autrement. Certes Jacques Ferron ne s'encombre pas d'inventer, il brode ici sur un canevas où le dessin est déjà tout tracé par l'Histoire. Pourquoi écrire si ce n'est pour donner de cette vie historique une lecture lumineuse, essentielle et significative ? Les personnages de la petite histoire, grandis derrière leurs masques mythico-légendaires, agissent et se meuvent dans des situations défi-nies d'avance par les récits mythologiques. Orphée ne peut rien faire d'autre, pour être Orphée et fidèle à son masque, que de descendre aux Enfers : on n'image pas Orphée-Saint-Denys-Garneau autrement. La grande réussite du *Ciel de Québec* est d'avoir fait coïncider l'Histoire et les vieux récits mythologiques et d'avoir révélé ainsi de l'une et des autres un sens qui vient rafraîchir l'image du pays. Et ce qu'il y a de plus admirable encore c'est qu'elle fait se côtoyer en s'opposant deux systèmes mythologiques et tire de cette opposition une signification somme toute assez pertinente. Aux fins d'inventorier une réalité plus vraie encore que l'Histoire des apparences, la cohérence créatrice consiste précisément ici à avoir coulé dans les moules préfabriqués de mythologies familières et concurrentes, la chrétienne et la grecque, les deux parts essentielles de la *psyché* québécoi-se : l'une, tournée vers la reconnaissance du sacré dans le réel et représentée par la visite des Mages-prélats de Québec au village des Chiquettes où vient de naître le Rédempteur; l'autre, personnifiée par les figures de proue de la *Relève*, met toutes ses forces à récuser la réalité. Cette réalité est repré-sentée dans le groupe gréco-québécois sous la figure d'Eury-dice. Lorsque Orphée remonte des Enfers technologiques à l'américaine, il se retourne pour regarder Eurydice et ne lui voit plus au visage qu'un masque de pourriture. Eurydice est la *réalité* qu'on ne regarde pas sans vouloir la changer.

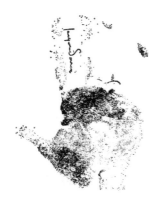

La génération de la *Relève* est celle qui n'a pas pu supporter
la vue d'Eurydice. Psycho-culturel sur son versant gréco-my-
thique, *le Ciel de Québec* est une oeuvre à fond religieux et
sacré sur son versant catholico-mythique; elle interprète
d'une manière conciliante et amicale cette partie de l'âme
québécoise qui fut sans cesse accompagnée par la religion :

> "Quand on passe quatre ou cinq mois, chaque année,
> immobilisés par la neige, on développe une âme grégaire
> si exaltée, si absolue, qu'elle est naturellement religieuse
> et donne sa cohésion à la nation québécoise, par ailleurs
> individualiste et portée à la dispersion, faute d'Etat."
> (p. 396)

Ce diagnostic est plus vrai que celui des sociologues, parce
qu'il est du côté de la sympathie. Par un singulier revirement
de l'intelligence des choses historiques, Jacques Ferron, mécréant avoué, se tourne vers notre ancienne et si facilement
décriée chrétienté québécoise comme vers un vieux souvenir
(déjà !); il en récupère l'ineffable cérémonial qui donnait à
chaque geste de la vie un sens que nous n'entendons désormais plus. Ce n'est pas de l'apologie sordide, c'est la reconnaissance d'une réalité bien à nous qui est appelée ici à témoigner en notre faveur en nous invitant à nous réconcilier avec
elle. De notre catholicisme, Ferron disait quelque part qu'il
"nous avait empêchés d'avoir l'âme brisée". Après l'avoir
décanté pendant quelques années, nous sommes conviés à lui
rendre un certain hommage. Il faut s'être un moment haussé
au-dessus de son propre destin pour sentir un jour ou l'autre
le besoin de l'attirer à soi : le nez collé sur lui, on risque de
n'y voir guère plus qu'une fenêtre embuée. A notre christianisme, nous pourrions appliquer ce que disait Bernanos à un
autre propos : "A quoi bon s'indigner contre une imposture,
dès lors qu'on n'en est plus dupe". Jacques Ferron retrouve
ce que pendant de nombreuses années nous avons cru bon de
dénoncer comme une imposture; il le trouve digne aujour-
d'hui d'être réintégré dans une imagerie qui est la seule à
rendre compte de nous-même, amicalement. Les grands écrivains américains ont presque toujours écrit contre leur pays
et sa civilisation; nulle part ils n'ont trouvé de quoi justifier
l'un et l'autre, peut-être bien parce que rien là n'était vraiment justifiable. Ecrire, ce ne peut être que justifier. Pour la
première fois ici, avec Ferron, une oeuvre nous présente le
pays sous sa forme amicale et nous invite à la réconciliation
avec sa réalité, celle qui est *derrière la réalité* des apparences,
dans un fond d'images anciennes, et bien nôtres, quoi qu'on

fasse. C'est sur cet arrière-fond que se produit la rédemption. Mais racheter qui ? Le Frank-Anacharsis Scot dont il a été question plus haut, fils de l'évêque anglican de Québec qui cherche, tout écossais qu'il soit, à sauter le mur de l'évêché paternel et à se faire Québécois comme tout le monde. Sa rédemption coïncide avec la métamorphose grammaticale de sa personne. Jusqu'à l'heure de sa rédemption, de son "enquébecquoisement", Frank-A. Scot n'est rien de plus qu'un personnage comme les autres, à qui est dévolue la troisième personne du singulier, représentative, impersonnelle et fabulée. Il n'est qu'un *il* dont la vie et l'être même sont entre les mains du narrateur-chroniqueur qui ne s'est manifesté que discrètement par le récit qu'il nous fait des événements. Or, la naissance du Rédempteur Fauché a secrètement racheté l'existence impertinente de Scot, et celui-ci, par le baptême des bordels de la rue Saint-Vallier, abandonnant son nom ridicule, deviendra tout simplement François et trouvera son salut en se faisant "Québecquois". Si bien "Québecquois" en effet que le narrateur le jugera digne de continuer en son nom propre le récit de la chronique. Du *il*, Scot passera au *je*, confondant l'avènement de sa personnalité "québecquoise" avec son nouveau rôle de narrateur et sa fonction de personnage :

> "Isou Manichou annonça encore à François qu'après les quarante-neuf jours d'attente, la porte de la matrice enfin franchie, il se fondrait si naturellement dans le paysage de son nouveau pays qu'il en deviendrait l'expression et qu'après avoir été un personnage comme les autres dans la relation présente il en deviendrait l'auteur (...)." (p. 376)

Et François, fraîchement émergé des eaux du baptême québécois, peut de sa propre main achever la chronique en la menant à sa conclusion naturelle. Il peut désormais, à la fois personnage et narrateur, se manifester dans la première personne de son identité : "Je cheminais sur l'autre rive..." C'est par cette sorte de transfert, qui tient à la fois de l'initiatique et du morphologique, que la forme même du conte chez Ferron prend toute sa signification. Car, comme le fait remarquer Mircea Eliade, le contenu du conte "porte sur une réalité terriblement sérieuse : l'initiation, c'est-à-dire le passage, par le truchement d'une mort et d'une résurrection symboliques, de la nescience et de l'immaturité à l'âge spirituel

de l'adulte." (1) Cette définition d'Eliade convient d'ailleurs
à toute l'oeuvre de Ferron dont nous avons assez dit qu'elle
relève tout entière de l'éthique narrative propre au conte. Il
faut cependant soustraire de cette définition l'allusion au
symbole dont on a déjà vu qu'il ne pouvait habiter le conte,
l'espace de celui-ci étant trop restreint. Le symbole exige
qu'on le révèle; alors que le conte est déjà tout entier offert
dans sa première apparence, qui est aussi sa dernière. La mort
dans *la Charrette* comme dans *Cotnoir* ne peut pas être "symbolique", elle est *mort* tout simplement, le plus simplement
du monde et demande à être lue littéralement. C'est par cette
lecture littérale que le conte est un genre éminemment critique et ne saurait supporter la présence des "forces obscures"
du symbolisme, il les combat plutôt. Autrement la définition
d'Eliade est irréprochable et convient admirablement à notre
propos, à cause surtout de la mention qui y est faite de
"l'initiation". Car, c'est bien ce rite initiatique, cette modulation, cette métamorphose langagière qu'imite "l'évolution"
du personnage et de son langage dans les grands contes du
cycle. Cette contrefaçon de rituel qui révèle la rédemption
d'Emmanuel, de François Ménard, du narrateur trépassé de
la Charrette, de Frank-Anarcharsis Scot, de Rédempteur
Fauché et de tous les autres y compris l'ingénue Tinamer de
Portanqueu du très récent *Amélanchier*. Ce caractère initiatique et sacré vient s'ajouter aux autres caractères immémoriaux du conte ferronien pour le rapprocher de son modèle
ancestral, le conte vieux-comme-le-monde, rite de la Genèse
et générateur de toutes les fictions sacrées. La "passe"
grammairienne qui soutient toute l'armature du cycle des
grands contes nous révèle qu'au fond, le langage étant "la
demeure de l'âme", le salut de celle-ci ne peut s'opérer que
dans les formes les plus hautes et les plus significatives de la
morphologie grammaticale. La transhumance d'une à l'autre
personne pose la question qui est au centre de la problémati-
tique ferronienne : rien ne se perd, rien ne se crée, comment
l'homme, donné par des institutions sociales, peut-il se sauver
sur un autre plan que celui de son ineffable humanité. Comme dans tous les grands livres de l'humanité, *la Bible*, *les Contes des Mille et Une Nuits*, le *Faust* de Goethe et j'en passe,
c'est de la rédemption de l'homme qu'il s'agit ici avant tout;
de la rédemption de l'homme par une force supérieure à lui
mais qui est aussi lui-même. Le langage est cet au-delà et cet

---

(1)   *Aspects du mythe*, Gallimard, p. 243.

au-dehors de l'homme. Le langage pose le problème et le résout du même coup. Comment la littérature qui a foi en ses propres puissances pourrait-elle proposer une autre forme de salut ? Et l'admirable ici est que la "lettre de l'être", comme disait Valéry, le langage cohérent de l'écriture, se pense lui-même au fur et à mesure qu'il assure la rédemption des héros du récit. L'écriture, au sens le plus large du terme (qui englobe à la fois les mots et les choses qu'ils représentent), est seule garante, par la forme qu'elle donne à l'aventure des héros, de leur salut, de leur existence. Voilà pourquoi il ne reste souvent, après lecture d'un conte de Ferron, que le souvenir de ce qui a été dit, et moins des visages, des figures et des masques. C'est en quoi cette oeuvre tient de la poésie : par le pouvoir magique des phrases qui assurent seules le passage, la *procession* des êtres vers un autre monde qui est celui de leur langage. Dans ce petit univers constitué, chacun, avant de répondre à son nom (certains n'y répondent d'ailleurs pas), répond à une fonction dans l'économie du salut par la parole : il est huissier, bonimenteur, procureur, chevalier, poète ou médecin; de sorte que chacun, tiré de l'inventaire social, devient une sorte d'abstraction représentée par ce qu'il dit. Le discours de chacun, y compris celui du narrateur ou celui de l'auteur lorsqu'il intervient, se fond à celui des autres, contribue à la formation d'un grand ensemble qui a disposé les contes à se fondre les uns dans les autres, abolissant ainsi les frontières qui les séparent et favorisant la tendance à la cyclisation que prend d'ailleurs de plus en plus toute l'oeuvre de Ferron. On y est criminel, ou saint, ou démon à la surface des choses — qui est la profondeur du langage. Cette oeuvre tout habitée de morts n'est pas macabre; remplie de démons elle n'est pas maléfique; de saints et d'anges, elle n'est pas non plus sanctifiante. Comme si tout le macabre, le maléfique, le sanctifiant se trouvaient absorbés par la forme générale du cycle et rédimés par le style. Jamais d'antagonisme entre le bon et le mauvais; chacun est posé d'une égale manière, comme si dans cette fresque aux allures désinvoltes tous les êtres se trouvaient en attente d'un jugement dernier. Ce jugement viendra d'ailleurs sûrement quand le cycle aura été parachevé, il pourrait ne pas l'être, que le jugement ou l'attente sans cesse remise d'un jugement s'imposerait quand même. Pour l'instant les personnages soudés à leur cycle, réduits à signifier l'essentiel d'eux-mêmes, sont encore, par l'usage qu'ils font de leurs paroles, les meilleurs imitateurs du conteur Ferron. Ils sont eux aussi des artistes, et c'est à eux souvent qu'il faut s'adresser pour bien connaître les secrets de l'art du conte. Par réflexion du conte dans le conte, ils reproduisent l'activité même de celui qui les engendre, vit du conte et meurt comme eux, et comme eux, assez astucieux pour tromper la mort en trompant la vie. Tel est l'art du conte de Jacques Ferron.

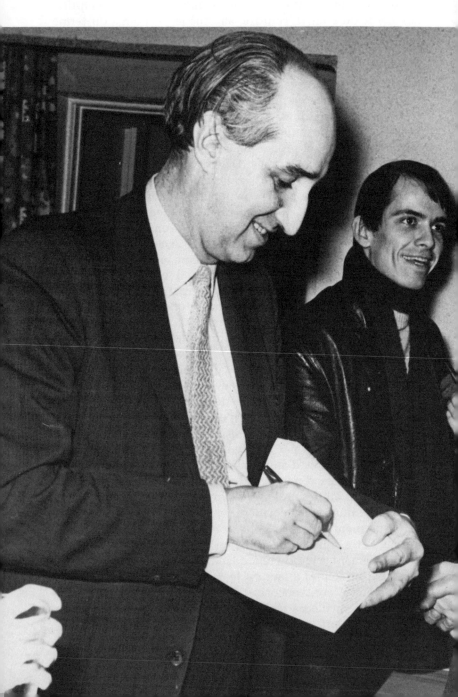

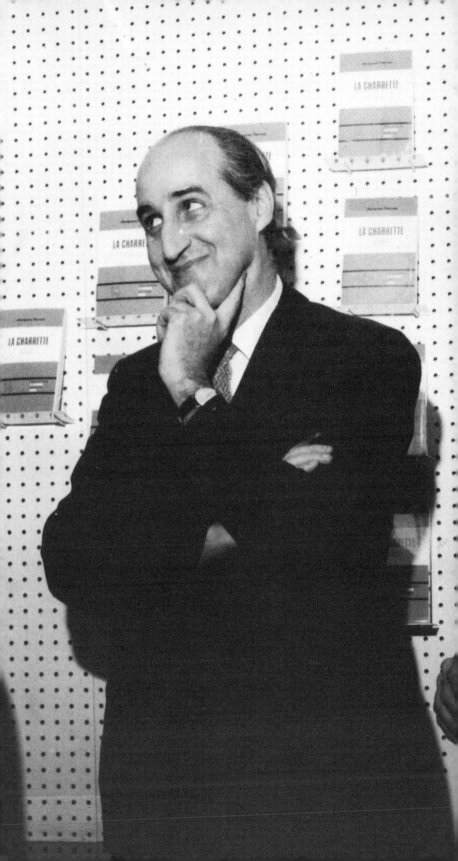

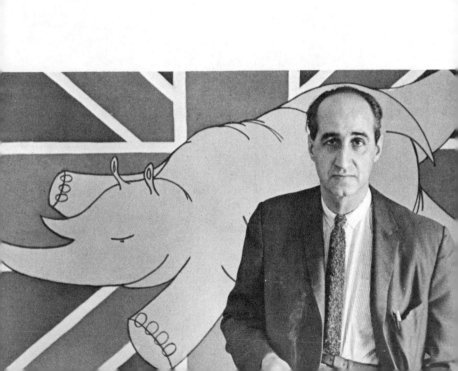

3

LA VICTOIRE SUR LES DIEUX

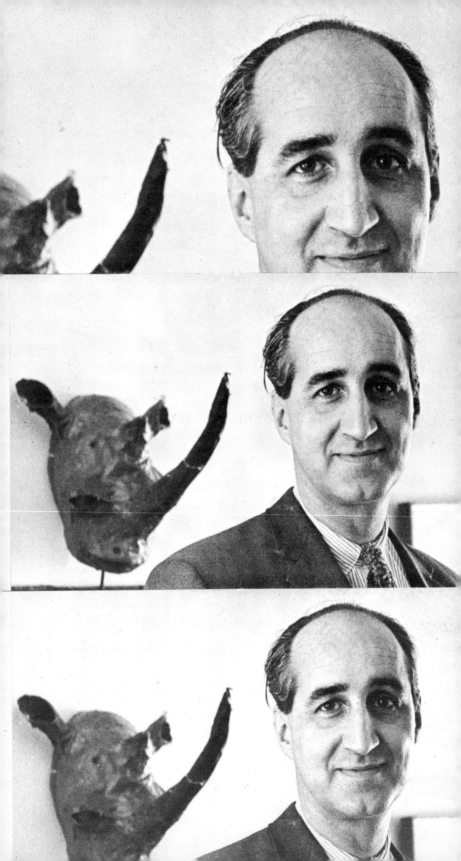

"Ce sont les miroirs qui nous tuent."

Chris Marker

Les dieux, c'est-à-dire toutes les petites choses de l'existence humaine qui ne se laissent pas vaincre comme ça : le temps qui va, la mort qui vient, et le sursis qui s'appelle la vie et qu'on égrène futilement sans trop en connaître l'importance; la naissance aussi qui est comme une première mort, et l'amour qui en est une seconde. Toute chose terriblement banale et grave est à sa façon dieu ou démon que l'art a pour objet de surmonter, de vaincre. Ces choses, ces dieux, on les affuble communément du nom de thèmes universels, faute de pouvoir leur en trouver un autre, sans doute aussi parce qu'ils forment le lot commun des hommes et que nul ne saurait s'y soustraire. L'universalité cependant n'est pas concevable sans un certain enracinement dans une terre où la vie, l'amour, la mort donnent au particulier l'aspect du général. Encore faut-il, pour que cette opération réussisse, que le cadastre de l'enracinement soit suffisamment *assuré* pour faciliter le plus naturellement du monde le passage d'une sphère à l'autre. Soit dit en passant que l'enracinement n'est pas le régionalisme et ne saurait être confondu avec lui. Il est une façon spécifique de concevoir, à partir d'un point précis de l'univers, les caractères qui font que tout l'univers est en nous. Le régionalisme, à ses côtés, reste ce qu'il est : une façon médiocre de rester médiocre et de ne parler qu'à soi par le truchement d'un art dont la particularité est précisément d'être entendu de tous. Et il ne faut pas non plus se faire illusion : pour des causes qui tiennent à l'affaiblissement des disponibilités réceptives, dû aux pertes de vitalité des civilisations, ce que nous appelons ordinairement *universel* reste bien souvent incompréhensible aux neuf dixièmes de l'humanité; il n'en est pas moins universel pour cela. De même les formes les plus diverses de l'enracinement n'excluent pas non plus l'exotisme sans lequel, disait Goethe, une littérature mourrait d'inanition. L'enracinement suppose qu'aux dieux déjà cités il convient d'en ajouter un autre : le pays à partir duquel le reste du monde devient concevable. Lorsque celui-ci assure paisiblement le passage du particulier au général sans qu'il soit besoin d'insister, il n'est pas à toute fin pratique un *thème* universel, puisqu'il est le réceptacle naturel de l'universel. Il est alors universel sans difficulté et n'a pas à se constituer comme thème, étant déjà contenu dans l'universel. Il le devient cependant lorsqu'il fait problème, quand il devient impossible d'accéder à l'universel sans écorcher d'abord la chair du pays qui devrait normalement faire en sorte qu'on n'ait même pas à y penser pour y parvenir. "Si mon peuple ne souffrait pas, disait le général Barzani, j'irais jusqu'à oublier que je suis Kurde." Jacques Ferron pourrait faire sienne cette généreuse déclaration. Cela revient à dire que vivant et écrivant en tout autre pays que le nôtre, pays problématique par excellence, Jacques Ferron n'aurait sans doute pas fait du pays le dieu principal auquel il convient de livrer un dur combat et qu'il a placé au coeur de son oeuvre. Un pays normal est d'abord normal du fait qu'il laisse oublier facilement qu'il existe et ouvre du premier coup ses portes sur des horizons plus généralement humains, universels. La mort, la mort elle-même, sujet universel s'il en fut jamais, ne peut en pays problématique trouver ses assises sans passer par le pays. C'est ainsi que se trouvent tragiquement définis à la fois et la mort et le pays dans la réplique de Marsan au Campbell de *la Charrette* :

> "— Campbell, mon pays se rétrécit comme une peau de chagrin. Il nous propose deux morts, la nôtre et la sienne, alors que c'est par lui que nous aurions pu nous survivre. O male mort !" (p. 152)

Le pays, associé à la mort, est du même coup élevé à la dignité d'un thème universel. Et ce qui fait le thème universel, c'est moins sa généralité que la qualité du chemin par lequel on y accède. Un thème universel ne fera jamais du seul fait d'être universel un livre de grande portée. Il y a quantité de livres sur la mort humaine qui ne franchissent pas les limites de leur patelin respectif. L'universalité ne peut être atteinte que par la qualité de l'atmosphère qui préside à l'élaboration d'une thématique. Or cette qualité, l'oeuvre de Ferron la possède à un très haut degré. Par le thème du pays, il est aussi bien écrivain du Tiers-monde que du Québec, comme le sont aussi Césaire, Néruda, Asturias, ou Mongo Betti. Et par-delà le Québec qu'il définit, c'est tous les pays du monde qu'il embrasse à la fois, car tous se trouvent à des degrés divers dans la même situation que le nôtre, en passe de n'être plus que des résidus d'une humanité inhumaine. De sorte que nous nous retrouvons devant cette sublime absurdité : que dans une civilisation dont on dit qu'elle est de plus en plus planétaire, l'universel est de moins en moins possible, faute justement de trouver les fondements de l'homme chez soi, à domicile. Voilà pourquoi s'impose au carrefour des grands sujets abordés par Ferron l'image obsédante du pays. Arc-boutés sur cette pierre de voûte, les autres thèmes sont à la fois soutenus par elle et comme forcés de la soutenir à leur tour. Ce n'est pas une guerre que le pays livre à la mort, à l'amour, à la vie, c'est plutôt une sorte de complicité qui s'organise entre eux tous pour conjurer les forces qui pourraient entraver l'apparition et l'édification du grand oeuvre. L'oeuvre de Ferron est une entreprise de *poétisation* du pays par la *politisation* de ses problèmes. On pourra croire à première vue que cet engagement de l'oeuvre la condamne à l'épisodique et que le temps finira par en avoir raison. Ce serait vrai si l'oeuvre n'était pas de bonne qualité. Mais la densité ici du style et de la pensée sauve tout. De sorte que se prêtant volontiers à l'événementiel, au quotidien politique du pays, l'oeuvre de Ferron n'est pas pour cela une oeuvre circonstancielle, appelée à disparaître avec l'apparition du pays réel. Si elle emprunte au pays, elle lui donne aussi beaucoup en retour en apposant le sceau du *sens* sur ce qui jusque-là n'en avait pas encore : un paysage, une figure, un geste, et voilà le pays réinventé. Les pays naturels, les autres, ne se sont pas faits autrement.

Ecrire pour Jacques Ferron est une façon de réfléchir et, réfléchissant, de comprendre ce qui d'abord résiste à la compréhension. Penser avec l'imagination et par elle dénouer les mystères du monde et de l'homme : telle est l'aventure qu'à travers son oeuvre il poursuit avec intensité. Si sa réflexion porte d'abord sur le pays, ce n'est ni par hasard ni par choix délibéré, mais parce que le pays ici fait problème et que c'est par rapport à lui que se définissent les grands thèmes universels. Le problème pour l'instant se définit à peu près comme ceci : comment *appartenir* à l'univers par le truchement d'un pays qui ne nous *appartient pas* ? Sous d'autres coordonnées, dans de tout autres conjonctures historiques, la question eût sans doute été très différente; mais ici, dans un pays qui n'en est pas tout à fait un, dans un pays qui est après tout le seul à nous offrir ces décors au milieu desquels nous n'avons à vivre qu'une vie, l'oeuvre de l'écrivain ne pouvait sans se renier, sans risquer d'être vaine, ouvrir le coeur d'aucun des grands mystères de l'homme sans d'abord ouvrir celui-là. Et comme par enchantement, c'est dans le secret du pays que, ces grands mystères, il les retrouve tous.

D'autres écrivains, bien sûr, nous avaient parlé du pays déjà : c'est à croire même qu'ils ne savaient parler que de cela. Mais avec Jacques Ferron, dû sans doute au caractère de son génie et à une longue réflexion qui fut une fréquentation permanente de l'âme des choses et des êtres, le pays est devenu une matière pour ainsi dire naturelle, et on n'en imagine pas d'autre qui soit désormais plus apte à servir de lieu à la pensée et aux sentiments. Il est devenu pour tout dire le lieu privilégié de toutes les activités humaines. Pays imaginaire, certes, parallèle à l'autre, mais dont l'intensité et la liberté finiront bien par devenir un jour les hautes couleurs du pays quotidien et réel. Le Québec dans l'oeuvre de Ferron et plus particulièrement dans ce *Ciel de Québec* devient cependant de moins en moins une problématique et de plus en plus prétexte à lancer la pensée et son expression sur une orbite universelle; en d'autres mots, le Québec devient le lieu privilégié d'une réflexion de portée générale, ce qui signifie qu'il atteint, avec cette réflexion même, un point de maturité auquel il n'était jamais encore parvenu. La maturité du pays, c'est l'oeuvre de Jacques Ferron qui la provoque, et non l'inverse. Son génie est en nous; c'est de la difficile substance québécoise que cette oeuvre a soutiré toute sa matière. Le pays finira par lui être reconnaissant et par prendre le visage de cette oeuvre, son allure et son intensité, ou il ne sera pas du tout. C'est en ce sens que l'oeuvre de Ferron est une oeuvre grave. La complexité du pays y est dénouée dans la limpidité du verbe. Mais Jacques Ferron n'est pas pour cela, comme on le croit généralement, un auteur nationaliste, ou plutôt : son nationalisme d'écrivain est temporaire et d'appoint car, ainsi qu'il l'avoue lui-même, une fois assuré l'avenir du pays dans la souveraineté, on n'y pense plus, on le fait. L'entreprise de poétisation est pour l'instant étroitement liée à la marche du pays vers la souveraineté, comme si c'était par cette entreprise même que le pays allait y accéder le plus sûrement. On ne peut rien contre une terre qui est devenue le point de repère vital de tout un groupement humain; et ce point de repère est d'autant plus vital que les écrivains l'ont célébré jusqu'à le rendre spirituellement indispensable. La souveraineté politique, avec tout ce que cela entraîne de réformes dans l'ordre social, doit être précédée d'une souveraineté de l'esprit qui habite le pays. D'où la grande importance que Jacques Ferron attache au facteur culturel. Malgré les sérieuses démonstrations de Monsieur Marx, il n'arrive pas à croire que c'est l'économique qui façonne le culturel; il soutient plutôt que la culture, définie comme une reconnaissance de l'environnement, comme une façon de vivre et une façon de mourir, finit toujours par imposer aux difficiles rapports économiques entre les hommes, ses formes et son esprit. L'économique n'a pas toujours primé dans l'histoire de l'humanité; on dirait même que c'est depuis qu'on s'est mis à croire à sa suprématie, que l'économie a commencé à dominer toutes les autres activités humaines, et cela aussi bien en domaine communiste qu'en domaine capitaliste, lesquels se partagent aujourd'hui les profits de leur commune croyance. De même pour le fameux inconscient de Freud qui n'existait pas avant la psychanalyse et auquel on s'est mis à croire au point qu'il a fini par exister. La tyrannie même de l'économie sur l'homme contemporain est un problème de culture qui dépasse de loin les questions économiques. Pour l'instant l'économie domine corps et esprit de l'homme, avec le résultat que

> "Ce n'est plus un pays que mon pays. C'est une grande banlieue dispersée, stupide et sans défense..." (*La Charrette*, p. 115)

Et c'est ainsi que sont mêlées l'une à l'autre, dans l'oeuvre de Ferron, la question sociale et la question nationale. *La tête du roi* et *Papa Boss* sont des oeuvres complémentaires, la première favorisant l'accession du pays à l'indépendance, "le véritable enjeu étant l'honneur de l'homme qui ne peut se concevoir dans l'abaissement d'un peuple au profit d'un autre". (p. 84); la seconde dénonçant les mobiles de la société économique de consommation bien avant que le mot ne fût "à la mode", vulgarisé au point qu'on le retrouve même aujourd'hui dans la bouche de nos députés, signe évident qu'il ne veut plus rien dire. Mais il en allait tout autrement en 1966 quand parut *Papa Boss*; le mot n'était pas encore galvaudé, les députés n'en parlaient pas encore, et on se trouvait un bon deux ans avant les Evénements de Mai qui furent les premiers signes d'une opposition spirituelle à cette société. Là encore, comme dans *la Tête du roi* qui parut peu de jours avant les premières bombes du FLQ, Ferron avait eu le flair du prophète. Mais il faut remonter plus loin encore, au premier texte de sa carrière, où toutes les préoccupations qu'on lui voit aujourd'hui hantaient déjà insidieusement sa pensée, il s'agit de *la Suite à Martine*, daté de 1948 :

"Derrière le système social, chaque jour plus clairement, je distinguais une divinité sanguinaire, avide d'enfants, de jeunes hommes, de jeunes femmes. Je l'appelais Baal. J'aurais pu lui trouver un autre nom." (p. 130)

Cet autre nom : Papa Boss, qui n'est même pas dieu de l'or, qui se contente du rôle secondaire et burlesque de dieu du *signe* de l'or; c'est lui qui préside à la décomposition et à la putréfaction des sociétés contemporaines, entravant du même coup l'apparition de toute pertinence humaine. On a vu les résultats de son règne dans le grand conte qui porte son nom. L'insidiosité de sa nature divine consiste moins à faire marcher la machine économique au détriment de l'homme qu'à lui faire croire finalement que le monde *ne peut aller autrement.* "C'est le progrès, que disent les échevins." Il est en dernier ressort cette croyance même, qui englobe à la fois sa propre divinité et l'inhumanité de sa victime exsangue. Le pays, sous son empire, n'est plus désormais qu'un objet dérisoire auquel l'homme se soumet, au lieu d'être le décor naturel de sa vie, de ses amours et de sa mort. C'est par cette critique du système social (lié ici à une question nationale), critique haussée au niveau d'un commentaire de tragédie, que le thème du pays recouvre au fond, dans l'oeuvre de Ferron, la réalité de tous les pays et s'élève avantageusement au niveau d'un thème universel. Alimentant sa critique aux plus pures sources du lyrisme, Ferron pousse l'audace jusqu'à mettre cette critique narquoisement, dans la bouche de l'Envoyé de Papa Boss :

"C'est beau la vie, Madame ! La vie d'un parfait citoyen parfaitement intégré dans le plus parfait des systèmes économiques ! La vie sans trève et sans répits, les nuits rongées d'électricité, time is money, struggle for life. La vie qui épuise son homme, la vie qui lui fait rendre l'âme, la vie sanctifiante, la vie crucifiante, voilà ce qui s'appelle vivre ! Voilà l'héroïsme des temps modernes. (...) Votre mari vivait de plus en plus avec l'impression de vivre de moins en moins." (p. 134)

Voilà pourquoi aussi le beau chevreuil de *Cotnoir*, regardant Montréal par un beau matin d'automne, ne comprenait rien à ce qui s'y passait. "C'est le progrès, on n'y échappe pas !" Oui, on veut bien que la civilisation soit un mouvement, mais il va falloir quand même s'asseoir quelque jour pour quelques heures et regarder un peu derrière nos réussites et nos dégâts. L'oeuvre de Ferron est une de ces haltes qui nous invitent à réfléchir sur l'état lamentable de notre destin présent. Sa portée, au fond, est moins politique que spirituelle, mais débouche nécessairement sur le politique. Il faudrait être bien futile pour ne pas reconnaître que l'écrivain dans le monde contemporain a été en quelque sorte stérilisé et qu'il ne peut plus prétendre à jouer efficacement quelque rôle que ce soit dans la défense de l'homme. Cela aussi fait partie du "progrès". Ce qui ne doit pas l'empêcher de parler. De parler surtout avec qualité, car qui ne voit qu'une pensée faible, sans forme et sans densité reste inopérante ? Or, toute pensée, sociale ou politique, chez Ferron, renvoie à la densité de la forme qui l'exprime; ce qui ne l'empêche pas d'être d'abord une pensée. Elle est de qualité pour la même raison qu'elle dénonce le monde sans qualité. Sa qualité est liée en quelque sorte à sa force de dénonciation. Il manque à notre vie une dimension; sa surface est lisse, sans point de fuite, et

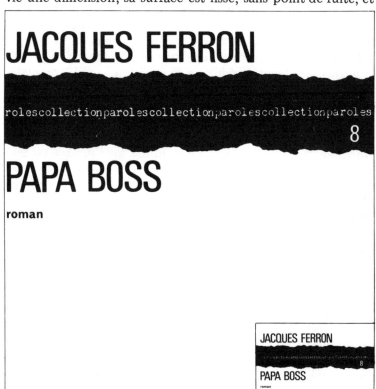

cela à cause de la situation économique, sociale et politique
où le pays se trouve. Thème usé peut-être comme usé est le
monde; il ne saurait tenir par sa seule force si la magie de
l'incantation verbale ne venait le sauver de l'ennuyeux et de
la fricassée. La dénonciation, quelle que soit d'ailleurs son
efficacité, est d'autant plus justifiable et juste qu'elle garde
ses pouvoirs spécifiquement vitaux, lesquels justifient seuls
qu'on soit dénonciateur. Peu importe qu'on réussisse ou pas
à changer quoi que ce soit au "branloir perrenne".

C'est l'avis de Jacques Ferron qu'il faut savoir être écrivain
à ses propres dépens. L'écrivain, certes, n'a pas principalement pour tâche de dire à la société comment elle doit se
réformer, mais, d'aventure, l'écrivain a droit d'avoir des
idées là-dessus, et lorsqu'il les a, peut se faire un devoir de
les dire, pourvu qu'elles soient à sa hauteur. En temps d'urgence, comme est le nôtre, l'écrivain qui *sait* doit pouvoir ne
pas choisir de se taire. Il faut quand même savoir distinguer
entre l'emprise et l'engagement. Jacques Ferron ne prêche
pas, il *voit* tout simplement. Il voit par cette fenêtre qu'est
le conte que le pays ne saurait plus aller comme il va, ou que
s'il continue d'aller ainsi, une parcelle d'humanité (qui est
la nôtre) sera bientôt réduite à la servitude la plus complète,
et "c'est par la servitude qu'on devient une âme damnée"
(*La Charrette*, p. 195). Redonner une qualité au monde :
c'est l'objet même du conte, c'est aussi l'objet de la pensée
qui, chez Ferron, anime tous les mobiles du conte. Cette
coïncidence de la pensée et de la forme qui l'incarne est une
garantie d'authenticité. La primauté de la vision esthétique
dans une oeuvre infléchit considérablement ses options
plus spécifiquement éthiques, c'est-à-dire morales, sociales
et politiques. Les vieux sages de la Grèce étaient bien au
fait de cette concordance : Platon, Aristote, à côté de leurs
traités d'esthétique, plaçaient un traité de *politique*. Rien de
trop étrange à cela quand on songe que l'une et l'autre de
ces branches de la sagesse rejoignent dans ce qu'il a de plus
profond, de plus mystérieux aussi, l'aspect fondamental de la
vie humaine, l'homme étant essentiellement un animal *culturel* et *social*. L'une se consacre principalement à la représentation idéale des phantasmes de l'homme, l'autre à l'application concrète et idéale à la fois des lois qui président à la vie
de société. L'une conditionne l'autre souvent : la vision
esthétique du monde, dans une société donnée, n'est jamais
tout à fait étrangère à la façon dont sont conçus les rapports
sociaux et économiques entre les hommes qui y vivent. De
sorte que tout ce qui a été dit de l'esthétique ferronienne

dans le précédent chapitre peut être dit encore de sa conception politique du monde. En peu de mots, cette conception nous dit que la vie considérée comme un style fait problème en ce pays parce que l'organisation des rapports vécus entre les hommes est précisément de type problématique. Et vice versa. "Le pays sans nos contes retourne à la confusion"; prémisse à laquelle vient répondre cette autre : "Pour conserver les vieilles outres on a sacrifié le vin nouveau"; et la conséquence : "Le sang de nos enfants coule dans la boue". Qui ne comprend pas ce Ferron-là fondamental, grand moraliste, n'entend rien non plus à sa désinvolture, qui est comme la justification du tragique. Le caractère lyrique de ses aphorismes, classiques par précaution, ponctués de rires baroques par défi, indique déjà que ce que l'écrivain serait en droit d'attendre du pays et des formes dans lesquelles il pourrait être vécu, reste irréalisable, par rapport à ce que produisent, dans l'état actuel, les faibles pouvoirs créateurs d'un pays débile. Et c'est ce qui explique jusqu'à un certain point les raisons morales de son atticisme, qui est comme un refuge contre la bêtise des temps présents, joignant le désir de voir le monde renouvelé à une sorte d'inespoir. Le dépit qu'il en ressent est toutefois largement surmonté par l'attente, spécifiquement esthétique, d'un jour où d'autres conditions seront réalisées favorisant ainsi l'éclosion d'une humanité nouvelle. Contempteur jusqu'à un certain point, comment Jacques Ferron ne serait-il pas l'artiste tel que le définit Nietzsche : celui qui ne saurait sous aucun prétexte tolérer le réel ? L'oeuvre qui naît d'un tel sentiment n'a rien à voir avec la pathologie, ainsi que le croient maints critiques, mais entend bien plutôt se constituer comme une libération provisoire. En faisant du pays l'objet d'une quête contradictoire, l'oeuvre de Ferron, dans son caractère tragique même donne une dimension au pays et lui ouvre les voies de sa rénovation. Seule une grande vision où se mêlent éthique et esthétique (c'est-à-dire intégrale, et non de pur esthète) peut donner prise à une réévaluation de la *civilité*. La solution de la question sociale se résume somme toute à peu de choses et recoupe jusqu'à un certain point la solution plus spécifiquement esthétique qui marque dans l'oeuvre de Ferron la réunification du réel et du merveilleux. Dans *la Nuit*, Smédo instruit Ménard sur la question sociale :

> "Comprends-moi bien : je ne suis pas communiste à partir d'Adam et d'Eve; je le deviens dans une société d'abondance capable enfin de faire de tous les hommes des princes." (p. 48)

On sait par ailleurs que Jacques Ferron n'est pas communiste, sans doute pour cette excellente raison que le communisme a cessé d'être une générosité. La réponse de Ferron à l'anarchie économique du pays pourra parfois sembler bien fantaisiste à des politiques pragmatistes, mais l'écrivain n'a pas à être à la fois contempteur, économiste et législateur; il voit que rien ne va plus dans la vie humaine à cause de l'injustice de l'organisation sociale, et sa solution à lui court d'instinct du côté de la générosité. C'est moins le système économique qui l'impressionne que ce que devient l'homme dans une société mal conçue pour lui. Jeannot, dans le conte de *Martine*, est la figure par laquelle Ferron représente cet homme victime d'une société où ce n'est plus seulement le travail qui est exploité, mais le loisir même :

"Il était en quelque sorte un prince égaré dans une ville sans palais, dans un quartier où l'avilissement n'a pas de trève. Le meilleur en pareille occurrence devient le pire." (p. 201)

L'abondance et le progrès ne constituent pas une solution à cet avilissement, au contraire, car malgré l'abondance et le progrès, on conditionne encore l'homme "à garder dans l'abondance l'esprit qui l'animait dans la privation." (*La Charrette*, p. 146). C'est l'homme qu'il importe de sauver et non pas tel ou tel système social, privilégié à ses dépens. Faut-il le rappeler : ces idées sont communes et ne constituent pas les raisons pour lesquelles Jacques Ferron est écrivain. C'est moins l'ensemble de ses idées que la forme éminemment généreuse et crédible qu'il leur donne, qui fait de lui l'écrivain prodigieux qu'il est. Cette tâche proprement artiste est non moins nécessaire pour le renouvellement des sociétés que celle qui consiste à les renouveler *dans les faits*. Une révolution qui ne serait pas accompagnée de grands songes ne serait pas révolution, mais involution. Le poète parle, la poésie est en nous et le monde se transfigure de lui-même, comme conséquence en quelque sorte. C'est accorder à la littérature un pouvoir qui peut paraître bien présomptueux; ce pouvoir semble en effet assez précaire dans un monde dont on nous dit sans cesse qu'il tire son unique justification de la technologie et de l'économie : mensonge, espérons, que tout cela ! Non pas qu'il faille dénier à la technologie ou à l'économie toute valeur d'évidence, mais si l'homme n'est pas supérieur à ce qui n'est somme toute qu'une série de recettes, que devient alors le *pourquoi* de vivre ? Nous risquons, et le pays

avec nous, de ne plus vivre bientôt qu'une suite de jours in-
signifiants. C'est pourquoi il nous est recommandé de croire,
contre toute espérance, au pouvoir de l'esprit. Et si l'imaginaire ne devait pas réussir à vaincre la réalité, il restera du
moins à quelques-uns la satisfaction d'avoir cru en ce qui
sauve : satisfaction qui n'est pas loin d'être déjà une sorte
de victoire. Bien des auteurs nous disent cela, mais bien peu
le font avec autant de force et de délicatesse à la fois que
l'auteur des *Grands Soleils* : "Laissez-moi donc avec vos
Amerlots ! Ils sont sinistres. Quant à l'irrationnel, qu'ils
n'en sachent pas un mot ! C'est par lui, le caprice et la poésie
qu'on leur échappera." Toute l'oeuvre de Jacques Ferron
nous crie qu'il importe de croire en l'irrationnel et en la
poésie. Son message manifeste est que la rédemption et le
salut de l'homme, de l'homme tout court et de l'homme
québécois, passent par le prodigieux pouvoir qu'il a de métamorphoser le réel en un réel plus vrai encore. Jacques Ferron n'est pas le cynique qu'on a souvent voulu en faire; son
oeuvre procède au contraire d'une grande tendresse, et l'un
de ses grands thèmes, relié à la question nationale et sociale,
est celui de la *complicité* : thème beaucoup plus profond, à
mon avis, que celui de la *solidarité* chez Saint-Exupéry. La
complicité suppose une sorte d'état d'urgence, un état de
guerre spirituel. Et la grande image à laquelle renvoie cette
complicité est l'ineffable image de la nuit : nuit du pays,
mais nuit aussi dont toute la condition humaine est envelop-
pée. "La nuit, c'est la méditation du jour et le monde qui
redevient sacré." On perd beaucoup, ce me semble, dans la
compréhension de l'univers ferronien, si on ne saisit pas
d'abord les constants rapports que cet univers entretient
avec le sacré. C'est par ce caractère que la forme du conte
donnée par l'auteur à son oeuvre rejoint les antiques sources
des rites initiatiques. C'est dans le sacré et dans la nuit qui
en est l'image que la complicité des êtres et des choses tire
sa signification profonde. Complicité dans l'aventure d'un
pays à inventer. Complicité dans l'incommensurable aventure
de l'existence, où la mort même est appelée à se transfigurer
en vie. Cette idée coulée dans les formes du conte devient
une complicité à la seconde puissance, une complicité à l'intérieur d'une complicité, puisqu'aussi bien le conte est-il
déjà un univers magique et mystérieux où ce qui prime d'a-
bord c'est *l'initiation*, qui est précisément complicité tacite
entre l'auteur et son lecteur. C'est ce qui a permis à Lawrence
Durrell de faire dire à l'un des personnages de son *Quatuor
d'Alexandrie* : "Un jour je me suis surpris à écrire d'une main

tremblante les quatre mots que tous les conteurs de la terre prononcent depuis le commencement du monde pour réclamer l'attention de leur public. Des mots qui annoncent simplement qu'un artiste est entré dans sa maturité. J'écrivis : "Il était une fois..." Et je sentis que tout l'univers venait de me faire un clin d'oeil." Ce clin d'oeil est le signe précisément de la complicité. C'est ce clin d'oeil qu'appelle la phrase d'ouverture de chacun des grands contes de Ferron : la formule "il était une fois" y est remplacée par une structure quasi invariable d'un grand conte à l'autre, et qui pourrait se lire : "il sera une fois"; cette première phrase, qui ouvre les grands contes de *Cotnoir*, de *la Charrette*, de *Papa Boss*, annonce une mort. C'est ainsi que la complicité, dans l'univers ferronien, recouvre à la fois le thème du pays et le thème de la mort, servant en quelque sorte de pont entre les deux. La phrase déjà citée où il était question du pays qui nous offre deux morts, "la nôtre et la sienne", illustre bien la fonction que joue la complicité : c'est elle qui transparaît dans le pluriel collectif du *nous* conçu comme un front commun nécessaire à la fois dans les tâches de redressement du pays et dans la tâche non moins commune de mourir. C'est par sa mort que l'homme révèle sa dignité et sa qualité; mais elle est en quelque sorte conditionnée par l'atmosphère d'un pays, dans la mesure où celui-ci constitue une sorte de mise en scène de la mort humaine; et comme la mort est somme toute la chose la plus importante de la vie, il importe de lui donner un décor à sa mesure. Il y a un style de mort comme il y a un style de vie : tous deux sont tributaires de la qualité d'une civilisation. La nôtre, bâtarde pour des raisons qui ne tiennent pas toujours qu'à nous, risque en nous faisant rater la vie de nous faire aussi rater la mort. Ce serait bien suffisant que le pays soit le lit naturel de notre mort, s'il est lui-même moribond et se meurt en même temps que nous sans être en mesure de nous aider à supporter l'ultime passage, alors la mort n'a plus de sens : nous restons des déracinés, des déposdédés jusque dans la mort même. S'il n'y avait pas la mort comme s'il n'y avait pas naître, la vie serait sans *forme*, sans appui réel, sans prise sur le chaos, sans être véritable. La mort *informe la vie*. *La forme est le sens même*, non seulement dans l'optique esthétique des genres, mais jusque dans la justification de l'existence. Et l'existence finalement n'est justifiable que comme *re-présentation*, c'est-à-dire comme une oeuvre soumise aux lois de la forme et de la signification. La mort est en quelque sorte une valeur esthétique qui justifie "l'existence dont la seule raison est d'être partagée par la grande majorité des hommes". (*La Nuit*, p. 42) Ce commun partage qui assure devant la mort la cohésion de milliards d'humanités juxtaposées rejoint ce que Ferron appelle par ailleurs *complicité*. Car ce sentiment séditieux qui réunit tacitement les hommes naît de leur besoin de conjurer leur commune mort. Et par la mort humaine reliée à celle du pays, c'est jusqu'à ce dernier que s'étendra la notion de complicité : "Les Québecquois sont complices avant d'être compatriotes ou concitoyens," est-il écrit dans le journal intime de Campbell (*La Nuit*, p. 18). Certes la situation réelle du pays infirme cette assertion, mais cela fait déjà partie de la complicité que de laisser croire à une complicité possible. Cette notion politico-éthique est, chez Ferron, si riche de sens qu'elle équivaut presque à une valeur culturelle, la seule véritablement utile dont puissent se prévaloir les peuples subjugués; c'est elle, pourrait-on dire, qui jusqu'à un certain point les constituent comme peuples. Ferron la définit dans ces termes : c'est "l'amitié de tout un peuple pour lui-même". La naissance de Rédempteur Fauché dans *le Ciel de Québec*, héros national et religieux, sert en quelque sorte de sursis à la commune descente aux Enfers amorcée dans *la Charrette*. Dans ce dernier conte, le récit menait à la limite du royaume infernal. Tout cela fait partie d'un grand jeu. "Le grand jeu, mais la religion en permet-elle un autre ?" dit Aurèle de la Terre d'Aurélie, chauffeur de la limousine cardinalice. Celle-ci, comme la charrette du grand conte précédent, est appelée par la capitainesse du village des Chiquettes "la voiture des morts". La mort, en effet, la mort, de toute son oisiveté, plane sur tout cela. Nous avons désormais notre mythologie de la mort, ce qui laisse entendre que nous avons du même coup une mythologie de la vie qui lui répond. "Dignes de mort, nous pouvons aspirer à vivre", est-il dit dans *la Tête du roi* (p. 51). Toute l'oeuvre de Ferron est dans ce grand écho que font la vie et la mort en s'interpelant des deux bouts de l'humaine condition. Chaque homme qui vit

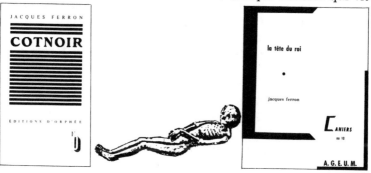

mérite, du fait même de son existence, de devenir un complice dans la grande aventure de la vie. Et cette vie coïncide en ce pays avec l'aventure et le risque d'une liberté collective et nationale. La complicité est d'autant plus urgente. Jacques Ferron est le seul écrivain de sa génération et de celle qui vient, à n'avoir pas écrit son oeuvre avec amertume, explorant le pays sans l'accuser, respectant tous ses habitants. Même à ses adversaires, il reste magnanime. A cause de la mort, à cause de la vie, la complicité s'étend jusqu'à eux. Elle est si entière que Ferron, quoique peu enclin d'ordinaire à louer les évêques, va jusqu'à les faire entrer dans cette confrérie secrète d'une population en voie d'émancipation; par la bouche de Mithridate, dans la scène d'exorcisme qui ouvre *les Grands Soleils*, il dit : "Mes très chers frères, ne les excommuniez pas (les évêques), car ça serait une erreur politique de relancer la désunion sous prétexte qu'une fois, déjà (peut-être deux) un peuple a été divisé". (p. 3) C'est un peu dans ce sens que sont amicalement présentées dans *le Ciel de Québec* les figures du Cardinal Villeneuve et de Monseigneur Camille Roy. Le docteur Ferron a d'ailleurs déjà émis quelques idées dans des articles sur la possibilité d'un Concordat entre l'Etat souverain du Québec et l'Eglise, pourvu que celle-ci accepte de redevenir ce qu'elle était avant la dernière guerre : une église spécifiquement nationale délivrée des contraintes romaines et directement branchée sur le Tiers-Monde, avec un Africain comme nonce apostolique. On le voit, Jacques Ferron n'est pas sectaire. Son système de la complicité fait place à toutes les bonnes volontés. Pour conjurer la mort humaine d'une part et celle du pays d'autre part, il joue sur la conspiration fraternelle des âmes. Mais qui sont plus particulièrement ceux auxquels il lance ainsi son appel ?

"Mes complices, je ne suis pas tellement intéressé à savoir qui ils sont. Leur complicité suffit. Un tel ? Je ne connais pas, ou si peu. Mais quand je fais mon pas, il fait le sien et quand il y va du sien, j'emboîte le mien. C'est tout." (*Un excellent prétexte*, p. 42)

Ou encore, la même idée reprise sous une autre forme dans la table de *la Nuit* :

"*Nous sommes* complices, c'est entendu, mais complices pour le plaisir d'être complices, sans plus." (p. 126)

Cette phrase, c'est François Ménard qui la dit au chauffeur

de taxi Alfredo Carone, un italien que sa pauvre condition a facilement "enquébecquoisé". Cette théorie de la complicité, théorie de la multitude, a pour corollaire celle du *Moi*, théorie de la solitude qui a comme point d'appui l'unicité de la personne : elle procède de la théorie de la mort. La complicité devant la mort pouvait constituer une sorte de consolation en collectivisant la mort; celle-ci néanmoins demeure l'affaire d'un seul à la fois, d'un seul pour toujours. D'où la nécessité de justifier à l'intérieur d'un destin collectif mal assuré le destin non moins précaire de l'individualité. Celle-ci, quoique tributaire dans ses manifestations de toute "la collectivité où elle baigne", n'en reste pas moins singulière et mystérieuse. Son salut, justiciable en grande partie du salut général de toutes les individualités rassemblées, pose cependant le problème de son unicité irrépressible, irréductible; "Je me débats dans l'existence, une fameuse limonade". Le *Moi*, tel que le montre Ferron dans son oeuvre, reste théorique et n'est là, semble-t-il, que pour servir de point d'appui à la thèse de la complicité en en faisant ressortir toute l'autorité. Jacques Ferron n'est pas égotiste dans ses écrits, et son *moi* ne se manifeste à proprement parler que dans le style, par la personne interposée de l'artiste. Plutôt discret, il trouverait inconvenant, pour ne pas dire indécent d'avoir à exhiber son *moi* à la façon de Rousseau ou de Chateaubriand. Celui qu'il nous présente est encore à sa façon une sorte de masque qui entend bien d'ailleurs s'identifier comme tel, appuyant ainsi la démonstration déjà faite que la vérité du moi profond reste irrévélable et ne peut à la limite se manifester que derrière les apparences du masque, donc superficiellement; mais assez complètement tout de même puisque le masque est déjà l'essentiel de ce qui peut être montré. Le *moi* n'est finalement et théoriquement complet que si l'on y adjoint la complicité et n'est compréhensible que par elle. D'où, au fond, le peu d'individualité des personnages des contes, si l'on excepte François Ménard dont le rôle est précisément de retrouver son *moi*, et aussi le héros sans nom de *la Charrette* qui, passé du *je*-narrateur au *il*-fabulé, ne trouve que dans la mort la suffisance de son unicité :

> "Il n'avait contre eux que sa mort, gage de liberté (...)
> — Eh bien ! je n'ai pas tout subi, tout perdu : je possède
> ma mort, et par elle reste mon propriétaire." (p. 141)

L'équivalence du *moi* et de la mort est d'ailleurs constante dans l'oeuvre de Ferron. Le *moi* n'apparaît que lorsque la mort fait son entrée, et encore reste-t-il timide, soumis à des conditions d'apparition bien inconfortables, telle cette infâme "charrette des morts et autres détritus sujets à décomposition". Le *moi*, sujet pourtant à décomposition, s'assure de sa cohésion par l'amour, incarné par Barbara, la douce, tendre et noire Barbara, qui sert en quelque sorte de joint entre la vie et la mort. C'est pendant que Campbell agonise que Ménard, dans *la Nuit*, s'enfuit avec elle dans l'intemporalité de l'amour : Ménard y achève la reconquête de son moi. Il se souvient du même coup, en voyant sa peau noire, de la robe mortuaire de sa mère disparue depuis longtemps. Barbara se trouve ainsi au carrefour des grands thèmes de l'univers ferronien. Dans *la Charrette*, elle est la nautonnière de la nuit, c'est-à-dire à la fois de l'amour et de la mort, l'image de la nuit réunissant les deux termes, y adjoignant aussi parfois celui de la complicité qui se trouve ainsi intégré au système de l'amour mort. En Barbara se rassemblent ainsi toutes les grandes sources de la vie, elle est un torrent, elle est la mer, et sans doute le plus beau personnage auquel Ferron ait donné vie. Elle s'alimente à toutes les forces créatrices du conte et assure même le passage d'un conte à l'autre en faisant une brève mais inoubliable apparition dans l'un puis dans l'autre. C'est elle encore, lorsque Ménard découvre derrière elle sa mère défunte, qui permet au héros de s'écrier :

"La seule aristocrate, c'est la mort." (p. 108)

et par la mort encore, de retrouver son individualité, son moi. Elle est, couleur de nuit et rassembleuse de tout ce que la nuit garde d'ineffable, le révélateur par excellence du *moi*. Du *moi* dont il est dit dans un autre texte qu'il

"n'est pas haïssable. Il est plutôt crucifiant. D'ailleurs on ne dispose que de lui; il faut bien l'accepter et participer à sa perte." (*Faiseurs de conte*, p. 7)

Autrement dit : Un dieu à vaincre. Comme l'amour, la mort et le pays. Barbara est sur eux la victoire, apothéose noire dans la nuit noire. On entend bien, par elle, ce que veut dire André Breton, à savoir que la femme est le plus court chemin entre l'homme et la réalité. En Barbara sont confondus tous les attributs du réel féminin : elle est Marguerite l'épouse, elle est, par illusion d'optique, la mère de François Ménard, et, Vierge noire de l'Antiquité biblique, son amante d'un soir. On la voit même dans *la Charrette* parmi les G.I. du

Cardinal, moqueuse et tendrement complice. Son être est essentiellement poétique, il fuit, se retrouve et s'incarne dans mille figures. Ce polymorphisme est un caractère assez général des personnages de l'univers ferronien; il favorise en quelque sorte leur complicité. Versatiles comme des dieux de mythologie, ils trouvent dans leur polyvalence même la souplesse qu'il faut pour combattre les dieux. Contrairement au conte antique, le monde dans lequel ils se débattent n'est ni simple ni transparent. Ennemis des dieux, ils sont parfois tenus de composer avec eux pour vaincre les rois. Si bien que dans *la Tête du roi*, Simon le terroriste affirme que la chance c'est la complicité des dieux :

> "Pour faire la guerre aux rois, il faut avoir les dieux avec soi." (p. 15)

Mais cette complicité est tactique et temporaire. Pour le reste, les personnages ferroniens répondent à la définition que Mircea Eliade donne du personnage des contes orientaux : "émancipé des dieux, ses protecteurs et ses compagnons suffisent à lui assurer la victoire". Une fois les dieux vaincus, le monde retrouve sa limpidité; mais si cela était, le conte s'en trouverait du même coup aboli puisqu'aussi bien sa forme est liée à la description d'un combat, non pas nécessairement à l'avènement d'une victoire. Le conte prend fin avec la fin de l'engagement contre les dieux, et la victoire n'est jamais une conclusion nécessaire du conte. Le *happy ending* habituel des contes est sur ce point assez trompeur : il met fin au conte d'une manière abrupte et bête parce qu'il faut bien que celui-ci s'achève : sans quoi, le conte, une fois lancé, s'éterniserait. Mais le fait que tous les contes se terminent de la même façon devrait nous alerter sur la signification de ce *happy ending* : il indique que cette conclusion n'a au fond aucune espèce d'importance et ne constitue pas à proprement parler la victoire dont il est question ici. Le *happy ending* est de type rituel comme l'est aussi la formule d'entrée du conte : un pas de plus (le dernier) dans l'entreprise de complicité tramée entre le conteur et son public. Elle se situe moins dans la suite logique de l'action entreprise par les personnages que dans cette sorte de victoire sur le monde que constitue le récit du conteur. C'est lui toujours, qui parle, quoique effacé, affublé de la diversité des masques qu'il invente : voilà pourquoi sans doute l'unité fondamentale de tous les contes issus de cultures différentes, demeure au fond assez bien manifeste. Voilà pourquoi mille contes disparates ont pu être réunis sous le nom de *Contes des Mille et Une Nuits*. Dans cet univers unifié par une sorte de conteur général et universel, la logique n'est pas frustrée de voir apparaître par exemple Mithridate ici, puis là où on ne l'attend pas, puis là encore. Ou Barbara, ou Scot, ou Campbell. Chacun résume tout l'univers, et l'univers en chacun est absorbé. Là seul est la victoire, dans l'unité momentanément retrouvée d'un monde par ailleurs sujet à la dispersion et à l'entropie. Le conte est victoire. "Moi entre deux nuits, qui écris pour me remettre à jour" (*La Dame de Ferme-Neuve*, p. 179) : c'est le sens qu'il faut donner à cette victoire. Les résistants, les dieux, opposent une lutte farouche; ils sont les mêmes pour le conteur et son auditoire que pour les personnages du conte : de grandes ombres menaçant la fragilité du destin humain — l'amour et la mort, l'unique et la multitude, le pays et le cosmos — toute chose définie comme généralement commune à tous les hommes. Variés à l'infini, ces thèmes sont tour à tour incarnés dans des problématiques particulières — celle de l'unicité du moi, de la collectivité de la mort, celle de la complicité et celle des luttes sociales, celle enfin de la vie tout court qui ne se justifie que s'il y a des contes pour dire toutes ces choses et vaincre en quelque sorte leur nécessaire existence en assurant la nôtre. Tous ces thèmes, à la fin, dans l'oeuvre de Ferron, finissent par se recouper pour ne plus former, par un contrepoint savant, qu'une seule et même mélodie. C'est elle que l'on entend, comme un leitmotiv sans cesse repris, dans chacun des chapitres du grand livre de Ferron; c'est par elle que l'oeuvre assume à la fois son unité et son intégrité. Comme une flamme sous le boisseau, elle renaît sans cesse, sourde parfois, flamboyante souvent, néanmoins vigilante toujours, assurant la permanence du lyrisme qu'elle attise à chaque nouvelle flambée. L'émotion qu'elle fait naître est pour le moins grandiose. Et l'émotion valorisée par le langage a déjà toutes les qualités d'une conscience. Le docteur Ferron n'a pas pris la mauvaise habitude d'écrire dans les marges; la vérité de ce qu'il dit éclate dans chaque ligne imprimée. Pas de mystères, mais une précision déconcertante. Il en résulte que son oeuvre a la qualité d'un enseignement. D'un enseignement qui pourrait être résumé, comme tout bon enseignement, par une question : celle que fait Chénier à Mithridate dans *les Grands Soleils* :

"— Qu'est-ce qui t'étonne, Mithridate ?
— Qu'entre le cri de l'enfant et le silence des morts, on soit si futile." (p. 89)

Question chargée de gravité et de noblesse — réponse qui laisse intacte la question posée et en appelle d'autres encore. Et l'enseignement, qui est une herméneutique, déploie des images pour mieux faire voir — des images qui sont comme des *cartes du Tendre* de la conscience humaine. — Des images qui illustrent mais qui ne prouvent rien. Image de la nuit qui nous apprend ce que Jaspers disait en d'autres mots : "que tout ce qui devient doit être détruit". Image de la nuit qui nous enseigne néanmoins qu'il vaut la peine de *devenir* même si l'on doit être détruit, puisque c'est la seule façon d'être, inévitablement. Que de toute façon l'on n'est pas seul à être détruit, que l'on est multitude dans cette nécessaire application. La nuit alors, la grande image de la nuit nous enveloppe dans une commune complicité — une complicité qui rassemble beaucoup plus de noblesse que la bénigne fraternité d'aviateurs de Saint-Exupéry : celle que Ferron nous propose suppose que nous avons commis les mêmes crimes dont le plus grand est d'exister. Dans cette perspective, ce n'est plus la foi qui soulève les montagnes — c'est la mort. Et le néant à cent est sans doute plus amusant que le néant-tout-seul de Monsieur Sartre; il n'en reste pas moins néant quand même. La mort, ce grand miroir de notre vanité. La mort, la nôtre, qui nous impose le souvenir de celle des autres, nos prédécesseurs. Et le souvenir engendre l'histoire qui est une succession d'images privilégiées nous renvoyant à des gestes que nous n'avons jamais posés nous-mêmes, mais dont nous sommes tout aussi responsables que les auteurs véritables. Le passé est ce qui nous échappe le plus, bien plus que l'avenir. En conséquence, la vigilance doit être précautionneuse : "Le passé n'est rien si l'avenir reste intact." Mais l'histoire nous défait dans le même temps que nous croyons la faire. Aussi importe-t-il de corriger la situation corrosive avant de la célébrer, la décrier avant de la chanter.

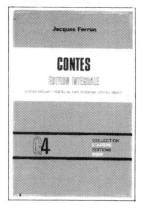

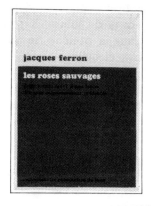

Voltaire a pu écrire : "On ne marchait dans mon jeune temps que sur des métamorphoses." (1); il n'en reste pas moins que nous ne marchons plus aujourd'hui que sur les tessons épars de nos rêves cassés; et qu'il y a à cela deux raisons : la première est que "le monde évolue, mais les formes selon lesquelles on le pense n'ont guère changé; à le penser de cette façon, il est normal qu'on ne pense rien et que l'esprit sans butin soit à la source d'une sourde inquiétude". (2) La seconde serait que, faute d'un pays réel auquel appartenir, nous sommes comme hommes et comme peuple à la merci des premiers spoliateurs venus, dans une servitude qui fait notre damnation. Qu'en tout état de cause, un pays souverain est la meilleure façon de nous assurer que l'univers nous appartient — sans résistance — sans quoi nous n'appartenons ni à l'univers ni à l'humanité ni même à nous-mêmes. La vie publique conditionne la vie et la mort individuelles : aussi bien concevoir celle-là à notre taille pour que celles-ci ne soient pas réduites à l'insignifiance. Quant à la question sociale, elle se pose simplement : ce matérialisme agressif de la société de consommation nous consume au point de nous faire lever le coeur — il faut espérer qu'il nous fera peut-être aussi quelque jour lever l'âme. Pour l'instant, la fantaisie recèle plus de profondeur que le documentaire, et il n'y a que l'art merveilleux qui puisse avec une certaine force scandaleuse rendre compte du réel. En conséquence, le langage d'art, pour réussir le scandale doit être aussi éloigné de la langue quotidienne que le calcul différentiel l'est de la comptabilité de boutique. Que ce n'est pas trahir que d'agir ainsi, puisque la distorsion imposée au réel par l'art finit par contraindre la réalité à ressembler à l'imaginaire : tous les hommes de la création ont fait de même en tous les temps. Avec le résultat que Ferron parle comme personne la langue de tout le monde, Shakespeare un peu narquois, solitaire mais solidaire. Médecin, connaissant bien les deux bouts de la vie, il peut sans risque d'inconséquence mettre dans la bouche de Sauvageau le vagabond ces paroles terribles et belles :

"La vie est chose étonnante. Il n'y a que la mort qui l'égale." (p. 9)

Une éthique sourdement compressée par sa propre contra-

(1) *Le Taureau blanc*, p. 254.
(2) *Suite à Martine*, p. 129.

diction, prête à éclater comme un sanglot. La vie est invivable, il se peut, mais nous ne disposons que de la vie pour le laisser savoir. Ainsi vont au fil du désir les dieux, les êtres, les choses et leurs ombres.

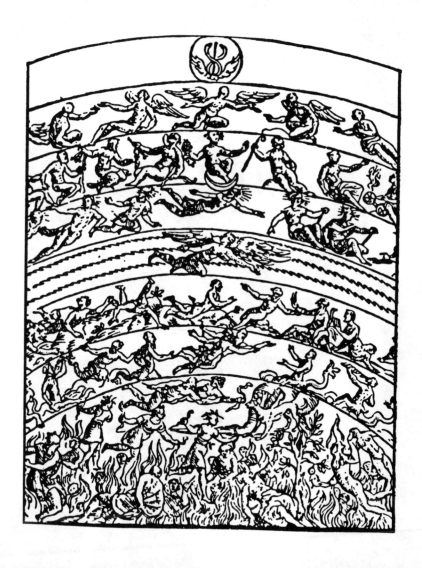

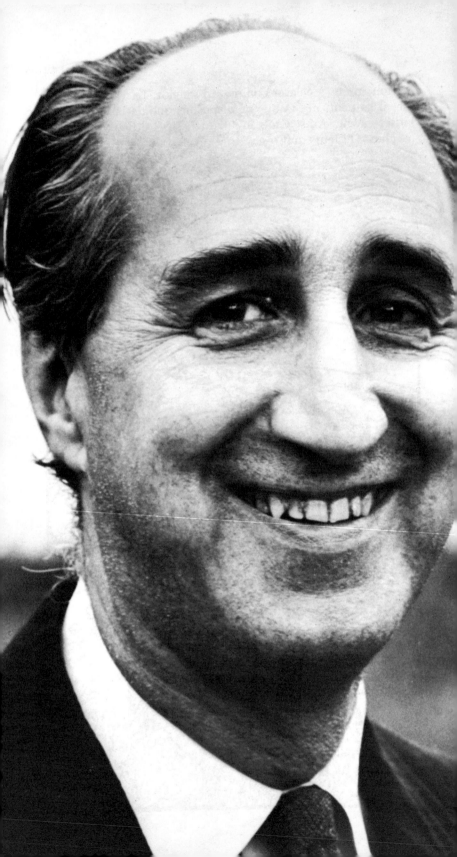

4

QU'EST-CE QUE LE FERRONISME ?

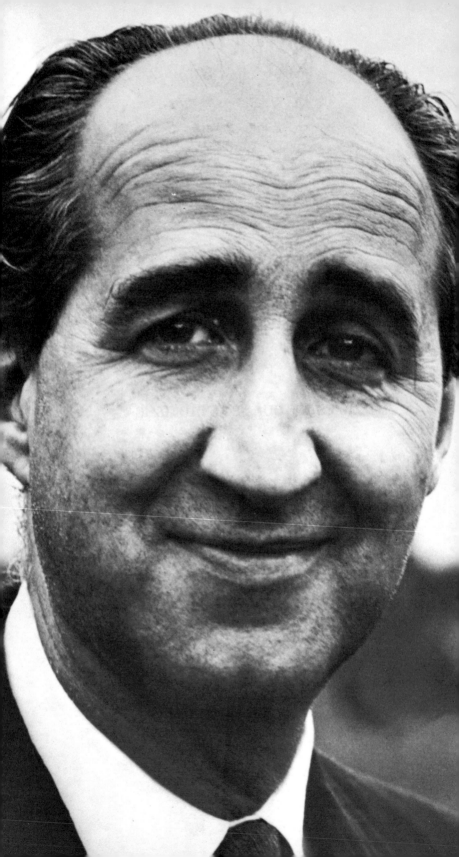

Fussions-nous tard venus,
il y a une façon de vivre
qui peut le faire oublier.

Nietzsche

Le ferronisme ? Ni plus ni moins qu'un humanisme, c'est-à-dire une lecture intégrale du monde et des formes dans lesquelles il est vécu par l'homme. *Humanisme*, un mot à ce point galvaudé qu'on en est même venu à ne plus lui faire crédit; on lui accole le mot de bourgeois et cela donne *humanisme bourgeois*, qui est une contradiction dans les termes : il n'y a d'humanisme que de l'homme. Et ce n'est pas parce qu'une douzaine d'exploiteurs cachent sous son acception leurs petits intérêts sordides que le mot ne doit plus signifier ce qu'il signifie toujours : une défense de l'homme lorsque l'homme est menacé. La découverte de l'inconscient par Monsieur Freud nous a enseigné qu'il y avait autre chose que l'homme dans l'homme — un élément déraisonnable qui va lentement vers autre chose que l'humanité de l'homme. La conscience qu'on a de soi peut seule servir de limite entre ce qui est l'homme en nous et ce qui ne l'est pas — ou ne l'est plus. L'humanisme s'appuie sur la conscience — il est un événement moral. C'est du moins ce que nous apprend l'oeuvre de Ferron. De l'humanisme ancien, celui de la Renaissance, il a retenu les principales caractéristiques : le retour aux sources vives de la création, à la tradition verte de l'expression orale, (1) aux origines de notre existence collective entée de France aux rives du Saint-Laurent au cours des 17e et 18e siècles. Ce qui lui donne un goût de genèse et de grand matin du monde. Seul l'intéresse ce qui jaillit, ce qui saille, ce qui surgit pour la première fois; la deuxième génération de toute chose le retient déjà moins, comme si elle avait perdu sa fraîcheur primordiale, sa nécessité, autant dire sa raison

---

(1) Ferron a écrit dans *le Mythe d'Antée* une chose extraordinaire où se trouvent rassemblées à la fois l'idée de naissance, l'idée du pays et celle de la tradition orale : "J'ai recueilli en Gaspésie un alexandrin que je trouve très beau et que disait une sage-femme en lavant le nouveau-né : Ainsi te voici donc dans ton pays natal. Et je me demande parfois s'il ne vaut pas plus que tout ce que j'ai écrit." On voit que l'humanisme est fait d'une grande humilité devant les créations populaires : c'est en quoi il ne manque pas de grandeur.

d'être. Car la raison d'être de toute chose — et de l'homme — est d'être pour la première fois. Avec la genèse s'achève la création. Sitôt faite, elle reprend d'instinct le chemin du chaos. L'humanisme de la Renaissance savait ces choses-là lorsqu'il retournait puiser ses vertus au fond de l'histoire humaine pour y chercher des complicités nouvelles, des liens neufs entre son temps et celui que d'autres hommes avaient déjà vécu. Comme lui, l'humanisme ferronien prend grand souci de la forme — qui est *l'être* même de toute chose. Tout humanisme est d'abord linguistique, découvre dans la langue l'instrument de la connaissance de l'homme et de l'univers. Savoir est pour lui un acte de l'intelligence, mais surtout une entreprise et une conversion de la sensibilité. On ne sent bien que par les formes. Parce que les formes sont les vases de l'esprit. En cela Jacques Ferron est héritier de la culture européenne; comme les Européens l'ont été de la culture antique. Il ne doit presque rien à notre continent, sinon ce que notre continent a lui-même retenu de nos origines occidentales. Il n'y a pas de déshonneur à être le fils de son père et le petit-fils de son grand-père; il y en aurait plutôt à ne l'être pas. Mais ce qu'on a reçu n'explique pas tout et ne saurait en aucune façon justifier l'existence présente, car il y a aussi ce qu'on a pu inventer soi-même, c'est-à-dire à peu près tout — y compris le passé même qui nous a engendré. L'humanisme est une tentative de récupération de tout ce qui fait que nous sommes là; il s'abreuve à toutes sources et se nourrit de tout afin de se faire une idée simple de l'homme compliqué. Jacques Ferron ne récuse rien, et malgré un certain ton souvent désinvolte et moqueur à l'égard des Vieux Pays, il s'est assimilé comme pas un leur sagesse des formes et leur conception de l'homme. Une complicité de plus. Homme de Renaissance en cela, rien ne lui est étranger, tout lui est matière à enrichir son oeuvre et sa conception de l'univers. Preuve qu'on peut être d'ici autant qu'il le faut et, du même coup, de partout autant qu'il importe. Notre premier écrivain national est aussi notre premier écrivain qui mérite l'audience universelle. La Tchécoslovaquie ne s'y est pas trompée, qui la première a fait traduire ses contes. L'Angleterre bientôt, puis la Pologne et l'Amérique du Sud, où l'on prépare également des traductions. En dépit de cette reconnaissance de plus en plus large, il m'est arrivé de donner un cours sur son oeuvre devant une centaine d'étudiants québécois qui ne connaissaient Ferron que de nom et n'avaient de lui rien lu, ou du moins sans en reconnaître la portée. Que fait-on donc lire à nos étudiants ? On aurait parfois envie de se fâcher. Nos critiques ne sont pas toujours étrangers à cette situation. L'un d'eux disait récemment à qui voulait l'entendre : "Ferron ? Un farceur, pas un artiste". A quoi, l'ayant repris, Ferron répondit avec la magnanimité qui sied à celui que des voix intérieures rassurent sur son véritable destin : "Farceur, pourquoi pas ? Après tout, il y a dans la farce, pourvu qu'on y soit constant, une élaboration qui ramène à l'art. Mieux vaut commencer farceur que le finir." Et puis, la farce ne se joue peut-être pas du côté que le pensent les critiques. Cependant qu'ils ergotent sur des pacotilles qui retiendraient à peine les soins d'un érudit de province, un homme file un grand rêve, dans le silence, la discrétion et le défi. Son oeuvre porte parfois la marque de quelque chose de studieux, de longuement et patiemment fabriqué. Car, à l'instar des hommes de la Renaissance, l'érudition est pour lui une valeur; son oeuvre en est pleine, ce qui semble la rendre parfois hermétique. Pas une oeuvre chez nous qui demande autant que l'oeuvre de Ferron un peu de connaissance de tout. Une oeuvre encyclopédique à sa façon, en ce sens qu'elle ajoute au bonheur de l'invention celui du savoir; d'un savoir sans rien de gratuit, fait d'une érudition légèrement moqueuse et si intimement intégrée à la signification générale de l'oeuvre, qu'elle devient une part vivante de l'invention. C'est ainsi qu'au coeur du *Ciel de Québec* comme au creux d'un songe, pierre de voûte renversée du ciel, s'entrouvre soudain un enfer où se débat une génération à deux têtes : celle de Saint-Denys-Garneau et celle de Borduas, toutes deux confondues dans leur commune faillite. Là, soudain, s'élève un grand débat sur la peinture et sur l'apparition du sens visuel au tournant du moyen âge et de la Renaissance, débat qui est une véritable sagesse et va en tout cas beaucoup plus loin que tout ce qu'a pu dire M. McLuhan sur le sujet. Le grand mérite de l'oeuvre de Ferron vient de ce qu'elle ne fait pas porter sa recherche sur une thématique, mais sur une stylistique. Aussi banal que ce fait puisse paraître, il n'en constitue pas moins dans notre littérature un événement assez unique. On sait combien nos romanciers surtout se laissent emporter par des thématiques faciles. Il a suffi qu'un critique parle un jour de la nécessité du meurtre du père en littérature, pour que dans la saison suivante cinq ou six romans paraissent, ayant pour thème le meurtre du père. C'était assez futile et dénotait un sens irrégulier de ce qu'est la littérature. Des thèmes, dans l'oeuvre de Ferron, il n'y en a pas plus qu'il n'y a d'histoire. La thématique relève d'une mécanisation stérile de la pensée; seule la stylistique tient de l'organique, donc du vivant. Je vous défie de parler dix minutes comme Jacques Ferron écrit tous les jours; et pourtant, cette écriture-là est d'un naturel désarmant. Naturelle parce qu'elle s'ajuste à la nature de ce qu'elle dit. Le naturel en art n'est pas à chercher ailleurs que dans cette profonde coïncidence, dans cette nécessaire et libre adhérence du discours à son propos. Et la grande mythologie que nous propose l'oeuvre de Ferron vit beaucoup moins dans des figurations que dans le vocabulaire même, dans la syntaxe et dans la rhétorique. La grande affaire des humanistes, avant la rhétorique, a été la médecine — depuis Rabelais en passant par Léonard de Vinci jusqu'à Ambroise Paré. Comme si avant de conjuguer les formes multiples dans l'art, il leur avait paru important de repérer la forme essentielle dans l'homme. Et n'est-il pas précisément étrange que les grands bouleversements en art, dans l'ordre du style comme dans celui de l'imagination, soient le plus souvent le fait de médecins, de Rabelais à Céline, à Ferron ? Comme si la patiente et longue fréquentation de la naissance et de la mort humaines leur avait fait entendre, au plus secret de l'homme, des voix inaudibles au commun. Il faut croire que le style commence avec l'anatomie. Mais l'anatomie, au 16e siècle comme de nos jours, n'est pas tout l'humanisme, comme la théologie n'est pas tout le spirituel. Pour qu'il y ait humanisme, il faut les os, il faut la chair et surtout le moyen de conserver celle-ci sur ceux-là. Toute oeuvre est de quelque façon une résistance aux forces de la désintégration universelle; elle met à l'abri de la mort et de la bêtise la part humaine qui vaut de durer. Ici, c'est le pays qui meurt, c'est son âme qu'on jette en pâture à l'abêtissement. Voilà vingt ans que l'oeuvre de Ferron, par une certaine façon d'attiser la vie et l'intelligence du pays, nous retient de nous jeter corps et âme dans le chaos; et s'il nous arrivait d'y sombrer jamais, elle constituerait le plus beau cri de notre agonie. Aussi bien a-t-elle ses ennemis : signe qu'elle vaut au moins d'être assiégée; elle a autant de partisans, ce qui indique qu'elle n'aura peut-être pas à servir d'office funèbre. Cela ne l'empêche pas de dénouer et de retisser avec une patience et une fidélité exemplaires l'écheveau des mythologies complexes de la vie et de la mort, au fur et à mesure qu'à l'autre bout de l'aventure le pays s'effrite et s'étiole. Elle a ses réserves, qui sont de liberté; et de liberté il n'y en a jamais de reste : la liberté engendre la liberté. L'oeuvre de Ferron se prend d'un seul tenant, comme si elle ne constituait qu'une seule et même phrase, prolongée à l'infini. Les oeuvres de ce poids-là viennent d'ordinaire sans faillir dans des sociétés qui les attendent. La nôtre ne l'attendait pas : l'oeuvre est venue quand même. C'est déjà faire oeuvre d'appoint que de savoir être là au bon moment. Et d'être là constamment, patiemment, sans avoir l'air d'y être. C'est aussi le destin des grandes oeuvres que de corriger le destin. La parution coup sur coup de l'intégrale des *Contes*, du premier tome du *Théâtre complet*, du grand conte de *la Charrette*, des *Historiettes*, à quoi vient s'ajouter la battue des critiques autour de la représentation des *Grands Soleils* au T.N.M., avait fait dire à André Major que l'année littéraire 1969 pouvait à juste titre porter le nom d'année-Ferron, comme on dit une année-lumière. Mais voici qu'avec la publication du *Ciel de Québec* et de *l'Amélanchier*, ce n'est plus d'une année mais bien d'une *ère* Ferron qu'il faudra désormais parler. Une ère nouvelle, en effet, où le pays est jugé suffisamment *certain* et assuré pour qu'un écrivain soit en mesure de tirer de sa réalité même une grande imagerie qui fait réellement du Québec une terre aussi fabuleuse que l'Arabie. Je ne connais rien d'égal encore dans la littérature québécoise à cette entreprise-là. L'oeuvre de Jacques Ferron est aussi abondante que diverse : des dialogues de théâtre, des petits et des grands contes, des lettres polémiques, des écrits historiques. Sous cette apparente diversité des formes littéraires tend toutefois à se loger une certaine unité d'esprit, qui est l'esprit du conte, on a vu comment. Voilà pourquoi la moindre lettre ouverte de l'auteur se dirige d'instinct vers la fabulation et prend toutes les allures d'un conte. Son "théâtre" est fait de contes entièrement dialogués, ses "romans" sont des contes un peu plus longs que le veut l'ordinaire, ses "historiettes" sont des contes "à charge" (comme on dit des "portraits à charge") consacrés à des questions d'intérêt historique. De tout cela il ressort que Jacques Ferron est essentiellement un conteur. Le conte est un petit genre fort ancien qui remonte peut-être

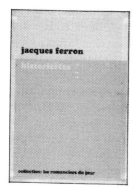

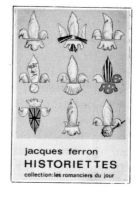

jacques ferron
HISTORIETTES
collection: les romanciers du jour

aux origines du monde; s'il a pu survivre à tant de siècles de fabulation c'est à cause de son caractère éminemment libre : il est la forme même de la liberté et de la fantaisie. Il n'a pas de règles; il lui suffit seulement *d'évoquer* et *d'invoquer*; il emprunte tout aussi bien les chemins de la pensée que ceux de l'imagination. Il tient de la poésie par un certain côté lyrique, mais il est aussi volontiers didactique par la sagesse qui s'en dégage parfois. Il se prête aux dialogues de type théâtral aussi bien qu'à l'aventure de type romanesque; verse tantôt dans l'épopée, tantôt dans la chronique, souvent dans la fable; et s'il instruit quelquefois, il est surtout fait pour l'enchantement et vient rajeunir par l'imagination le vieux spectacle de l'univers. Shéhérazade dans *les Contes des Mille et Une Nuits* prolonge sa vie en faisant chaque soir à un mari qui veut la tuer un conte dont elle remet sans cesse la suite au lendemain : le Khalife, désireux d'en connaître la fin, remet d'autant son projet meurtrier. La légende veut que Shéhérazade soit aujourd'hui encore vivante, recueillie dans quelque coin de son Orient fabuleux. Le conte peut mentir comme il peut dire la vérité : peu importe, pourvu qu'il provoque de verbe en verbe l'appétit et le plaisir d'entendre ou de lire encore plus. Nous sommes comme ce vieux Khalife de Bagdad : nous écoutons la parole prolonger la vie, et c'est à nous-mêmes que nous offrons cette façon d'éternité et d'immortalité. Cela aussi est à mettre du côté de l'humanisme, qui est façon de voir, de sentir, de vivre et de mourir dans les règles de l'art. L'art, nous dit l'humanisme, est toujours *pour* quelque chose, et quand ce n'est pas pour l'art lui-même, c'est contre lui, autant dire contre la vie. L'humanisme, par les cheminements de l'art, doit pouvoir faire en sorte que la vie ne s'use pas, qu'elle soit une perpétuelle découverte de ses propres assises. Aussi l'humanisme n'est-il jamais stagnant : *humanisme bourgeois* est une contradiction dans les termes, on l'a déjà dit; c'est comme si on disait *humanisme animal*. L'humanisme pour l'homme comporte une esthétique, une morale et une politique qui englobent toutes les activités humaines. Or ces trois dimensions de l'humanisme se retrouvent avec un égal bonheur, une égale insistance dans la pensée et l'oeuvre de Ferron : en affirmant que l'art aussi est un pouvoir, il fonde une esthétique conçue comme une transfiguration effective du réel par l'imaginaire; quant à la morale proprement dite, elle est toujours, chez Ferron, de caractère social et débouche nécessairement sur la politique qui est une forme plus globale de l'éthique personnelle; éthique fondée sur la justice, autre forme donnée à la beauté affectant les rapports entre les hommes. Tout se rejoint en fin de compte, et l'oeuvre de Ferron tient de cette conjonction sa singulière unité.

Et si l'humanisme est pour une part une vertu amicale, il est pour une autre part un combat redoutable, tentant de réduire tout ce qui dans l'homme empêche l'apparition de l'homme en situation de vie, d'amour et de mort. Bref, un humanisme combatif, agressif parfois lorsque les circonstances et les calamités l'obligent. Pour le reste il est assez doucereux, plein de bonhomie dans sa retenue, de gravité dans sa nonchalance; on l'imagine aisément quelque part entre les diableries franciscaines de Rabelais, l'astucieux stoïcisme de Montaigne, le tragique ineffable de Pascal et la mordante désinvolture de Voltaire. Ce qui fait de Ferron à coup sûr l'artiste le plus complet de sa génération, celui qui a donné aux problèmes de l'esprit, par le caractère même de son art, le plus de perspective, le plus de profondeur. Parfois de ténébreuses et terribles profondeurs sous les dehors trompeurs d'une légèreté sans conséquence, si bien que maints critiques s'y sont mépris. Au fond, il précède, et de loin, ceux de sa génération. Mais tout n'est pas d'être en avant de son temps; encore faut-il être en avant de tous les temps. Shakespeare va certes plus loin que le 16e siècle, mais aussi plus loin que le 20e. L'avenir nous dira ce qui restera d'une oeuvre abondante, généreuse et riche et dont on est loin encore de soupçonner toute la richesse et toute la générosité. Quant à l'abondance, elle est là sans conteste qui appuie de tout son poids. Il n'est du moins permis à personne de l'ignorer. Les civilisations sont mortelles, on le sait. On dirait même en ces temps qu'elles sont assez moribondes. Pour l'instant il est assez difficile de présumer de la nôtre. La chose du monde qu'on voit le moins, c'est encore ses propres yeux; les yeux sont faits pour voir, non pas pour être vus. Mais il arrive qu'en quelques circonstances privilégiées, une nation se voit par les yeux d'un des siens : se voit au passé, au présent, en avenir. La civilisation devient alors une sorte d'épaisseur du souvenir à travers laquelle le présent se conçoit comme tel. Mais on sait par ailleurs que le présent n'est pas précisément fait pour durer. Témoin de l'ironie du sort réservé aux civilisations qui se croient installées pour toujours, tout ce qui reste des Mycènes : le "linéaire B" des tablettes de Cnossos — un inventaire de boutique. Il ne faut pas trop se moquer du destin. Une civilisation, un pays, fût-il le nôtre, c'est d'abord les hommes qui y habitent et la représentation qu'ils se font d'eux-mêmes. Cela est fait de chair et de sang; cela est fait aussi de grandes oeuvres qui nous excusent d'avoir vécu, qui nous justifient en quelque sorte. Sans compter que ce pays, "à le connaître on le modifie et que, reconnu, il ne sera plus le même". Ces oeuvres-là, oeuvres de reconnaissance et de modification comme celle de Ferron, ont après coup un caractère d'évidence. On se demande comment diable on n'y a pas pensé soi-même. Comment peut-on être perçant ? C'est qu'elles se font un peu en dehors de nous, dans une sorte de monde obscur qui tient de l'antichambre de la Pythie. Une manière de divination, une entreprise de longue portée qui ne convainc bien que des convaincus — convaincus qu'après tout l'art divinatoire est aussi un pouvoir. Son style nous dit effrontément que notre siècle n'a pas de style et que ce n'est pas le trahir que de lui en imposer un venu d'une époque ancienne fertile, généreuse et qui nous appartient, qu'on le veuille ou non.

La fiction dans ces conditions n'est pas proposée comme un substitut de la vie, ni même comme une fuite devant le réel, encore moins comme un refuge, mais bien plutôt comme un jeu d'intelligence permettant une lecture intégrale du monde et de sa réalité, lecture simplifiée révélant de la complexité du vivre tout juste ce qu'il faut pour en reconstituer l'essentiel. Le fantastique, le merveilleux ne sont là que pour servir de sondes dans la recherche de cet essentiel-là. Leur présence dans l'univers ferronien est justifiée par le caractère même du conte, qui veut que tout ce qui mérite d'être représenté le soit d'une façon inoubliable; cette présence inquiétante justifie à son tour l'intervention de la conscience : la féerie de l'oeuvre de Ferron n'a rien du délire onirique, elle est sans cesse rappelée à l'ordre par une lucidité très aiguë qui contrôle ses activités et les dirige d'office vers la sagesse, laissant entendre ainsi que cela n'est pas tout, que la vie est là à côté de l'oeuvre. "La vie passe derrière les apparences; il suffit de l'entendre — a-t-on besoin de plus pour en vivre." Toute l'oeuvre de Ferron est ainsi faite d'une grande patience, d'une sorte de magnanimité à l'égard de la vie, qui la place d'emblée du côté de la permanence et de la pertinence humaines, tant il est vrai que l'éternel de l'homme se cache *aussi* à Québec, à Trois-Rivières, à Sainte-Agathe et à Saint-Yvon. Discrètement, avec une sorte d'assiduité qui est de la fidélité et tient du défi, Jacques Ferron fabrique pièce à pièce sous nos yeux depuis vingt ans (mais un peu à l'écart des temps) une oeuvre singulière. Il y met de l'obstination et de l'acharnement, paraissant ne pas trop avoir l'air d'en être le maître, léger sans être futile, de la légèreté que donne l'assurance dans les tâches nécessaires, mettant tout son labeur à n'écouter que les voix qui lui viennent du dedans, comme Noé construisant son arche sous les ricanements de populations oisives, à deux jours du déluge. Avant la crue des eaux et la submersion des rieurs, Ferron fait monter dans son arche tout ce qui du pays vaut d'être sauvé, le pays sous sa forme essentielle : quelques paysages, quantité de visages et de masques, un certain goût de durer. Lors de la retraite des eaux, quand la colombe reviendra avec au bout du bec l'échantillon fébrile d'une victoire de l'humus sur l'aquatique, l'arche descendra des eaux et Ferron descendra de l'arche, il plantera la vigne dans un pays encore humide, s'enivrera du fruit de sa vigne et se prendra à son tour d'un grand rire sardonique, cependant qu'autour de lui nul rieur ne se trouvera plus pour moquer l'entreprise : tout pleins d'eau par le dedans, les rieurs d'avant le déluge ! Pour l'instant, l'arc-en-ciel est plutôt incertain, le pays reste précaire et la colombe vole encore avec les ailes d'un vautour, guettant l'heure du cadavre nourricier. Mais il y a un juste parmi nous et c'est Jacques Ferron. Il faut souhaiter certes que son oeuvre à la longue corrigera l'histoire, comme il arrive chez Goethe qui corrige le parcours de l'Allemagne, chez Dante qui rajuste l'Italie à son destin, ou chez Cervantès qui rectifie les songes de l'Espagne : le pays, dans des conditions précises qui sont celles de l'esprit et de l'imagination, finira bien par reprendre le dessus sur les eaux. Ce qui fait le juste c'est qu'il voit juste et mesure justement, d'un coup d'oeil, les configurations du réel, leur multiplicité et leur complexité. Ce qui fait l'oeuvre du juste, c'est qu'elle privilégie l'imaginaire et que seul l'imaginaire a quelque pouvoir sur la réalité. Un pays n'est jamais insensible à l'appel des chemins que lui tracent ses écrivains-justes : c'est par ces routes-là d'ordinaire qu'il va rejoindre sa troisième dimension et se trouver une âme. Un pays finit toujours par se conformer et ressembler à quelque grande oeuvre qui l'entraîne vers ses sources dans la qualité d'un rêve. Celui de nos voisins du sud reste un pays insignifiant parce qu'il n'a pas encore de mythologie profonde qui rejoigne son destin profond; il a celle de son commerce, pas encore celle de son âme. Amérique insolite ! Les progrès économiques et technologiques dont on nous dit qu'ils font ce siècle ne jouent, en fait, qu'à la surface d'un tableau à deux dimensions. Les oeuvres de liberté ne sont pas faites pour l'actuel mais pour l'avenir qu'elles préparent en le définissant ou le provoquant. C'est l'écrivain qui précède et c'est le pays qui suit. Le plus *juste* est celui qui ajuste une âme au visage de son pays et lui apprend son rôle humain; le reste tient de l'aléatoire et n'entame jamais l'essentiel. Le nôtre était assez incertain lorsque Jacques Ferron entreprit de lui souffler dans les narines. Peu importe qu'il aboutisse dans l'économie ou la technologie; s'il vit dans et par les grands songes d'une oeuvre, c'est qu'il vit tout court et vivra de plus en plus sur l'autre versant de son histoire. Jacques Ferron décrit sans fiel et sans amertume un pays dont on n'avait jamais parlé auparavant sans l'arroser de ces deux sauces inconvenantes : c'était ennuyeux et manquait singulièrement d'imagination. Le ressentiment n'est pas un état d'âme d'écrivain, encore moins quand il s'agit d'asseoir dans la certitude un pays encore incertain et douteux. Ferron écrit avec une certaine gaieté, voyant le pays se révéler sous les images qu'il en fait, tout aussi fabuleux que la forêt de Brocéliande ou les prisons de Bagdad, tout autre en tout cas qu'on nous l'avait dit. Pour la première fois peut-être un écrivain d'ici ajoute au bonheur qu'il donne à le lire ce bonheur singulier qu'il y a à vivre dans un pays somme toute en servitude mais dont le caractère fabuleux, dans une oeuvre comme celle de Ferron, préfigure une liberté, quoique latente, aussi prochaine que réelle; autrement dit ses bonheurs d'expression coïncident avec le bonheur de la chose exprimée. Dans ce sentiment-là on est heureux comme le père Noé dans ses vignes. Ferron redonne le goût de la liberté à un pays qui, transcrit dans des oeuvres, en était jusqu'ici singulièrement dépourvu. Il ne se peut plus, étant donné le haut lieu où cette oeuvre est aujourd'hui montée, que le pays ne la suive pas un jour très prochain dans les vignes de Noé. Le juste non seulement aura vu ce qu'il fallait voir, mais il aura visé *juste*. On n'empêchera pas les effluves du déluge de s'ouvrir, mais on peut faire entrer le plus qu'il est possible d'espèces dans l'arche qui sauve. J'avais dessein de loger ici un portrait de Jacques Ferron, et me voilà pataugeant des deux pieds dans l'Ancien Testament. Mais à cela j'ai mes raisons : d'abord on ne décrit pas Jacques Ferron, il se dessine tout seul. Il aime se définir par son nez, le nez du juste précisément, tel qu'on le voit sur les gravures anciennes représentant les personnes bibliques; un nez par ailleurs qu'il se plaît à qualifier de mauricien, c'est-à-dire comme on en voit sur tous les visages qui ont vu pour la première fois la lumière dans le beau comté de Maskinongé : il tient ses caractéristiques de celui des Bourbons, éminent, arqué, à profil d'aigle et donne à ceux qui le portent des allures de grands seigneurs, une sorte de magnanimité qui dirige le regard au-delà des narines. En termes de précepte, il enseigne ce qui est écrit dans *le Ciel de Québec* : "Que celui qui veut voir plus loin que le bout de son nez ferme les yeux." Puis, quand il les rouvre, il aperçoit, s'inclinant devant lui dans les sept couleurs de l'alliance, l'arc-en-ciel reliant le pays au pays. C'est sur cette alliance qu'il a fondé son oeuvre. Une oeuvre écrite un peu malgré nous. Une oeuvre néanmoins à laquelle il va tout de même nous falloir un jour ou l'autre donner quelque raison d'avoir été écrite. Sans quoi l'auteur se retournera quelque jour pour témoigner contre nous — malgré lui.

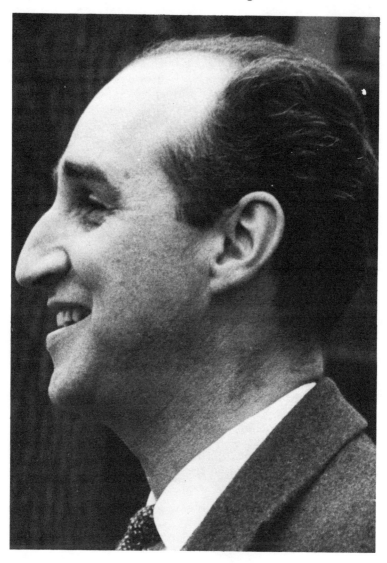

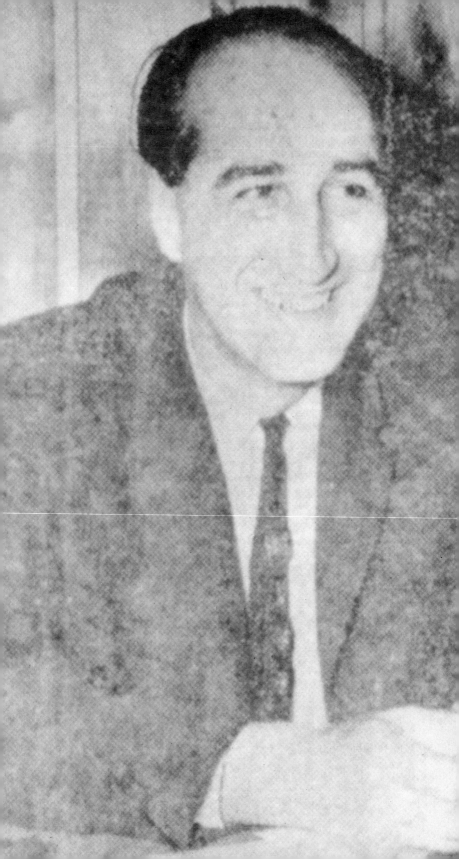

TINAMER
AU
PAYS DES MERVEILLES

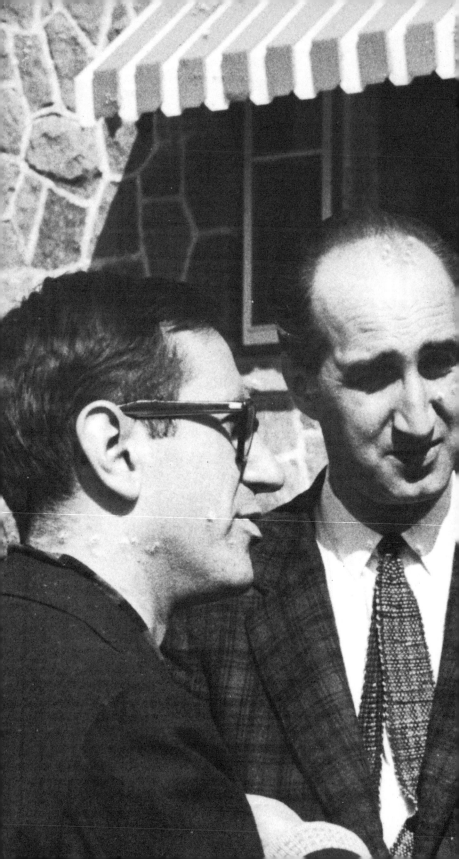

La parenthèse est une figure fort commode et fait partie de la rhétorique : elle isole ce qu'on y dépose en secret, de façon à le mettre en évidence. C'est ainsi que le secret — et l'évidence — de ce petit livre merveilleux (*l'Amélanchier*) se trouve coincé entre deux tirets (forme moderne de la parenthèse), à la page cent vingt-deux :

> "En revenant de cette expédition qui mettait fin à ma première enfance, je n'eus pas une pensée pour l'amélanchier — dont personne d'ailleurs n'avait entendu parler — (...)

Un secret dans un secret, qui de plus se trouve divulgué par le titre du livre : nous entrons là d'emblée dans un monde connu, celui de l'univers pudique et rituel de Jacques Ferron. Qui donc savait, avant que Ferron et Tinamer, la narratrice du conte, nous le révèlent, ce que c'était qu'un amélanchier ? Et comment le savoir, quand les dictionnaires eux-mêmes ne le savent pas ? — L'amélanchier est un arbre, un arbre presque secret dont on trouve une brève apologie en guise de description dans *la Flore laurentienne* de Marie-Victorin; Jacques Ferron l'a placée en épigraphe de son conte. Il est, apprend-on, le premier à fleurir au printemps, avant tous les autres, "grande girandole, merveilleux bouquet de vocalises, au milieu d'ailes furtives et muettes qui annoncent le retour des oiseaux." Pour Tinamer, il est l'image du jardin enchanté de son enfance, il est sa mémoire, sa souvenance, son secret. "L'image de la mémoire, écrit Nietzsche, est quelque chose de très ingénieux et de très rare." Elle était plus rare encore depuis qu'on s'était mis à croire que Proust en avait épuisé toutes les ressources fabulatrices. Jacques Ferron avait donc à relever une sorte de défi luxueux en faisant de la mémoire enfantine le sujet de son conte; s'il a réussi c'est qu'il a fait de l'irruption de la mémoire non pas une aventure d'ordre psychologique et affectif comme chez Proust, mais un événement ineffable relevant davantage du monde de la magie que de celui de la mobilité des sentiments et sensations. L'arbre de Tinamer, dans cette atmosphère de rêve et de fantaisie où tout est permis, c'est aussi l'arbre généalogique de son père Léon de Portanqueu; il est encore l'arbre édénique de la connaissance du bien et du mal, celui-là même qui se trouvait au milieu du paradis terrestre et se dresse ici au milieu du paradis perdu de l'enfance. L'amélanchier de Tinamer plonge ainsi ses racines très loin dans la terre pour rejoindre à la fois les sols les plus profonds de cette singulière mémoire que se transmettent les générations humaines d'un pays, et les couches plus profondes encore de la nuit immémoriale d'où l'humaine condition a jadis été chassée de son enfance et de son innocence.

De l'univers résolument dualiste de la connaissance du bien et du mal, qui est le premier temps de la révélation de la conscience par la mémoire chez l'homme, Tinamer retiendra le caractère complexe, sous la forme d'un monde d'étranges hostilités et qu'elle représentera par "le bon côté des choses" et "le mauvais côté des choses" : côté rue, où la brutalité n'épargne aucune beauté, où règnent la terreur et la démence; côté jardin de la maison de ses père et mère, où s'écoulait jadis son enfance, aussi heureuse que fabuleuse. La mémoire sert ainsi à départager le monde en deux camps aussi irrémédiablement nécessaires qu'irrésistiblement opposés, tout comme dans la *Recherche du temps perdu* il y a "le côté de Guermantes" et "le côté de chez Swann". Mais ici, à la différence du discours proustien qui imite par allongements successifs et infinis de la phrase le mouvement même de la mémoire fouineuse, la narration ferronienne est brève, cursive, nerveuse; elle éclate entre deux images surgies elles-mêmes d'un lyrisme légèrement intellectualisé qui vient se briser souvent sous le coup d'une intense mélancolie. La narration alors cède, comme cède l'innocence de l'enfant lorsqu'entre deux jours il reçoit pour la première fois la révélation de la nuit. Car telle est bien la "théorie" de ce grand conte : la mémoire n'apparaît chez l'enfant que lorsque celui-ci, à la faveur d'une nuit où il ne dormira pas, pourra nouer au jour qui meurt le fil du jour qui vient. Sans nuit blanche, point de mémoire, partant point de conscience : la nuit banalement passée à dormir efface toutes les images du jour qui s'achève; au matin tout est à recommencer; l'enfant reste un enfant. Léon de Portanqueu raconte à sa fille comment lui, dans son enfance, vit une nuit l'église de son village brûler, "cela soit dit sans établir de rapport entre un élargissement de la conscience et la perte d'une église." (p. 69) C'est son plus loin-

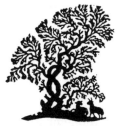

tain souvenir, le chaos de la nuit vaincu, la genèse de sa
mémoire personnelle à laquelle viendra plus tard se enter la
moins individuelle et plus collective mémoire des ancêtres :
tant il est vrai, comme le veut encore Nietzsche, que "tout
homme porte en lui la mémoire des générations passées."
C'est ainsi que Léon de Portanqueu se rattache à son pays, à
son comté de Maskinongé, que Tinamer se rattache à son jardin, et l'amélanchier aux arbres fabuleux de la généalogie et
de l'Eden.

Le récit que Tinamer nous fait de son enfance, c'est l'adieu
qu'elle dit au jardin de son premier âge, "tel un conte devenu
réalité, encore incertaine entre les deux". Chassée de son
enfance, elle conçoit son récit comme une sorte d'oeuvre
rédemptrice, creuset de tous ses rêves passés; de même que
c'est d'avoir quitté son enfance originelle que l'homme a pu
concevoir en lui l'irrépressible besoin de se racheter en se
représentant dans des formes hors de lui. On commence par
griffonner sur les parois des grottes de Lascaux, puis on
finit par écrire, dans le regret et la mélancolie, les souvenirs
des temps enfuis. Cela rejoint une idée chère au docteur
Ferron, à savoir que "le dessin est abstrait et tend vers l'écriture". La fiction devient ainsi, chez l'homme comme espèce
et chez Tinamer comme personnage, un mode privilégié
d'intégration au réel et aussi le regret sans cesse réactualisé
d'un paradis perdu. Cette blessure primordiale de laquelle
naît toute oeuvre de création est aussi inévitable que la
faute originelle : elle *est* la faute originelle de l'existence
humaine et fait partie de l'économie du vivre. La création
en est comme la convalescence jamais achevée; l'oeuvre est
une lente cicatrice.

Léon de Portanqueu lit le dimanche matin dans sa "bible"
le récit de la saga des ancêtres, cependant que Tinamer lit,
elle, dans le conte de son enfance les mille merveilles de son
jardin enchanté : le lapin anglais du nom de Northrop, la
ménagerie de chiens, de chats, de bécasses et autres volatiles.
Et c'est sur cet arrière-fond nettement sacré que se détachent
le plus naturellement du monde les thèmes religieux de l'oeu-

vre. De la lecture assidue de sa "bible" Léon de Portanqueu tire son imagerie polémique faite de ciel, d'enfer et de pentecôte :

> "une pentecôte sous le pieux patronage du pays le plus riche du monde, successeur de la grande Allemagne disciplinée et musicienne. En cas de victoire nazi-nazo-américaine, pas un moment à perdre : relancer le ciel pour les victimes, l'enfer pour les bourreaux. (...) Il le faut. Autrement il n'y aurait plus de justice, ce serait la fin du monde." (p. 142)

Encore une fois ici, Nietzsche nous servira de référence : "Il semble que la métaphysique de la récompense et de la punition soit indispensable." (*Le Livre du philosophe*, Aubier, p. 61). On n'insistera pas outre mesure sur l'aspect de plus en plus nietzschéen que prend, sous l'angle moral, la dernière oeuvre de Jacques Ferron : ceci dit sans parler d'influence, mais de simple rencontre; sans parler non plus de la théorie du surhomme que l'auteur magnanime de *la Nuit* rejette d'emblée.

La religion de Tinamer est plus simple : c'est celle qu'on trouve, rituelle, subtile et impeccable, dans tous les contes d'enfants. Comme Léon de Portanqueu à l'imagerie biblique, Tinamer emprunte à ces contes enfantins chacun des éléments qui composent son univers magique. Ainsi, sa rencontre avec le lapin lui vient d'*Alice au pays des merveilles*; le "oh ! oh ! che naso brutto", de *Pinocchio*. Car il faut bien le dire : son conte, Jacques Ferron l'a très habilement manigancé à partir de bien d'autres livres, ce qui en fait un succès d'autant plus singulier : de Proust d'abord (ou contre lui), de Collodi (*Pinocchio*), de Lewis Carroll (*Alice...*) dont la présence dans *l'Amélanchier* est si manifeste qu'ils ne sont point nommés; mais aussi de Cazotte (l'épisode de la cage aux poules), de Mgr Mailhot (la tendre histoire de Hubert Robson et de Mary Mahon) et de Pierre Jaccard (la théorie de l'orientation chez l'enfant) qui sont nommés par Tinamer et dont les ouvrages sont ouverts devant elle sur sa table de travail au moment où elle rédige les "mémoires" qui forment le conte entier de *l'Amélanchier*. Si bien qu'on peut affirmer que toute l'oeuvre épouse dans une seconde perspective du récit la dynamique même de l'arbre qui lui prête son titre, en soutirant du fonds culturel de ces divers ouvrages les sucs de sa propre vitalité. Un livre sur la mémoire ne pouvait pas faire mieux que de se souvenir à son tour de toute la mémoire du monde qu'est la littérature universelle. On comprendra aussi que dans un pays dont la devise lui enjoint de se souvenir, la mémoire constitue un sujet de bon propos. Et le thème du pays, en effet, n'en est pas le moins important, ni le moins pertinent : entendu que le pays est ici ramené à sa juste proportion qui est celle de la nation québécoise. En fait, la mémoire et l'enfance finissent pas enfanter d'eux-mêmes ce thème du pays : il est la fine pointe de leur entremêlement, il est aussi en quelque sorte, comme la petite madeleine de Proust, cette pierre d'angle sur laquelle repose "tout l'édifice du souvenir". Voici ce que Tinamer en dit à la fin de son récit :

> "Un pays, c'est plus qu'un pays et beaucoup moins, c'est le secret de la première enfance." (p. 155)

Ainsi se trouvent raboutés l'un à l'autre ces deux termes de la mémoire individuelle et de la mémoire collective. L'amélanchier est arbre assez humble, certes, mais pas moins astucieux pour cela : c'est lui qui sert de jointure feuillue entre les deux; en grandissant, de simple mémoire il est devenu pays entier. Mais l'amélanchier n'est pas pour autant symbole; il n'a pas cette prétention et il lui suffit d'être le lien discret entre toutes les métaphores de l'oeuvre : entre le moi de Tinamer et la collectivité nationale, entre le bon et le mauvais côté des choses, entre le rêve et le réel. Il assure ainsi, dans l'économie générale de l'oeuvre, cette secrète unité qui fait du conte tout entier une éblouissante et splendide métamorphose. Le pays est certainement un thème fort convoité par les écrivains d'aujourd'hui, mais tous ne parviennent pas avec un égal bonheur à le féconder. Dans *l'Amélanchier*, on peut dire qu'il est tout à fait à son aise, sans que l'auteur ait eu à le provoquer, parfaitement intégré au régime général de l'oeuvre, qui est la mémoire de l'enfant, de Tinamer. C'est de l'histoire de son pays, mémoire perpétuelle de la collectivité, que Tinamer tire, en même temps que l'assurance de sa propre individualité, la conscience dont elle fera son mode d'intégration à elle-même à la fois et à la société. L'apparition de la conscience chez elle semble coïncider avec l'émergence du pays, événement tout aussi magique que l'irruption de la mémoire, tout aussi fabuleux et psychologiquement inexplicable, sorte de grande métamorphose qui fait du récit de Tinamer un conte bien caractérisé, car la métamorphose est précisément, dans tout bon conte, l'élément obligé, essentiel. A la fin de son "expédition" au pays de mémoire, Tinamer cite une phrase extraite d'un roman peu connu de l'écrivain-menuisier Anatole Parenteau : "La patrie c'est tout, la patrie c'est rien." Et c'est le moment que Tinamer choisit pour nous dire qu'au sortir de son enfance elle retrouve en elle "l'interrelation de ce tout et de ce rien, au bord de je ne sais quoi, dans l'attente de je ne sais qui, entre le goût de vivre et celui de mourir". La révélation du pays vient de donner une dimension sans fin à sa mémoire, à sa conscience. Si bien que ses derniers mots seront pour nous présenter l'image récapitulative de tous les thèmes de son récit : à la porte du paradis perdu de son enfance, le jeune aveugle recueilli par Léon de Portanqueu monte la garde, tel l'ange de l'Eden, "un glaive de lumière à la main qui tellement était éblouissant qu'à peine ai-je pu discerner derrière lui une dernière fois, l'amélanchier, grande girandole qui perdait ses fleurs, qui bientôt fut éteinte". (p. 163) L'amélanchier repasse là tous ses rôles : arbre de la connaissance, arbre de mémoire et d'enfance, arbre secret d'un pays précaire. L'arbre est nature, le pays est nation, la mémoire, façon de naître. Or *nature* et *nation* sont ce qui *naît*. Et naissance elle-même est nature, qui est aussi nation. *Nature*, *nation*, *naissance* ont même et commune racine, la racine unique de l'amélanchier secret "— dont personne d'ailleurs n'avait entendu parler —".

Nous voici devant un fait accompli : le conte de *l'Amélanchier* est un univers complet. A ce titre il est à ranger parmi les livres majeurs de notre littérature. Jacques Ferron en aura écrit trois ou quatre, dont celui-ci, livre d'enfance pour adultes seulement.

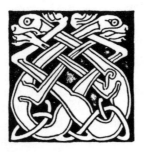

POST-SCRIPTUM
POUR SAUVER L'IRLANDE

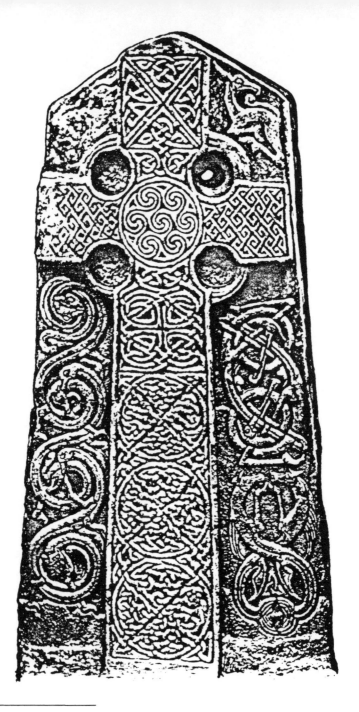

(1) Cette définition n'est pas si loin de celle que Tinamer donne
de la même réalité dans *l'Amélanchier* : "Un pays, c'est plus,
c'est moins qu'un pays, surtout un pays double et dissemblable
comme le mien, dont la voix ne s'élève que pour se contredire,
qui se nie, s'affirme et s'annule, qui s'use et s'échauffe à lui-
même, au bord de la violence qui le détruira ou le fera vivre."
(p. 156)

On allait croire que l'année littéraire se terminerait en douceur, sans éclat, comme elle avait commencé, dans le décor enchanté du jardin de Tinamer. Un coup de fil d'Adrien Thério me prévient que non, même qu'il faudra ajouter à la hâte quelques mots sur un dernier livre du docteur Ferron paru de justesse à la fin d'une année difficile, à temps cependant pour se prévaloir d'avoir été publié en cette année-là et figurer dans le bilan de *Livres et auteurs 70*.

En fait, *le Salut de l'Irlande* avait déjà paru par tranches en 1966 dans *l'Information médicale et paramédicale*; il a été rebâti en quelques jours à la lumière des feux de l'Octobre québécois dont en 1966 déjà il constituait une sorte de préfiguration. Un livre touchant à cause des événements, certes, mais qui l'eût été tout autant sans eux. Aussi faut-il le lire comme si rien ne s'était passé.

Comme toujours chez Ferron le titre pousse du côté de l'énigme, et l'on se demande ce que l'Irlande, pays si vert, peut bien avoir à faire dans les événements susdits. L'Irlande sera donc définie, deux fois plutôt qu'une, de façon que rien n'échappe à l'entendement :

1) "L'Irlande est l'honneur de tous les humiliés du Canada." (p. 75)
2) "L'Irlande, c'est vous, c'est moi, c'est tout le monde." (p. 216)

Puis, ces deux prémisses posées, quand tout le monde a compris, le syllogisme court d'instinct à sa conclusion de la page 183 : "Le Québec plus qu'un pays est une foi qui ne veut pas mourir. Elle le sauve sans cesse de n'être qu'un pays inachevé." (1) Le reste de l'histoire, la fabulation proprement dite, est là pour compléter la démonstration, de sorte que tout le conte prend l'allure d'un rigoureux théorème. Le récit est mené sans heurt, d'une grande pureté de lignes, avec cette fantaisie bien ferronienne qui rassemble tous ses éléments épars pour en faire une seule, étrange et belle densité.

En voici l'histoire en bref. Sur la Rive sud, à Saint-Lambert, un renard mythique, figurant sans doute jadis dans les armoiries des ancêtres royaux d'Irlande, poursuit de son rire et de ses glapissements les membres de la fratrie des Haffigan : Mike, Tim, Buck et Connie. Les trois premiers, au mépris d'eux-mêmes et de l'Irlande, feront carrière très britannique dans les diverses gendarmeries du Canada. Au dernier, le cadet, le père Haffigan confiera une mission bien contraire, et difficile : "Tu sauveras l'Irlande, Connie, tu seras Effelquois !'' La cérémonie d'initiation à cette secte bien connue aura lieu par une belle nuit dans le Castle des Haffigan, en présence du renard mythique, au son d'une gigue irlandaise et endiablée, au milieu d'un amas de croix celtiques :

> "— Toutes ces croix celtiques te serviront, ô mon glorieux fils, à sauver l'Irlande, car c'est par elles que tu vaincras, et par la dynamite.'' (p. 196)

Mais comment donc CDA Haffigan, vieux parasite du système électoral, organisateur sans scrupule et sans honneur, en était-il arrivé là ? Ce fut par un beau jour de 1963, au printemps des premiers pétards de Westmount, alors que "sous le coup de la fulguration, il s'était mis à penser, ô supplice ! ô déchirement de toute une vie'', à penser que son humiliation lui venait peut-être de ce que l'Irlande en Québec n'avait aucun sens et que son Irlande intime, son honneur retrouvé, c'était le Québec qu'il importait de sauver. La séance d'initiation terminée, père et fils, le vieux douze à la main, se retrouvent dans le terrain vacant où le renard avait coutume de poursuivre les Haffigan. On peut penser, à cause du texte tiré de *la Nuit* qui figure sur le battant de la couverture, que c'est ce Connie Haffigan que François Ménard avait dû apercevoir, sans avoir pu l'identifier, à la fin de sa grande aventure nocturne, alors que Connie s'apprêtait à corriger les poteaux indicateurs. Et c'est lui, apparu si furtivement dans les dernières pages de *la Nuit* qui vient ici faire office de narrateur du *Salut de l'Irlande*. Rien d'étrange à cela quand on songe que tous les livres de Jacques Ferron, en s'accumulant, établisse des liens de complicité entre eux et forment un étrange cycle où tout épisode d'un conte peut donner prise à un autre épisode d'un autre conte. Or, c'est pendant cette nuit-là, nuit archaïque des légendes et des mythes, celle de Connie comme elle fut celle de François Ménard dans *la Nuit*, que se produit le salut annoncé, l'Irlande récupérée par la très vieille légende québécoise de la chasse-galerie. Le canot fantastique apparaît dans le ciel avec à son bord Papineau, Rédempteur Fauché et le major anglais Bellow, ancien tuteur de l'aîné des Haffigan. L'équipée enlève bientôt vers le ciel CDA Haffigan, qui avait bien prévu l'événement lorsqu'il disait à son fils jadis : "Tu sauveras l'Irlande et tu te sauveras, mais moi, j'en ai bien peur, j'y laisserai ma peau." (p. 78) Et c'est de sa peau, en effet, que la vieille légende continue de se nourrir. On peut par ailleurs se demander avec une certaine raison ce que vient faire à la fin dans cette galère le britannique major Bellow, bien indigne de par sa race de figurer parmi les illustres personnages du canot. La réponse est assez simple et se trouve aux premières pages du livre où l'on apprend que le major avait été jadis le secrétaire du Montreal Hunt Club dont le territoire de chasse-gardée était précisément ce terrain vacant où le renard qu'on avait sans doute oublié de tuer, hantait encore les lieux et poursuivait les Haffigan de son rire et de ses glapissements. Ainsi se ferme l'anneau d'or du merveilleux unissant la chasse à courre des aristocrates du Club d'autrefois et la chasse-galerie de la mythologie québécoise, devenue révolutionnaire. C'est encore ce merveilleux propre à l'univers ferronien qui transforme en véritable élément magique la fameuse "pensée" de CDA Haffigan par laquelle celui-ci, tel un papillon sorti de sa pauvre larve, s'était soudainement métamorphosé de vieil escroc irlandais en patriote québécois. Car c'est bien de métamorphose qu'il s'agit ici, la brusque transformation survenue chez CDA Haffigan restant inexplicable par les mesures ordinaires de la psychologie ; il sied d'ailleurs au conte que toute transformation qui

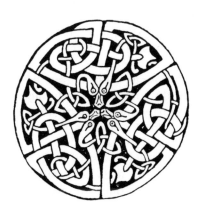

s'y produit soit pure et simple métamorphose : lorsqu'un crapaud, par exemple, devient un prince.

CDA Haffigan s'est donc métamorphosé, et son fils, une fois passée l'épreuve de l'initiation à l'amour et à la dynamite, est devenu Effelquois. Or voici que, son père enlevé par le canot de la chasse-galerie, il reste orphelin, le vieux douze à la main, cependant que du ciel à nouveau descend une autre légende, plus récente, celle-là : des hélicoptères d'où sortent bientôt ses propres frères, membres de diverses gendarmeries et qui, mitraillette au poing, ont tôt fait d'encercler le rebelle et de lui passer les menottes. A toute fin pratique, sur cette scène finale, pitoyable et grandiose, l'Irlande est quand même sauvée.

L'incroyable histoire des Haffigan est sans morale, comme leur morale d'ailleurs est sans histoire. Ils forment une famille bizarre qui reproduit en microcosme le monde étrange des Irlandais établis en Québec, la mère étant française évidemment. Et si Connie a pu vraisemblablement passer de son Irlande désespérante au Québec de tout le monde, au point de devenir Effelquois, c'est que, contrairement à ses frères qui avaient fréquenté les High Schools, il fréquentait, lui, chez les frères des Ecoles Chrétiennes où il n'avait rien appris mais s'était avantageusement instruit des réalités humaines auprès d'un vieux prophète naïf et juste, le frère Thadeus. Ceux qui se plaisent à voir en Jacques Ferron un moqueur de curaille seront sans doute surpris de trouver dans ce livre une petite apologie des frères des Ecoles Chrétiennes, autrefois appelés "frères Ignorantins" parce que, dit Thadeus, "nous dispensions l'instruction à de pauvres enfants qui sans nous seraient restés analphabètes. (...) D'ailleurs nous étions fiers de notre sobriquet : par lui nous participions à l'humiliation des classes populaires". (p. 188)

Et c'est ce bon frère Thadéus qui, dans sa simplicité, préparant insensiblement la voie au père Haffigan qui proposera à son fils de devenir Effelquois, enseigne à Connie que l'amour de tout est au-dessus de tout :

"— Parbleu ! Connie, c'est la grande leçon de l'évangile. Aimer, aimer de n'importe quelle façon, aimer n'importe qui, n'importe quoi... Marie-Victorin lui, aimait la terre, la sale terre des champs, celle qui noircit les mains et porte la patrie." (p. 188)

C'est dans ces temps forts de son oeuvre que Jacques Ferron se révèle le plus touchant, élevant jusqu'au lyrisme

le plus dense une prose pure et quasi ascétique — une réussite
en tout cas qui n'a pas son égal dans l'écriture qui se fait
ici.

Le Salut de l'Irlande est somme toute un livre qui prépa-
rait admirablement son auteur à jouer le rôle qu'il a dû assumer le 28 décembre à Saint-Luc, pas si loin du lieu-dit où le
canot de la chasse-galerie ébranlait la nuit pour enlever vers
les espaces légendaires le demi-héros CDA Haffigan, là-même
où son fils Connie, resté bouche bée, un vieux douze à la
main, souriait à son "pays au-delà de la nuit". Et ce sourire
vous reste dans le coeur, scintillant comme une certaine
étoile parue à l'Orient. Les mages la reconnaîtront-ils à
temps, avant que l'année et la nuit ne se referment tout à
fait ?

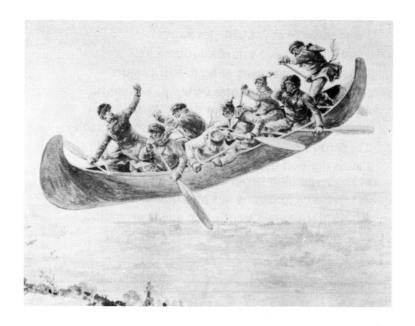

JACQUES FERRON, QUI ÊTES-VOUS?

Je suis le rhino parti pris féroce.
J'écris bas les pattes avant qu'on m'attrape.
J'appelle un chat un chat quand il court à pacha.
J'aime la vie et la douce coulée des entre-lignes.
J'aime la mer longue comme une phrase amarrée basse.
Je me cherche jusqu'où l'on va pas se rendre.
Je sers les mots à la queue leu leu jusqu'à chacun sa place.
Je m'étends d'un piège à l'autre et me tends des surprises.
Je m'étire et me rate et recommence à jeanne-mance.
Je pense de moi comme je pense des autres
et je fais de mon mieux comme eux autres.
Je raffine de l'écriture dans la civilisation du pétrole.
Je pleure quand tout le monde est parti.
Je prends du temps pour le donner.
J'adore les mots retournés à la main.
J'aiguise les us et je plante les autres.
Je ne dis pas que je suis révolutionnaire.
Je déteste les menteurs et les mystificateurs.
Je me pends pour un autre de temps en temps.
J'exécute l'idiot visuel à pointe de style.
Je cherche à quatre pattes mon chien sous la table.
J'ai perdu beaucoup de temps à vivre.
J'avais dix-sept noms de vaches en portefeuille
et j'ai perdu mon jardin d'enfance à l'école.
Je reviens de loin et ne sais plus quand m'arrêter.
J'écris plus en vieillissant parce que je vis moins.
Je parle de moi à la dernière personne.

JACQUES FERRON

OU LE DRAME DE LA THEATRALITE

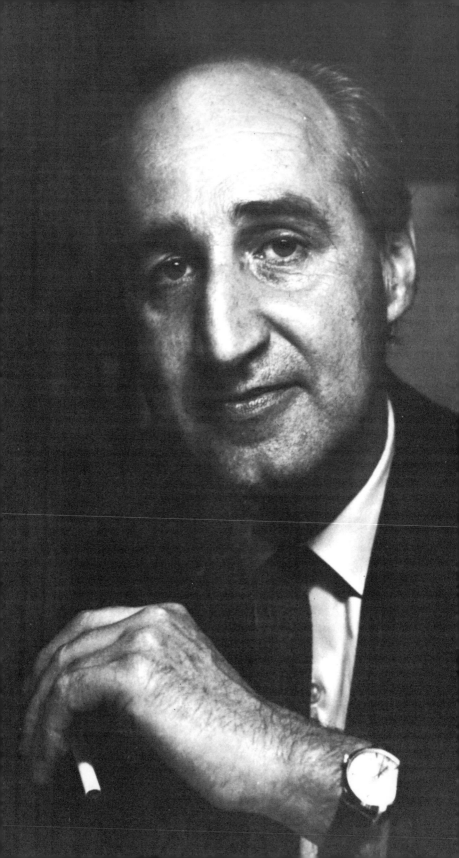

Le plus simple inventaire pose déjà de sérieux problèmes. La production théâtrale de Jacques Ferron s'étend sur une vingtaine d'années. L'ordre de production des pièces ne correspond le plus souvent pas à l'ordre d'édition. Ainsi, la première pièce a été écrite en 1947 (*Le Licou*), et la première publiée (*L'Ogre*, 1949) a été écrite en second lieu en 1948. La troisième (*La mort de monsieur Borduas*) a été composée en 1949 mais n'a connu la publication qu'en 1968. La dernière en date des pièces de Jacques Ferron a été écrite en 1969 (*Le Coeur d'une mère*), alors que celle qui la précède immédiatement (*L'Impromptu des deux chiens*) a été composée en 1967 et ne paraîtra que dans la publication du *Théâtre II*, en 1975, chez Déom. Entre ces deux dates de 1947 et de 1969, le dédale est plus inextricable encore : cinq pièces ont été notablement refondues après avoir été publiées, dont deux seulement nous sont aujourd'hui connues dans leur nouvelle version (*Le Cheval de Don Juan*), pièce écrite en 1957, publiée la même année, puis refondue sous le titre du *Don Juan chrétien* et publiée en 1968; *Les Grands Soleils*, pièce écrite en 1958, publiée la même année, puis refondue en 1967 et publiée dans sa nouvelle version, sous le même titre, en 1968; les trois autres pièces (*Le Licou*, écrite en 1947, publiée en 1951; *L'Ogre*, écrite en 1948, publiée en 1949; *Le Dodu*, écrite en 1950, publiée en 1956) ont été depuis considérablement remaniées mais les versions renouvelées sont encore inédites. Ajoutons que deux autres pièces ne nous sont encore connues que par des extraits (*Lella Mariem*, écrite en 1954 et publiée par extraits en 1954 et 1966; *Les Rats*, écrite en 1954 et dont un extrait a paru la même année). Si bien que la seule bibliographie exhaustive (mais non exempte d'erreurs mineures) du théâtre de Jacques Ferron se trouve (à l'exception des pièces et remaniements inédits) dans la *Bibliographie du théâtre québécois de 1935 à nos jours* due à M. Jean Du Berger et publiée à l'Université Laval en 1970. D'autres pièces, enfin, ont été rééditées sans avoir été remaniées (*Le Licou*, 1951 et 1958, *Tante Elise*, 1956 et 1968). Le problème se complique si l'on pose la plus simple des questions : combien Jacques Ferron a-t-il écrit de pièces ? Autrement dit, une version remaniée annule-t-elle une version antérieure ? A mon avis, il est important du point de vue méthodologique même de tenir compte de toutes les versions d'une même pièce, dans la mesure où elles nous sont accessibles; et nous verrons plus loin comment le "passage" d'un état du texte à un autre peut nous apporter des lumières sur la manière théâtrale de Jacques Ferron et sur la conception même que l'auteur se fait de la théâtralité. Et c'est maintenant que nous pouvons répondre à notre question : Jacques Ferron a écrit vingt pièces de théâtre dans l'ordre suivant (1) :

1) *Le licou I* (1947)
2) *L'Ogre* (1948)
3) *La Mort de monsieur Borduas* (1949)
4) *Le Dodu I* (1950)
5) *Lella Mariem* (1954)
6) *Les Rats* (1954)
7) *Tante Elise* (1955)
8) *Le Cheval de Don Juan* (appelée ci-dessous *Don Juan I* (1957)
9) *Le Licou II* (1957)
10) *L'Ogre II* (1957)
11) *Le Dodu II* (1957)
12) *L'Américaine* (1958)
13) *Les Grands Soleils I* (1958)
14) *La Tête du roi* (1963)
15) *Cazou* (1963)
16) *La Sortie* (1964)
17) *Le Don Juan chrétien* (ci-dessous appelé *Don Juan II* (1965)
18) *Les Grands Soleils II* (1967)
19) *L'Impromptu des deux chiens* (1967)
20) *Le Coeur d'une mère* (1969)

Ces mêmes pièces ont été éditées dans l'ordre suivant :

1) *L'Ogre I* (1949)
2) *Le Licou I* (1951)
3) *Lella Mariem* (extrait, 1954)
4) *Les Rats* (1954)
5) *Le Dodu I* (1956)
6) *Tante Elise* (1956)

---

(1) Nous faisons suivre les pièces remaniées (publiées ou inédites) des signes *I* et *II* indiquant le premier et le second état du texte.

7) *Don Juan I* (1957)
8) *Les Grands Soleils I* (1958)
2bis *Le Licou I* (nouvelle édition sans remaniement, 1958)
9) *L'Américaine* (1959)
10) *La Tête du roi* (1963)
11) *Cazou* (1963)
12) *La Sortie* (1965)
3bis *Lella Mariem* (nouvel extrait, 1966)
13) *La Mort de monsieur Borduas* (1968)
14) *Les Grands Soleils II* (1968)
6bis *Tante Elise* (nouvelle édition sans remaniement, 1968)
15) *Don Juan II* (1968)
16) *Le Coeur d'une mère* (1969)
17) *L'Impromptu des deux chiens* (1975)
18) *Le Dodu* (réédition sans remaniement, 1975);

Les deux pièces suivantes restent inédites dans leur nouvelle version :

19) *L'Ogre II*
20) *Le Licou II*

Il nous a paru important de faire une fois pour toutes le point sur la question des dates de composition et des dates d'édition, ne serait-ce que pour donner plus de vraisemblance à d'éventuelles analyses qui se fonderaient sur la chronologie des oeuvres, et en particulier sur l'évolution thématique. Mais les difficultés que nous avons d'abord rencontrées s'aggravent d'autant si l'on tient compte du fait que certaines de ces pièces sont de consultation difficile, les unes ayant été tirées à un très petit nombre d'exemplaires et se trouvant de ce fait aujourd'hui épuisées, d'autres ayant été publiées dans des revues ou des journaux peu accessibles. Précisons enfin, pour donner plus de vérité à ce tableau, que la production dont nous avons dressé le tableau le plus complet possible se fait au milieu d'une oeuvre beaucoup plus considérable comptant plus d'une vingtaine d'autres volumes (contes, romans, histoire, etc.) et d'un nombre incalculable d'articles de tous genres disséminés dans les revues et journaux.

Ces précautions "historiques", pour inutiles qu'elles puissent paraître, ne constituent pas moins un préalable à toute tentative d'interprétation de l'ensemble du théâtre de Jacques Ferron. Elles nous enseignent notamment que tout essai de relier l'évolution "chronologique" à une certaine évolution "thématique" est nécessairement voué à l'échec. André Vanasse, dans une étude par ailleurs remplie de qualités (1), a cru discerner dans *Les Grands Soleils* de 1958 la marque d'un "tournant dans sa création dramatique". "Pour la première fois, ajoute Vanasse, Ferron aborde de plain-pied un sujet typiquement canadien" (p. 227). Ce qui suppose que tout ce qui précède n'a pas cette qualité, et que tout ce qui suit la possède à un haut degré; cette interprétation ne résiste cependant pas à l'analyse que constitue déjà notre tableau, lequel est irrécusable du point de vue chronologique : *Cazou, la Sortie, Don Juan II, l'Impromptu des deux chiens, le Coeur d'une mère*, toutes postérieures aux *Grands Soleils I*, et à un moindre degré *l'Américaine* qui date de la même année, se rattacherait plutôt à ce que Vanasse appelle, non sans raison, "le cycle de la comédie classique". Du point de vue de la chronologie des publications, la liste serait plus longue encore. D'autre part, il n'est pas rigoureusement juste de croire que les pièces antérieures aux *Grands Soleils I* ne sont pas "québécoises" : *La Mort de monsieur Borduas* (1949) met en scène les protagonistes du groupe des Automatistes; Paul Toupin et d'autres congénères figurent comme personnages de *Lella Mariem* (1954) et si la scène se situe en Tunisie, c'est par dérision plus que par "incapacité" de représenter le pays; *Les Rats* font de même figurer des amis de Ferron (il est dit en clair que *le Dodu* est le poète André Pouliot); *Tante Elise* laisse entendre par maints propos qu'on se trouve bel et bien en terre québécoise. Ce n'est donc pas de ce côté, en divisant la production théâtrale en "québécois" et "non québécois", qu'il conviendrait de rechercher les principes qui organisent les diverses pièces de Jacques Ferron en un certain nombre de cycles : la thématique, dans cette opération, ne peut que servir d'appui et non de point de départ. Il reste néanmoins vrai que les premières pièces ne révèlent pas de préoccupations sociales particulières; mais pour bien interpréter cette "absence", il serait méthodologiquement de bon aloi de mettre la série théâtrale en parallèle avec la série des contes de la même époque. Cette opération nous ferait notamment découvrir que si *l'Ogre* de 1948 est en apparence a-politique, le conte de *Martine*, écrit la même année, est déjà chargé de tout ce qui deviendra la thématique sociale des récits ultérieurs. Et ainsi de presque tous les contes du "pays incertain" écrits concurremment à la première "vague" théâtrale 1948-1958. Si donc l'absence du *pays* apparaît à plusieurs comme

(1)   *Le théâtre de Jacques Ferron : à la recherche d'une identité*, dans *Livres et auteurs québécois*, 1970, pp. 219-231.

une caractéristique des premières pièces, il faut invoquer une raison plus sérieuse que "l'esthétique rétrograde" de l'auteur, puisque l'on est en mesure de démontrer, pièces à l'appui, que le même auteur, dans ses récits de la même époque, se trouvait déjà engagé dans une thématique sociale et que le pays ne lui était pas un objet étranger. Il est donc clair que l'avènement d'une pièce entièrement consacrée au pays (*Les Grands Soleils*) n'amène pas de véritable rupture dans le modèle dramatique et que d'autre part cette soudaine "irruption", si elle existe, ne peut tenir lieu de "tournant".

Pour quiconque jette un coup d'oeil même furtif sur l'entier de la production théâtrale de Jacques Ferron, il reste néanmoins apparent que celle-ci s'organise effectivement autour d'épicentres qu'il conviendrait cependant de définir plus précisément. C'est faute d'avoir scruté de plus près la chronologie qu'on a souvent partagé ces cycles en "avant et après" *les Grands Soleils I.* Tous ceux qui se sont penchés sur la question en sont arrivés à distinguer des cycles à peu de chose près semblables (1). Cette façon de voir n'est pas absolument fausse; seulement, elle néglige l'aspect proprement dramaturgique au profit d'une thématique dont on vient de voir qu'elle est infiniment plus complexe qu'il n'en paraît de prime abord, surtout si on fait entrer en ligne de compte la série chronologiquement correspondante des récits, à laquelle la thématique du théâtre semble en effet s'opposer. Or il semble que si "cycles" il y a, chacun de ces cycles devrait se trouver soumis à une dynamique dramatique propre qui l'organise de l'intérieur : on verra que c'est le cas si nous abandonnons la chronologie stricte. Si, toutefois, ni la chronologie ni la thématique ne suffisent à délimiter d'une manière satisfaisante le phénomène de la cyclisation, seule une analyse structurale paraît pouvoir révéler la dynamique proprement dramatique qui fait entrer telle ou telle pièce dans l'orbite de tel ou tel cycle. Une première question, cependant, pourrait venir à l'esprit : pourquoi faudrait-il absolument qu'il y ait des cycles dans cette production théâtrale ? Chaque pièce ne pourrait-elle pas garder son autonomie ? Il

---

(1)   Outre l'étude de Vanasse, voir Jacques de Roussan, *Jacques Ferron*, Presses de l'Université du Québec, 1971 (particulièrement le chapitre "Itinéraire théâtral", où les pièces sont réparties en cycle "intime" et cycle "patriotique", ce qui ne résiste pas à l'analyse); aussi, Godin et Mailhot, *Le Théâtre québécois*, 1971, HMH, (chapitre consacré à Ferron : il y est même question d'un "cycle de l'amour" et d'un "cycle de la patrie", selon un partage strictement chronologique).

semble bien que non, et que s'il existe des cycles, c'est que le mode de composition chez Ferron appelle de lui-même des cycles, aussi bien dans son théâtre que dans ses contes, courts ou longs. La cyclisation apparaît ainsi comme le principe organisateur de toute son oeuvre. C'est au terme d'un cycle que chaque pièce qui le compose acquiert une signification nouvelle qu'elle n'aurait pas si elle ne se trouvait pas dans un ensemble organique : elle double ainsi sa propre signification, d'abord comme oeuvre autonome, ensuite comme élément d'une structure plus vaste. Ce qui donne à l'entier des ouvrages de Jacques Ferron l'allure d'une seule et unique oeuvre concertée, parfois déconcertante. La "folie" qui la disperse dans toutes les directions est aussi le noyau qui l'unifie au plus près d'une "raison" secrète et dynamique.

La nécessité d'une classification nous fera comprendre à la fin que l'ordre qui en résulte au terme de l'analyse constitue à lui seul une signification, sans laquelle l'ensemble de l'oeuvre, laissé à lui-même, pourrait paraître incohérent. Il importe donc préalablement de soumettre chacune des pièces à une analyse qui soit en mesure de démonter tous ses éléments structuraux susceptibles de constituer la dynamique de l'oeuvre, puis de relier ces éléments dominants à un ensemble de plus en plus vaste, jusqu'à ce que la formation d'un "sens" complet et autonome apparaisse et donne aux unités aussi bien qu'à l'ensemble sa signification la plus riche. Constituer des "cycles", ce n'est donc pas seulement constater des "ruptures" mais surtout établir des "continuités" entre des ensembles lorsque ceux-ci communiquent entre eux par un ou plusieurs éléments déterminants. Ainsi, le théâtre de Jacques Ferron nous apparaîtra dans son unité et ne formera une "catégorie" d'écriture autonome que si nous la mettons en parallèle avec la catégorie des récits. Pour cela, et pour les raisons que nous avons déjà avancées, l'aspect strictement chronologique doit être abandonné.

J'épargnerai ici au lecteur toute la série des analyses laborieuses auxquelles a été soumise chacune des pièces : les conclusions constituent déjà en elles-mêmes des analyses où se retrouve la marque des analyses antérieures. Je prendrai toutefois la précaution de préciser deux choses : la première, que nous avons écarté *Lella Mariem* et *Les Rats* dont nous ne connaissons que des extraits et qui sont par le fait même absolument insaisissables par l'analyse structurale; la seconde, que nous avons dû, *délibérément*, considérer comme un résidu, *la Mort de monsieur Borduas*, pièce de cinq pages et demie dont l'analyse n'a pour l'instant révélé aucun élément de structure suffisamment riche pouvant entrer en rapport avec chacune des autres pièces (aussi la fonction de cette pièce, dans l'ensemble que nous définirons plus loin, pourra être dite "résiduaire"). *Le Licou II, le Dodu II, l'Ogre II*, ne nous sont pas encore accessibles par l'édition, mais leur éventuelle publication ne devrait pas modifier sensiblement les résultats de notre analyse, sinon en l'enrichissant. Ces remarques préliminaires faites, il nous est désormais possible de procéder aux analyses terminales du corpus ainsi défini. L'ordre dans lequel ces analyses seront ici livrées peu déjà être tenu comme partie intégrante de l'analyse. Et s'il arrive que *chronologie* et *structure* coïncident sur un point ou l'autre, ce ne sera précisément que l'effet d'une coïncidence.

L'*Ogre* et *Don Juan I - II* marquent les termes extrêmes d'un premier cycle. Un courant de signification homologue passe de l'une à l'autre pièce. L'*Ogre* a pour fonction d'introduire une problématique — l'amour — le signe de cette fonction introductive étant assuré par l'ogre lui-même, personnage traditionnellement attaché au conte. Il marque ici le passage du conte au théâtre : il émerge d'un genre particulièrement initiatique et fait irruption dans la structure propre au théâtre où la tradition occidentale ne lui a pas encore fait de place. Or, précisément, l'ogre de la pièce, "symbolisant" le mystère de l'amour conçu comme une problématique, reste dans les coulisses, et s'il figure dans le titre il n'apparaît pas sur la scène : il est celui qui est *là*, mais qui n'est pas *montré*. Le mystère est son signe. Cette structure apparaît plus clairement si on la compare à celle du *Don Juan II*, à l'autre extrémité du cycle. Par Molière,

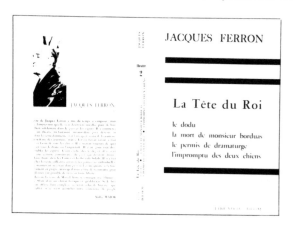

Don Juan appartient à la tradition théâtrale. Or, de même que l'ogre est introduit dans le théâtre, le personnage de Don Juan, lui, cherche à en sortir : il atteint son but à la fin de la pièce, enlevé sur son cheval vers le ciel. Toute la pièce est fondée sur une entreprise de démythification du célèbre tombeur. C'est lui-même qui dira : "Je ne suis qu'un mythe (...) Comme la famine a suscité des ogres (...) Je ne suis qu'un reflet. Ne m'accusez pas d'être un incendie" (p. 202-3). De même que l'ogre est la puissance mystérieuse qui attire les amants dans ses pièges, Don Juan est celui qui fuit l'amour, se cache dans les placards pour échapper à Mme Salvarsan et finalement quitte le décor du théâtre "par le plafond" (p. 223 de *Don Juan I*). Dans le remaniement, au moment où Don Juan va faire sa "sortie", le curé survient, retient le personnage et l'amène à la salle paroissiale où il jouera Molière. Lui qui a été la première victime des mystères de l'ogre, réussit à échapper à son "rôle mythique" par le moyen des machineries du théâtre. A la fonction de *l'Ogre* qui inaugure la thématique de l'amour viennent répondre les *Don Juan I* et *II* dont la fonction est de liquider cette thématique au profit de la théâtralité pure. C'est de cette façon et pas autrement que le cycle, ouvert sur une problématique, se referme sur une résolution. Ainsi le cycle que ces deux pièces délimitent aux deux extrémités va du *mystère* au *mythe*. Mais si *l'Ogre* pose le thème de l'amour sous sa forme occulte, *Don Juan I - II* est l'amour démythifié. La thématique de l'amour est cependant insuffisante à rendre compte de la formation du cycle et ne peut tout au plus que servir d'illustration des faits déterminants de structure. Or que constatons-nous essentiellement ? Que les deux termes du cycle se placent chacun sous le signe d'un référent culturel et que, pour tout dire, *l'Ogre* est du théâtre venu du conte et *Don Juan I - II* du théâtre sur du théâtre. D'ores et déjà nous apparaît en clair une des structures fondamentales de la dramaturgie ferronienne et qui servira d'articulation des cycles entre eux : conte/mystère ⟶ théâtre/démythification. Le même mouvement qui préside au développement du premier cycle assurera à la fois le passage et la continuité entre le premier et le second.

Inauguré par *l'Ogre* qui marque la succession dialectique des formes dans le passage du conte au théâtre, le premier cycle avant de parvenir à sa fin avec les *Don Juan I - II* parcourra une trajectoire composée de six pièces intermédiaires. Chacune occupe dans l'ensemble une place qui lui est assignée d'une part par sa structure propre, d'autre part par les rapports que cette structure établit avec chacune des autres pièces et le système d'ensemble. Sans cesser pour autant d'occuper sa position et sa fonction autonomes en tête du cycle, *l'Ogre* peut être considéré comme générateur des deux pièces qui le suivent immédiatement, encore tout imprégnées d'atmosphère mystérieuse et énigmatique : *Le Licou* et *la Sortie*. Elles forment à elles deux une sorte de boucle à l'intérieur du cycle, sans toutefois se détacher du triangle qu'elles dessinent d'un autre point de vue avec *l'Ogre*. Comme unité autonome, elles peuvent être établies dans un ordre de succession qui nous ferait voir *le Licou* d'abord, *la Sortie* ensuite. Elles ont pour thème commun la "tragédie dérisoire du couple", *le Licou* présentant le couple avant le mariage, *la Sortie* après. La première nous montre comment la danseuse Camille, pour qui Dorante veut se pendre, change la corde du pendu en laisse du mari. Un valet, Grégoire, sert de lien entre les deux personnages et assure le passage dramatique entre la scène du suicide et la scène finale où Camille traîne Dorante par le "licou". *La Sortie* présente dans leur fonction respective "le mari", "la femme" qui voudraient bien se débarrasser l'un de l'autre. "L'amant" est le ressort qui permet aux époux de réussir chacun à sa façon. Ce sont là deux "comédies" composées sur un mode plus langoureux que les autres pièces du cycle et marquant, avec *l'Ogre*, une lente progression qui va du chaos le plus ténébreux à l'apparition d'une solution lumineuse des mystères du couple. Mystifié dans *l'Ogre*, médusé dans *le Licou*, le héros est à la fin de *la Sortie* déjà prêt pour le grand éclat de rire : ce n'est encore qu'une demi-victoire. L'amour a émoussé son mystère, il n'a pas encore épuisé tout ce qu'il suppose de dérisoire. Ce sera

tante Elise
ou
le
prix
de
l'amour
(JACQUES FERRON)

le rôle de la série suivante composée de quatre farces dans l'ordre "de structure" suivant : *Cazou, le Dodu, Tante Elise, l'Américaine. Cazou* : une jeune garçonne, "culbutée" par l'amant de sa soeur, se soustrait à l'examen de sa virginité que sa mère veut lui imposer : elle a dupé l'assaillant en portant deux paires de culottes, "le prix de la virginité", comme l'indique le sous-titre de la pièce.

Le Dodu : Agnès, désirant presser Mouftan à l'épouser, fait coucher dans son lit, le soir de leurs noces, ses amis Dorante et Clélia, espérant ainsi faire agir le proverbe selon lequel une jeune fille dans le lit de laquelle dorment des nouveaux mariés doit nécessairement se marier dans l'année qui suit. Agnès y réussit après une suite ininterrompue d'imbroglios.

Tante Elise : une vieille fille suit par le truchement du téléphone les ébats amoureux de sa nièce nouvellement mariée et en meurt.

L'Américaine : Quatre ans après avoir demandé à son ami de lui chercher une "américaine", un gueux le voit revenir avec une femme qu'il lui ramène des USA. L'ami avait mal compris : l'américaine demandée était une cigarette. Les deux gueux ne s'en félicitent pas moins de tant de fidélité dans l'amitié.

On fera d'abord remarquer que ces quatre farces sont les seules pièces de Jacques Ferron à porter des sous-titres : *Cazou ou le prix de la virginité, le Dodu ou le prix du bonheur, Tante Elise ou le prix de l'amour, l'Américaine ou le triomphe de l'amitié.* Ces sous-titres délimitent une unité thématique dans la série lexicale *virginité, bonheur, amour, amitié.* Une rupture intervient cependant entre les trois premières et la dernière, marquant la progression du "prix" (à valeur négative) au "triomphe" (à valeur positive). Ainsi se trouvent orientés le sens et la direction de cette petite tétralogie. La progression va de la jeune vierge, à la future mariée, puis à la vieille fille, celle-ci occupant la place centrale de l'oeuvre tout en n'apparaissant jamais sur la scène, tout comme *l'Ogre*, à l'ouverture du cycle; dans *l'Américaine* enfin, non seulement la série "femelle" est rompue, mais la femme, l'Américaine, n'y est plus devenue qu'un lapsus, qu'un jeu de mot au profit d'une relation nouvelle : l'amitié entre les deux robineux. Nous touchons là un point important, car c'est par çette structure que la "tétralogie des farces" va entrer en contact avec la boucle précédente du cycle et va conduire le cycle entier à la résolution finale dans les *Don Juan I - II*. En effet, tout le cycle apparaît maintenant sous le signe de la femme dans le sens d'un amenuisement de sa qualité agressive. D'abord, dans *l'Ogre*, elle apparaît sous le nom significatif de l'Amazone : c'est elle à la fin de la pièce qui attache le Prisonnier au palmier et le contraint au mariage; de même pour Camille dans *le Licou* sur un mode légèrement parodique; la "femme", dans *la Sortie*, déjà moins accaparante, trompe son mari, mais c'est déjà lui qui commence à se libérer : il est significatif que celui-ci entretienne dans son salon un palmier comme celui auquel avait été attaché le Prisonnier de *l'Ogre*, mais ce n'est plus ici qu'un palmier artificiel (1). Cazou, sous son caractère manifestement frondeur, garde sa virginité en éloignant l'homme avec ses "deux paires de culottes"; Agnès, elle, désire perdre sa virginité mais n'y parviendra que par la ruse; quant à Tante Elise, elle ne connaîtra l'amour que par procuration (d'ailleurs frauduleuse car l'hôtelier lui masque la vérité du couple qui ne parvient pas à "réussir" sa nuit de noce) et elle en mourra. Biouti Rose, dans *l'Américaine*, n'est plus qu'un nom, une méprise linguistique, une cigarette manquée. Le cycle n'a plus dès lors qu'à se refermer en récapitulant et en faisant éclater la thématique : les *Don Juan I - II* mènent le jeu à sa conclusion en parodiant le célèbre héros de l'amour aux prises avec la dernière amazone du cycle, Madame Salvarsan (Madame Salvarsan dans la seconde version). C'est d'abord en opposition à cet élément de la "femme amazone" évoluant du plus complexe (l'Amazone toute-puissante de *l'Ogre*) au plus simple (l'évanescente Biouti Rose de *l'Américaine*) que le second cycle se détachera avec le plus de netteté. On n'a pas assez remarqué, en effet, que si la femme domine le premier cycle, elle est quasi inexistante dans le second cycle, et son rôle est réduit à la plus grande inoffensivité : celui d'Elizabeth, jeune anglaise enquébécoisée, qui apparaît dans *les Grands Soleils I - II* ainsi que dans *la Tête du roi*. C'est le rôle, où la femme a perdu son caractère dominateur, qui assure néanmoins l'unité du second cycle. Celui-ci est marqué par la montée du "héros" après la chute de Don Juan. Mais c'est par la seconde version du *Don Juan* que le second cycle communique avec le premier, pour des raisons qui relèvent davantage des structures proprement théâtrales que de la thématique.

----

(1)   "Le palmier est l'arbre de la liberté", est-il dit dans *Lella Mariem*, dans *le Devoir* du 31 mars 1966, p. 33.

Entre le *Don Juan I* et le *Don Juan II* un élément d'une grande importance s'est introduit dans le traitement du texte. On sait que les "versions remaniées" l'ont été pour une raison simple, à la demande de troupes qui désiraient les monter à la scène. Mais ces raisons de "conditionnement" sont insuffisantes pour expliquer les transformations apportées par l'auteur et pour leur donner un sens qui soit conforme à l'organisation interne des cycles. Souvent jugées comme insuffisamment "théâtrales", les premières versions ont été le plus souvent refondues par l'auteur dans une perspective ironique qui constitue à elle seule une critique des jugements portés sur l'absence de "théâtralité" de ses pièces. On remarquera, en effet, que le passage d'une première à une seconde version se trouve toujours marqué essentiellement par l'apparition d'éléments théâtraux provocants du point de vue de la représentation. Ainsi, au *Don Juan I*, Jacques Ferron a ajouté, pour en faire la version "représentable", une "parade par-devant le rideau" avant chaque acte, la pièce étant ramenée de trois à deux actes. Ces "parades", devant suggérer la théâtralité pure et sans annuler toutefois l'essentiel de la première version, l'orientent au contraire dans un sens tout nouveau, qui est celui de la critique de la théâtralité. C'est ainsi que Don Juan est devenu, dans la seconde version, le personnage-interprète de la pièce de Molière, et la démythification, déjà entièrement achevée dans la première version, s'enrichit d'une lecture seconde du mythe en faisant porter l'essentiel du "drame" non plus sur le héros éternel de l'amour mais sur l'aspect proprement mythique de la théâtralité du rôle de Don Juan. D'où l'introduction d'un personnage nouveau dans le *Don Juan II*, le curé, qui fait représenter à la salle paroissiale le *Don Juan* de Molière; d'où également des allusions de plus en plus fréquentes à Molière lui-même, considéré comme le représentant par excellence de la théâtralité. A la rigueur, on pourrait avancer que le *Don Juan II* parachève la critique (1) du mythe en procédant à une analyse critique du projet productif de l'oeuvre elle-même. Venu du théâtre en tant que référent culturel, Don Juan retourne au théâtre. Dans la première version, le héros, enfourchant le cheval du commandeur, s'échappe par le plafond; dans la seconde version, au moment où il va s'envoler vers le ciel, le curé le rattrape par la bride du cheval et le conduit "en cortège" à la salle paroissiale où il tiendra son rôle habituel

---

(1)   On aura compris que le terme de *"critique"* ne doit pas être entendu ici dans le sens d'une "négation", mais d'une "connaissance", qui se transforme le plus souvent chez Ferron en "reconnaissance".

dans la pièce de Molière (1). Et c'est principalement par l'introduction de l'élément spectaculairement théâtral de la "parade" et du "cortège" que le *Don Juan II* communique avec le second cycle, et jusqu'à un certain point le commande et l'engendre. Il n'y a pas de "rupture", comme on l'a trop souvent dit, entre les pièces "de l'amour" et les pièces "du pays". Car tout le second cycle sera précisément caractérisé par la progression et un approfondissement de l'élément "parade" apparu au terme du premier cycle. Cet approfondissement est absolument lié aux ressources thématiques du cycle dont on ne saurait nier qu'il porte effectivement sur le "pays", mais moins sur le pays proprement dit que sur les rapports critiques entre la théâtralité conçue comme scène de la conscience collective et le pays conçu comme un spectacle.

Le premier cycle se termine avec l'apparition d'éléments théâtraux spécifiques, "théâtralisant", pourrait-on dire, certaines structures "critiques" qui se trouvaient déjà à l'oeuvre dans *l'Ogre* mais sous des formes non théâtrales, comme on verra plus loin. Le second cycle, pour sa part, est constitué des trois pièces dites "du pays", dans l'ordre d'une progression de structure qui donne la série suivante : *Les Grands*

---

(1)   D'où la transformation du titre du *Cheval de Don Juan* en *Don Juan chrétien*, transformation qui suffit déjà à orienter la lecture qu'il importe de faire de chacune des deux versions.

Jacques Ferron

Cazou
ou le prix
de la virginité

pièce en un acte

éditions d'Orphée

Soleils I, la Tête du roi, les Grands Soleils II, chaque pièce occupant son ordre dans le cycle selon le degré de constitution de l'élément "parade". Pour la première fois, en effet, avec *les Grands Soleils I* nous assistons, dans l'organisation interne (c'est-à-dire non chronologique) de la dramaturgie ferronienne au déplacement d'accent de la théâtralité du personnage vers la théâtralité du décor. *Les Grands Soleils* est la seule pièce de J. Ferron à porter le nom de son décor. Et la dernière réplique de la première version est celle de Sauvageau : "Sortons de la ville, sortons de Saint-Eustache; le printemps est revenu; sur les collines, les feux s'allument. Ce sont les grands Soleils qui surgissent partout, les grands Soleils victorieux" (p. 181). Ce décor surgissant du "théâtre" de la conscience reste encore ici un fait de texte, il est lié au discours et n'existe pas sans lui; ce n'est que progressivement qu'il se détachera de la thématique interne pour constituer un élément théâtral autonome, contaminant toute la pièce au point de lui donner sa véritable dimension. Tout le second cycle est l'histoire de la constitution progressive de cet élément. C'est le rôle de la "Fête-Dieu" qui ouvre et referme *la Tête du roi,* sous une forme moins "textuelle" que dans *les Grands Soleils I* mais encore moins "théâtrale" que dans *les Grands Soleils II* où la "scène préliminaire d'exorcisme" est l'aboutissement de la fonction principale du second cycle, qui est de révéler la nature fondamentalement critique de la théâtralité. De là le monologue capital de Mithridate dans la scène d'exorcisme en question :

"Le Théâtre, ce n'est jamais gratuit, c'est machiné, prémédité, concerté, c'est un appareil de sédition masqué par les feux des projecteurs et les besoins de l'amusement. Si la représentation d'une pièce a du sens, c'est par la conspiration qu'il y a derrière. Telle est l'idée que je me fais du théâtre, moi, Mithridate, roi du Pont et de la robine". (p. 17) La scène d'exorcisme (1) a remplacé en quelque sorte le "décor" de la conscience que décrivait Sauvageau dans la première version, si bien que la réplique finale des *Grands Soleils I* a disparu de la seconde version : l'élément spécifiquement théâtral (l'exorcisme) a pris la place du décor textuel. Tel est le développement que poursuit le second cycle, dans un rapport toutefois très étroit avec la thématique qui va du "pays historique" des *Grands Soleils I,*

---

(1) C'est le cas de la réplique de Sauvageau que nous avons donnée plus haut comme illustration du décor surgissant du texte.

en passant par le "pays ambigu" de *la Tête du roi*, (1) pour se parfaire enfin dans le "pays révolutionnaire" des *Grands Soleils II*. La "théâtralité" proprement dite accompagne la montée du pays par la manifestation de plus en plus "spectaculaire" et provocante des structures théâtrales qui la composent : décor textuel — "Fête-Dieu" — scène d'exorcisme. Mais nous avons vu que la "spectacularisation" du texte par le moyen de la machination théâtrale remonte en fait à la seconde version du *Don Juan* et que c'est par cette structure que les deux cycles communiquent entre eux.

Si tout le premier cycle, selon un mode que nous analyserons plus loin, se trouve placé sous le signe de la "comédie classique", et plus particulièrement de Molière, le second cycle, pour sa part, remonte encore plus loin dans le passé du théâtre occidental et va rejoindre ses origines religieuses

---

(1)   Un "Procureur" est pris entre ses deux fils, l'un terroriste, l'autre partisan du bonententisme. "Je n'ai qu'à regarder mes fils : ils s'opposent l'un l'autre et je me reconnais en eux" (p. 39).

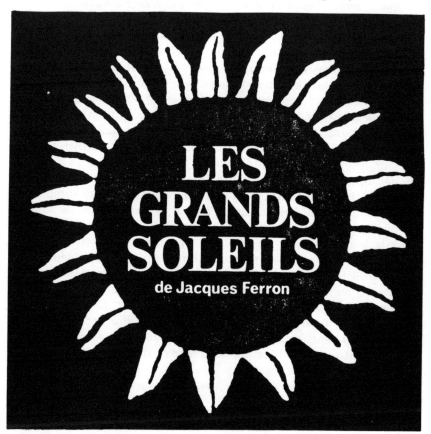

et initiatiques : le *mistère* (2) médiéval et sa fonction sacrée. C'est ainsi que tout le second cycle comporte un caractère "liturgique", et c'est beaucoup plus par sa nature "religieuse" que par sa thématique nationaliste que le second cycle produit sa propre unité à travers les trois pièces qui le composent, *les Grands Soleils I, la Tête du roi* et *les Grands Soleils II*.

C'est le troisième cycle, aboutissement actuel (et peut-être définitif) de la production théâtrale de Jacques Ferron, qui ordonne rétrospectivement les deux cycles précédents, celui des pièces "de l'amour" d'abord, celui des pièces "du pays" ensuite, en fonction d'un indice de progression de la théâtralité critique. Cette progression culmine dans les deux dernières pièces, *l'Impromptu des deux chiens* et *le Coeur d'une mère*. Elles ont en commun la réflexion théorique sur le théâtre, élément déjà présent dès *l'Ogre* et qui se retrouve épars dans presque toutes les pièces. *L'Impromptu* met en scène deux seuls personnages, Ferron lui-même et Albert Millaire, le metteur en scène des *Grands Soleils II* en 1968 au Théâtre du Nouveau Monde. L'action est réduite au minimum, si bien que toute la pièce est constituée des longs dialogues des deux personnages sur le rôle de metteur en scène et celui de dramaturge. *Le Coeur d'une mère* met à nouveau en scène l'auteur de théâtre sous le nom de Pope; la pièce est l'histoire de son effort soutenu à faire dialoguer deux personnages (Duhau et Septime) qui se subdivisent à leur tour en une infinité d'autres personnages. Aucun décor ne supporte l'action, seul un jeu de projecteurs se portant tantôt sur l'un, tantôt sur l'autre, rappelle que nous sommes en situation théâtrale. Pope, l'auteur, s'adresse à ses personnages : "La pièce que je vous ai proposée, rien ne vous force à la jouer. Le titre est idiot, je n'y peux rien, ni vous d'ailleurs : il convient à la pièce (...) il ne s'agit pas véritablement de théâtre et vous n'êtes pas de ces vrais personnages qu'on trouve au théâtre (...) Je vous tiens, vous ne disposez pas d'autre jeu que le mien" (p. 67).

Dans un petit texte théorique publié en 1965, Jacques Ferron nous avait peut-être donné la clé de ce troisième cycle; il y était notamment question des trois sujets principaux du

(2)   C'est bien ainsi, et non *mystère*, qu'il faut écrire. Le mot vient d'une forme crastique de *ministère* désignant la fonction particulière de ce théâtre qui, au Moyen Age, accompagnait le culte liturgique et n'avait par conséquent rien de "mystérieux".

théâtre, l'amour, la patrie et Dieu : "l'amour, ajoute l'auteur, que j'avais déjà épuisé et ne regrettais pas, la patrie dont je tirerai *les Grands Soleils* et *la Tête du roi*, et Dieu que je me réserve encore" (1). On peut se demander si le *Dieu* que l'auteur se réservait de traiter sur scène n'est pas finalement le personnage-auteur que l'on retrouve dans les deux pièces du dernier cycle, affirmant sa toute-puissance et son échec à la fois. *L'Impromptu des deux chiens* est une discussion sur le théâtre à partir de l'expérience des *Grands Soleils II* et son échec relatif devant un public qui n'était peut-être pas encore tout à fait prêt à recevoir un spectacle aussi expérimental du point de vue des conventions dramatiques. Ferron-personnage va jusqu'à proposer ironiquement à Millaire de consacrer ses talents de metteur en scène à la représentation de pageants à grand déploiement à l'occasion des centenaires des paroisses, seul véritable théâtre de masse; cette proposition prolonge dans la discussion théorique le caractère "liturgique" de la fonction théâtrale dont nous avons vu qu'il marquait le second cycle. Ce caractère est notamment sensible dans la réplique suivante : "En fait de théâtre, quoi de plus beau que des funérailles réussies" (p. 185). Dans un certain sens, *l'Impromptu* se situe dans la foulée du second cycle, quoique sur un mode plus théorique que proprement théâtral; d'un autre point de vue il marque un retour non dissimulé au cycle moliéresque, ne serait-ce que par le titre qui rappelle *l'Impromptu de Versailles* de Molière (et aussi *l'Impromptu de Paris* de Giraudoux, qui est aussi une discussion sur le théâtre à partir de la pièce de Molière), comme déjà étaient moliéresques le titre et le sujet des *Don Juan I - II*. *Le Coeur d'une mère* possède aussi ce caractère ambivalent d'appartenance aux deux cycles précédents, poursuivant d'une part la réflexion théorique issue de *l'Impromptu* et du second cycle, réintroduisant d'autre part la thématique de l'amazone sous la forme de la mère dont Septime tente de réintégrer le giron; à la fin de la pièce, on lui apporte le coeur de sa mère dans un bocal, mais son "évolution" dans le cours de la pièce, due à l'intervention de l'auteur-Pope, lui permet en dernier ressort de liquider à jamais et d'exorciser l'amazone sous sa dernière incarnation maternelle, ses dernières répliques étant les suivantes :

Septime — Le coeur de ma mère, le secret de mon origine, être ou ne pas être... Mais c'est tout réglé : j'ai été.

---

(1) *Le permis de dramaturge*, dans *la Barre du jour*, vol. 1 (3-4-5), p. 69.

(...)
Pope — Yes, that is the question.
Septime — (remettant à Pope le bocal) Comment vou-
lez-vous ? Je n'en mangerais même pas'' (p. 94).

Du même coup, non seulement s'achève la pièce mais se
cicatrise la série globale inaugurée par *l'Ogre* en soudant la
thématique du premier cycle et la théâtralité du second.

Et nous voici introduits d'emblée au coeur de la dramaturgie ferronienne, son véritable secret et son unité. Les trois
cycles communiquent entre eux à un niveau général et supérieur par deux structures principales qui se recoupent en
plusieurs points : 1) l'émergence progressive de la réflexion
critique sur le théâtre depuis *l'Ogre* jusqu'au *Coeur d'une
mère*, 2) la fonction spécifiquement critique de la théâtralité
par le truchement du pastiche. On n'a pas assez remarqué,
en effet, que le théâtre de Jacques Ferron pris dans son entier cherche à établir une "distanciation" de type brechtien
entre la production du texte théâtral et le fonds culturel sur
lequel cette production se détache. Si l'on n'a pas saisi cette
fonction capitale du théâtre de J. Ferron, on est amené par
exemple à considérer toutes les pièces qui ne sont pas "na-
tionales" comme des résidus d'une "esthétique rétrograde",
comme l'a déjà soutenu André Vanasse. Or il importe de
comprendre que toute la série des pièces du premier cycle
marque une étape importante (et non annulée depuis) dans
la recherche d'une dramaturgie critique. Cette recherche n'a
peut-être trouvé (encore que relativement) sa nature organique qu'avec l'apparition d'une thématique parfaitement coïn-
cidente (l'identité du pays), elle n'en est pas moins, dès les
premières pièces, une démarche analytique profonde et
valide de la théâtralité. Les trois cycles se trouvent aussi
réintégrés par la forme du pastiche. Le pastiche, suivant la
démonstration de Tynianov, est la "manifestation de la
substitution dialectique" qui s'opère entre les formes littéraires. Il est *imitation* certes, mais une *imitation* d'une nature
particulière, critique et à la rigueur *subversive*. Il identifie
le caractère ludique de l'activité productive et culturelle, et
du même coup fait éclater les apparences et les règles du
"jeu". Il est quand même étonnant que l'on ait pu soutenir
sans broncher que les pièces non nationalistes n'étaient pas
des pièces "québécoises" parce qu'elles faisaient souvent
apparaître sur la scène le couple valet/maître qui, comme on
sait, n'a pas cours en notre pays ! Or, le couple valet/maître
n'est d'abord pas chez Ferron la vague et métaphorique

reproduction d'une structure sociale, mais le pastiche d'une vieille fonction théâtrale : elle se trouve même dans *l'Américaine* où les deux robineux sont dits l'un *valet*, l'autre *maître*, ainsi que dans *la Tête du roi*, pièce "nationale" (Edmond/le Procureur). Ce rapport est ici essentiellement critique non pas en fonction d'une réalité sociologique identifiable mais en fonction d'une dynamique propre à la dramaturgie classique (encore qu'avec certaines nuances) dont le couple valet/maître est utilisé dans les pièces de J. Ferron pour opérer précisément une distanciation dramatico-critique ou, pour tout dire, parodique. Ici, comme dit Brecht dans son recueil théorique *l'Achat du cuivre*, "le théâtre ne cache plus qu'il est théâtre" (p. 63). De même pour *le Licou* où se dissimule sous les apparences typographiques de la prose une suite d'alexandrins qui tout à coup s'interrompt pour devenir de la prose véritable. On a été jusqu'à soutenir que la pièce avait dû d'abord être écrite en vers et que l'auteur, de guerre lasse, l'aurait achevée en prose. Or, on n'a pas remarqué que les alexandrins dissimulés cessaient précisément au moment dramatique de l'arrivée de Camille pour reprendre ensuite dans la scène 7 lorsque Camille est sortie de scène. La versification occulte agit ici comme un opérateur de dé-construction du modèle référentiel "classique". Et ainsi de suite pour tous les éléments "classiques" identifiables dans *toutes* les pièces de J. Ferron, et jusque dans les noms des personnages : Agnès, Dorante, Clélia, Camille, etc., qui rappellent manifestement Molière. Ces pièces ne sont pas pour autant "à la remorque de Molière" (Vanasse, p. 220) : elles utilisent Molière comme fonction critique permettant à la réflexion sur la théâtralité de s'instituer précisément comme fonction principale de la scène. Il suffit d'ailleurs de mettre en relation la série des référents culturels et celle des discours réflexifs pour voir apparaître en évidence la nature "pastiche" de cette structure signifiante. Dès *l'Ogre*, c'est un valet, Jasmin, qui a pour fonction de mettre en parallèle la série "critique" et la série "réflexive" : Jasmin monologuant se dit à lui-même : "Si vous étiez Sganarelle au lieu d'être Jasmin, il me semble que vous auriez plaisir à faire l'éloge du théâtre qui, par ses machinations et ses diableries, brûle aux feux de la rampe ce que le jour a de niais, de ridicule et de monstrueux (...) Ainsi se joue le passage du théâtre à la vie quotidienne : il prépare le retour du spectateur au foyer, celui de Sganarelle à la femme qui le trompe, celui du malade imaginaire à Molière qui se meurt" (p. 58). On trouvera des réflexions de même nature à la fin du cycle dans la bouche d'un autre valet, le Jérôme des *Don Juan I - II*, où Molière se trouve de nouveau invoqué. De Jasmin à Jérôme le cycle se déroule effectivement sous le signe de Molière comme modèle d'une dramaturgie qui n'est pas dupe d'elle-même, consciente de son artificialité et de ses rapports complexes avec la "vie". Ce choix *pour* Molière se fait *contre* Shakespeare, celui-ci considéré comme "trompeur" parce qu'il introduit la métaphysique dans l'élément purement ludique du théâtre; et c'est encore Jasmin, dès la première pièce du premier cycle, qui se fera le porte-parole de cette condamnation : "Vous y êtes encore, mon pauvre Jasmin, dans la balançoire entre le *to be* et le *not to be*, entre ces mots absurdes, honte de l'Angleterre et cause de tous vos malheurs. *To be or not to be, that is the question*. Mais il serait beaucoup mieux qu'il n'y ait pas de question du tout; pas de dilemme, pas d'inquiétude" (p. 53). Et on retrouvera, souvenez-vous, des paroles semblables faisant allusion à Shakespeare dans la bouche de Septime au terme de la dernière pièce du troisième cycle; une telle persistance devrait être en soi suffisante pour révéler le caractère résolument critique du théâtre de J. Ferron. La présence des fameux valets (dans *l'Ogre, le Licou, l'Américaine, Don Juan I - II, la Tête du roi*) opère comme un élément critique prévenant *l'identification* que Brecht oppose justement à la *distanciation*. C'est dire la modernité considérable du théâtre de J. Ferron, et cela dès ses premières pièces, si longtemps décriées sous prétexte qu'elles ne se passaient nulle part; on les trouvait amusantes certes, mais on ne comprenait pas qu'elles renouvelaient de l'intérieur la conscience que le théâtre pouvait avoir de lui-même.

"Le théâtre n'est pas la réalité" est-il dit dans le *Don Juan II* (p. 163). A quoi répond dans la même pièce la réplique de Don Juan : "Le théâtre me sauvera peut-être"(p.203). C'est ainsi que la théâtralité ferronienne est une illusion qui se donne pour telle en spectacle et dans le même temps instaure la critique de l'illusion comme élément essentiel du drame. D'où sa grande complexité, devant laquelle un public comme le nôtre, encore singulièrement rebelle à tout ce qui n'est pas le théâtre aristotélicien (même chez les plus "avancés"), reste désemparé. La préciosité, par exemple, y est prise à la lettre comme de la *préciosité*, alors qu'elle constitue peut-être l'élément le plus spécifiquement critique de l'ensemble de l'oeuvre de J. Ferron, contes ou pièces. C'est Michelle Lavoie qui pour la première fois, dans un article d'une grande lucidité, a vu le lien existant entre théâtre et récit chez Ferron et la nature critique commune aux deux genres à partir du "verbe prestigieux" ou "préciosité" (1). *Unité* de fonction qui ne doit toutefois pas entraîner la confusion des formes. J'ai pu dire dans mon *Jacques Ferron malgré lui* (1970, et qui constitue les quatre premières parties du présent ouvrage) que le théâtre de Ferron relevait de l'esthétique et de la forme du conte, que ses pièces étaient composées comme des contes sans narrateur. Eh bien, j'ai eu tort ! Ce que j'ai cru naïvement, je le nie aujourd'hui, après une étude plus approfondie de chacune de ses pièces. Ma méprise est venue de ce que je voyais une unité esthétique entre le conte et le théâtre de l'auteur. Or si une telle unité existe, ce n'est pas au niveau de l'esthétique, mais à celui du fonctionnement *critique*, le conte étant la critique du récit, le théâtre la critique de la théâtralité : dans l'un comme dans l'autre genre, la fonction principale naît de la forme résolument "pastiche", d'une part du conte traditionnel, d'autre part du théâtre aristotélicien : c'est seulement dans ce processus de distanciation que peut apparaître la *conscience*. Et Jacques Ferron l'aura trouvé tout seul, sans l'aide de Bertolt Brecht dont il est par ailleurs une réplique québécoise remarquable.

Si nous revenons au problème de la classification du théâtre de J. Ferron, classification qui est à elle seule une orientation de lecture et de sens, soumise à la notion *d'organisation plus qu'à celle d'évolution*, nous pourrions l'exprimer sous la forme du tableau suivant :

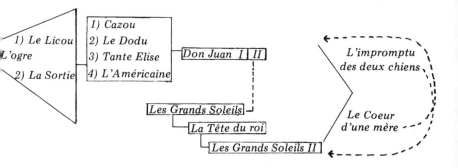

(1) *Jacques Ferron ou le prestige du verbe*, dans *Etudes françaises*, mai 1969, p. 188.

Le premier cycle se trouve placé sous le signe de Molière; *l'Ogre* y tient la première place, encore encastré dans le conte mais présentant déjà des opérations théâtrales qui seront développées à chacune des étapes des trois cycles; sa place est semi-autonome si l'on considère qu'il peut former une trilogie avec *le Licou* et *la Sortie,* trilogie placée sous le signe de la "tragédie dérisoire du couple"; suit la tétralogie des farces servant d'intermède et d'intermédiaire entre la trilogie et la finale du cycle constituée par un premier *Don Juan* sous la forme d'une analyse discursive du mythe de l'amour et immédiatement suivi d'un second *Don Juan* où la lecture critique du mythe passe cette fois par les éléments propres à la théâtralité du mythe. C'est par l'apparition de ces éléments que le premier cycle engendre le second, formé de trois pièces réparties selon un indice de progression de la théâtralité "liturgique" : ce cycle est à placer sous le signe du *mistère médiéval.* Le troisième cycle enfin, abandonnant tout élément proprement théâtral, est composé de deux pièces à contenu spécifiquement théorique : *L'Impromptu des deux chiens* marque jusqu'à un certain point un retour au Molière du premier cycle tout en faisant porter le discours réflexif sur la tentation "liturgique" du second cycle; *le Coeur d'une mère,* par croisement contraire, se prévaut d'éléments théâtraux issus du second cycle (la théâtralité des jeux de projecteurs) mais effectue un retour thématique au premier cycle en le bouclant de façon définitive.

L'unité de l'ensemble est assurée par le courant qui traverse toutes les pièces (fait d'une lente progression de la pensée réflexive sur le théâtre jusqu'à occuper toute la place dans les pièces du dernier cycle) et par la fonction du référent culturel critique qui donne à l'ensemble l'allure et la forme du pastiche. C'est par ce dernier élément critique, enfin, que l'ensemble du théâtre à son tour communique avec la série des récits : le pastiche comme fonction est chargé de donner une direction précise à l'oeuvre entière.

Par le fait du *texte,* une pièce appartient d'abord à la littérature. Le théâtre est un art de la parole, mais de la parole interprétée par un certain volume de représentation physique. C'est de la conjonction d'un texte et d'une interprétation gestuelle et dictionnelle que la pièce acquiert sa qualité de théâtre. De ce point de vue, il n'est pas rigoureusement vrai qu'il suffit d'un *mouvement* pour définir la théâtralité; l'action peut très bien sourdre du texte, et c'est la qualité essentielle des grands dramaturges que d'avoir su donner à l'*élocution* la valeur d'une *action.* On ne déplace pas beaucoup d'air chez les plus grands, Sophocle, Racine, Shakespeare ou Claudel où le texte sert d'articulation à la théâtralité. Aussi ne peut-on reprocher à Jacques Ferron comme on l'a déjà trop fait, de faire du *théâtre de lecture*. Les "bonnes pièces" sont celles qui résistent autant à la lecture qu'à la représentation scénique, possédant le plus souvent assez d'énergie interne pour susciter par le seul truchement de la lecture une sorte de mise en scène mentale. L'interprétation proprement scénique d'une pièce est affaire de metteur en scène; aussi longtemps que, faute d'une analyse profonde, l'on n'aura pas trouvé une structure générale d'interprétation des pièces de J. Ferron, elles apparaîtront ou légères ou injouables. L'analyse qui fait l'objet de la présente étude est une tentative, bien insuffisante encore, de résoudre l'énigme des structures interprétatives que pose tout le théâtre de Ferron. Il en ressort, pour une éventuelle interprétation scénique, qu'il doit être joué avec le maximum de critères analytiques et "distanciatifs", dans les couleurs les plus provocantes, les costumes les plus invraisemblables, les maquillages les plus irréels (faces enfarinées, etc.), sur un rythme de grand guignol exploitant toutes les ressources du mime. Et si malgré cela il n'obtient pas les résultats attendus, l'on pourra dire que le "drame" de ce théâtre aura été de ne pas avoir trouvé son public.

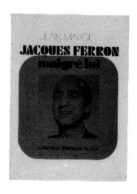

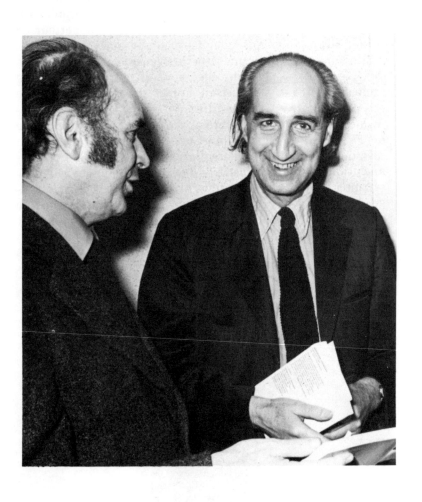

NOTES POUR UNE INTRODUCTION
A LA METHODE DE
JACQUES FERRON

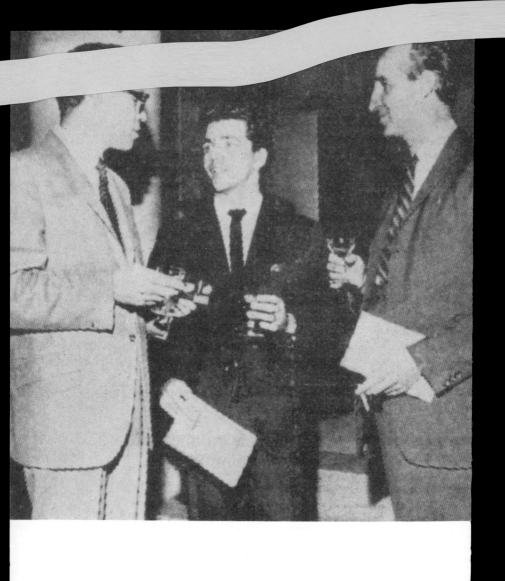

Quelques rares oeuvres d'écriture sévère recèlent la singulière propriété de sécréter certains types d'énigmes dont la difficile résolution sert avant tout à vérifier les lois de l'opération esthétique — véritables laboratoires où s'évalue la force d'attraction des unités linguistiques, où se soupèse le poids des référents, où se vérifient les règles de l'imaginaire et s'éprouvent celles de l'inextricable présence du réel. On peut soutenir à la rigueur que seules les oeuvres d'une *validité qualifiée* se soumettent d'emblée elles-mêmes à cette sorte d'expérimentation. Et c'est, dirait-on, dans la mesure même où la complexité les investit qu'elles suscitent et attisent l'intervention du commentaire expérimental et qu'elles s'assignent et occupent une certaine position glorieuse dans la durée culturelle de la lecture (ce qu'on appelle l'histoire de la littérature). Tout lecteur alors commente sans bien savoir les règles du commentaire, expérimente sans posséder les outils de l'expérimentation, analyse sans soupçonner les exigences de la rigueur : l'oeuvre travaille pour lui et modifie sa présence de lecteur. L'oeuvre, qui est *travail*, *opère* à son tour. C'est à travers l'oeuvre ainsi parachevée jusqu'en ses mécanismes les plus infimes que le cerveau s'éprouve et pressent le plus exactement la nature ineffable de son propre fonctionnement. Car les produits de l'esprit ne sont pas faits autrement que l'esprit lui-même. Et il n'est pas d'autre justification à l'existence de ce qu'on appelle les "chefs-d'oeuvre", et à leur permanence.

Il faut entrer dans l'oeuvre de Jacques Ferron avec des éprouvettes, des compas, des microscopes et télescopes, quelques formules de chimie et d'algèbre, bref : tout de cet arsenal dont on a d'ordinaire besoin pour apprivoiser la matière et ses mystères. Elle constitue, ici, un univers unique et privilégié où exercer les facultés et ustensiles à mille et un problèmes, et à autant de solutions. En voici une onzaine, dont les gloses minuscules furent à l'origine notées dans les marges de l'oeuvre — ces marges, qui sont les coulisses du texte, où l'oeuvre s'offre en spectacle à elle-même.

I   COTNOIR OU LA LOGIQUE DE L'ARTICLE

Dans son exploration des faits psychiques du langage, Gustave Guillaume a découvert et énoncé, au sujet de l'article, cet axiome capital sur lequel repose l'édifice de la psycholinguistique : "Le passage de l'indéterminé au déterminé est irréversible." C'est-à-dire qu'un objet, une fois passé du chaos de l'indéterminé (marqué par l'article indéfini) à la détermination, ne peut plus dès lors être marqué, dans le discours, que par l'article défini, tout retour en arrière (à l'indétermination) étant psychomécaniquement impossible. Si je dis : "Un homme est venu", je ne peux plus parler de cet homme qu'en disant : "l'homme", le fait psychique que constitue l'apparition de la marque déterminative m'interdisant de parler désormais du même homme en employant à nouveau l'indéterminatif "un". Or nous pouvons lire, en certains lieux du récit, dans l'ordre de lecture de *Cotnoir* ;

1. "(Cotnoir) entra dans la maison (...) pour aller s'asseoir sur le divan, en dessous de *la tête d'orignal* (...)" (chap. 3, p. 35).
2. "Cela se voyait (...) à *une tête d'orignal*" (chap. 4, p. 37).
3. "En dessous d'*une tête d'orignal* (...) deux hommes étaient assis (...)" (chap. 9, p. 87).

Précisons que dans les trois propositions le syntagme "tête d'orignal" renvoie au même objet. Mais si nous considérons l'ordre des marques par lesquelles cet objet se trouve désigné, nous obtenons le schéma suivant :

la (...) → une (...) → une (...)

C'est-à-dire que non seulement la loi de Guillaume se trouve niée par un premier passage "impossible" du déterminé à l'indéterminé, mais que cette négation se trouve réaffirmée par une seconde occurrence. L'aberration apparente du premier passage s'explique toutefois si l'on rétablit l'ordre chronologique interne du récit où le chapitre 4 devrait en fait se lire avant le chapitre 3 et en conséquence la phrase 2 avant la phrase 1; on obtient alors le passage "une (...) → la (...)", conforme à la loi de Guillaume. Mais une fois ce rétablissement opéré et l'aberration "corrigée", nous restons néanmoins avec le schéma tryptique suivant :

une (...) →la (...) → une (...)

alors que la loi de Guillaume nous ferait plutôt voir l'enchaînement :

une (...) → la (...) → la (...)

Cette fois, l'instance strictement stylistique de la chronologie perturbée ne saurait suffire à résoudre l'énigme du retour à l'indéterminé dans la phrase 3. L'explication doit passer de l'ordre de la *chronie* à l'ordre du *spatial*. Il s'avère, en effet, que le narrateur, responsable du brouillage chronologique (sans doute la chronologie la plus complexe de toute la narratique contemporaine), est aussi en même temps personnage de son propre récit. Or c'est en tant que *personnage* qu'il s'introduit ici pour la première fois dans la pièce où se trouve précisément la "tête d'orignal". Dissociant à ce moment précis sa fonction de narrateur et son rôle de personnage, il feint par le simple disfonctionnement d'un article indéfini d'ignorer comme personnage ce qu'il connaît déjà comme narrateur : d'où l'indéterminé marquant la "tête d'orignal" qu'il voit ainsi pour la première fois. Cette dissociation de la chronie (temps perturbé de la narration) et du spatial (le lieu du personnage) constitue même la structure fondamentale du récit de *Cotnoir*; c'est sur elle que repose l'énigme centrale de l'oeuvre où, dans un même temps (désynchronisé par l'intervention du narrateur) mais dans des lieux éloignés l'un de l'autre, l'innocent Emmanuel recouvrera l'esprit et le docteur Cotnoir entrera en agonie. C'est en mettant allusivement en parallèle ces deux événements (p. 23 et p. 90) sans toutefois les commenter, que le narrateur fait naître la solution (le sens) de son récit : Cotnoir meurt pour racheter Emmanuel. La dissynchronie fait office de commentaire "initiatique". Pour accompagner sur le mode symbolique cette opération particulièrement signifiante le narrateur présente la scène de la "guérison" dans un décor adéquat : une voie ferrée où deux trains venant en sens inverse vont sembler se télescoper, tout comme les deux séquences du récit viennent se rencontrer à cet instant précis pour ouvrir la voie, sur le mode initiatique, à la signification capitale de l'oeuvre, et tout comme le réseau des articles fait se télescoper le déterminé et l'indéterminé. Ainsi donc tout en mimant la transgression, par intervention stylistique, d'une loi fondamentale du langage, l'auteur attire discrètement l'attention du lecteur sur la structure résolument disfonctionnelle de son récit (temps/espace) et confirme paradoxalement la cohérence de l'oeuvre jusque dans ses micro-structures.

N. B. : Le narrateur signale ailleurs et ironiquement sa toute-puissance de narrateur (*narrus* : celui qui sait) et son rôle de personnage : il s'agit de la scène du miroir : "Il y avait, pendu au mur du passage, un grand miroir par lequel, de la salle à manger, je pouvais apercevoir le Témiscouatèque dans l'exercice de sa surveillance." (p. 70).

II   STYLE ET TRANSGRESSION

Si on le considère du lieu où il est élaboré (celui de l'auteur), le style réside dans l'assimilation d'une sorte de haute "technologie" qui tend à ressembler à du sens. Il est le lieu d'une *valeur* où une certaine quantité de travail a été investie. Faute, cependant, que l'on puisse mesurer exactement l'investissement, le travail opéré sur un texte a toujours été conçu comme une sorte de mystère (le génie, les muses, l'inspiration, etc.). En fait, on oublie le plus souvent que le style est aussi (comme la trahison selon Talleyrand) une simple question de date, soumis qu'il est au temps de l'évolution du langage. Le lecteur l'évalue globalement d'après des critères-repères de nature historique ("moderne", "dépassé") qui lui font distinguer, par exemple, moyennant une fréquentation tant soit peu assidue des textes, entre une écriture de type classique et une autre de type romantique. Les "marques" distinctives sont suffisamment manifestes pour être détectées à même une intuition dirigée par la connaissance. L'innovation en la matière consiste le plus souvent, pour l'écrivain, à instaurer une rupture créatrice dans la tendance stylistique immédiate. Se singulariser, en art, est devenu une règle de survie avec l'apparition de la "concurrence" due à l'élargissement de la "classe" des "capitalistes du sens" (Bourdieu). Le style, qui est objet de marché, coté en bourse, "best-seller" et tout, répond dès lors aux mêmes lois qui président ailleurs à l'échange des marchandises. Un style est "intéressant" (comme on dit) dans la mesure où il rapporte des "intérêts". Sa valeur d'usage confine à l'ineffable. C'est ainsi que "l'intérêt" de la dominante stylistique de notre temps s'accumule dans la volonté assez générale de transgresser l'ordre immédiat de la vie linguistique. Le caractère novateur se trouve en quelque sorte annulé par sa généralisation, et seuls les pionniers d'une manière nouvelle trouvent quelque crédit (Céline, Breton, Vian, Queneau). La volonté d'innova-

tion n'innove plus — elle stagne dans le velléitaire des épigo-
nes. C'est dans cette circonstance qu'apparaît Jacques Ferron, dans l'après-guerre troublé. La transgression généralisée
ne lui convient pas : "Au point où j'en suis (...) comment
voulez-vous que je prenne le mors aux dents ? Ce mors je ne
l'ai pas connu, je suis plutôt avide de discipline, de lexiques,
de dictionnaires" (*Escarmouches II*, p. 34). Autrement dit :
pour des raisons spécifiquement historiques, il renonce à la
"modernité" de la transgression, ou plutôt : l'innovation
consistera pour lui désormais à transgresser cette transgression. D'où son classicisme agressif, par lequel, abolissant
l'histoire, il renoue avec Charles Sorel, Rotrou ou Cazotte
(les mineurs de préférence aux "grands") comme avec autant
de contemporains. Contraindre ainsi l'historique à se nier,
c'est déjà, semble-t-il, une transgression d'envergure — la seule
en fait qui convienne à notre situation historico-culturelle où
deux siècles entiers semblent nous échapper comme si nous
n'avions pas existé. Et c'est à travers cette entreprise délibérée que l'oeuvre de Jacques Ferron montre le mieux sa direction (son sens) fondamentale. Le style devient alors à lui
seul un *message*, dans la mesure où il est *à déchiffrer*. En tant
que code minutieusement programmé, il circule et se meut
dans une enceinte déconcertante, celle de l'écriture archaï-
quement classique (dans le sens le plus large), vagabondant
avec aisance et désinvolture de la contraction baroque à la
nudité post-classique. Le résultat compose un commentaire
réfléchi sur la nature du classicisme et que l'on pourrait
appeler, en raison de son caractère "critique", un "méta-
classicisme". Le style en démultiplie son "efficacité", entrelaçant dans une même émission la désuétude du révolu et
la pertinence de la modernité. En termes de fréquence, les
indices qui le marquent résident principalement dans la chaî-
ne syntaxique : apposition, parataxe, incise, emploi du participe présent, chevilles d'articulation, plus rarement dans les
unités lexicales. L'effet ressemble à celui qu'obtient la présence du clavecin dans une certaine musique résolument
moderne — l'effet d'une nostalgie. Un instrument qui n'a
plus de statut fonctionnel dans un ensemble ne peut tirer
effet de sa présence que par son caractère émotivo-agressif.
Il correspond, du point de vue analytique, à une *régression
prospective*. Le style ferronien se caractérise aussi par son
uniformité, indéfectiblement semblable à lui-même de *Martine* aux *Escarmouches*; il ne comporte pas non plus, à proprement parler, de discontinuité ni de rupture "locale" entre la
narration et le discours des personnages. Chez ces derniers,

le dernier des gueux des *Contes du pays incertain* ne s'exprime pas différemment du Cardinal du *Ciel de Québec*. Ce parti pris d'univocité confirme, derrière la diversité de l'imaginaire, la présence irréductible et unificatrice de l'auteur, et tire lui aussi sa validation de l'attitude "classique". La logique de l'écriture tient ainsi, chez Ferron, à son caractère rigoureusement *stylistique*; elle contribue à mettre en relief, par voie de contraste, l'illogique apparente du déconcertant "imaginaire de situation" que l'écriture produit à mesure qu'elle le véhicule.

III   L'EAU DES TROIS DELUGES

Les allusions au Déluge sont plus que fréquentes dans les récits de Ferron : c'est une image quasi permanente et, à vrai dire, fondamentale pour l'interprétation de l'oeuvre. Elle s'imprime, en les accompagnant selon des modes fort divers, sur chacun des deux grands réseaux thématiques qui soutiennent l'univers ferronien : le pays et la mort. Le pays, d'abord, suscite l'image de deux déluges distincts : l'hiver et l'Atlantique. Voici leur circulation dans l'évolution de l'oeuvre. Dès 1948, dans *Martine*, un embryon d'image prend forme; le robineux raconte en parlant de la confrérie des ci-devant vagabonds-conteurs : "Nous échangions nos sagesses et nos fantaisies en attendant la fin du *déluge*. Car l'hiver est un déluge. Chaque maison devient une arche" (p. 126). L'image se développe en trois temps : d'abord une métaphore, simple et mystérieuse à la fois puisque l'un des termes de l'image manque encore; vient ensuite la solution rationnelle, explicative : hiver — déluge; puis l'image contamine tout le paysage : les maisons deviennent des arches flottant sur les eaux (la neige), confirmant ainsi que c'est bien au Déluge biblique de Noé qu'il est fait allusion. L'image, une fois installée dans l'univers imaginaire de Ferron, se met à circuler de conte en conte. Ainsi, dans le conte précisément intitulé *le Déluge* : "une maison, qui était aussi une drôle de maison, car chaque année durant l'hiver elle flottait sur la neige quarante jours et plus" (p. 111). L'image s'affirme encore dans toute sa nouveauté, comme à l'essai, car, de même qu'à sa première apparition, elle nécessite encore ici une explication rationnelle, relationnelle, le même "car" qu'avait employé le robineux pour justifier sa surprenante métaphore. Cette fois cependant le déluge ne porte plus de nom, si ce n'est dans le titre du conte·: il n'est évoqué que par deux attributs : la maison qui flotte sur la neige comme l'arche de Noé sur les eaux et les quarante jours que dura le Déluge selon la Bible. A la fin du conte, la maison s'établit dans la métaphore pour devenir "arche dérisoire", "barque des impuissants" (p. 112). L'image, par son caractère terrifiant, est désormais prête à contaminer d'autres régions de l'imaginaire et, d'hiver (essentiellement fondée jusqu'ici sur l'association "maison — arche"), à devenir un véritable déluge évoqué cette fois par sa nature spédifiquement aquatique. Tel est le long développement consacré au déluge dans *l'Amélanchier* : l'eau du déluge est l'eau de l'Atlantique :

> "L'enfant parti de la Rochelle (...)
> (...) a vu les digues du ciel
> Se rompre aux quatre points cardinaux,
> La Charente, l'Angoûmois, l'Aunis
> Et la Saintonge s'abîmer
> A la poupe du bateau,
> L'eau s'épandre sur toute la terre
> Et engloutir toute mouvance" (p. 73-74).

Dans les contes, le déluge était un événement purement visuel, petit tableau montrant un paysage; il devient ici un événement historique en faisant appel, dans le récit biblique, à la notion de recommencement de l'humanité. Aussi, la narration, mimant la forme archaïque du récit en vers, prend-elle la forme du poème. C'est dans "notre bible" que le personnage, Léon de Portanqueu, lit le poème de ses origines, l'immigration de ses ancêtres de France vers la Nouvelle-France. L'Atlantique est, par association aquatique, le déluge entre la France et le Québec, partage des eaux de notre histoire. L'image ici se répand jusqu'à épouser le schéma

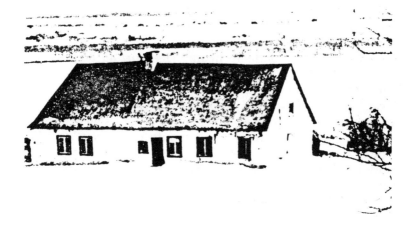

complet du récit biblique : l'histoire de Noé et ses trois fils donne naissance à l'image mythique des "trois frères" que l'on retrouve à l'origine de presque toutes les familles québécoises. Légende plutôt qu'image, et que le narrateur rapporte longuement (p. 77 et suivantes). Puis, le foyer diluvien, désormais associé à l'histoire du pays, passe de la fiction aux essais d'historien que sont les *Historiettes*; d'image, le déluge devient argumentation historique : "Le Canada français, voici son Ancien Testament. Il est descendu des eaux, après le déluge qui l'avait séparé de la France, déluge de l'Atlantique, déluge de l'hiver, déluge d'un siècle ou deux où l'on fut sans nouvelle de la chère et grande métropole (de sorte qu'on a pu penser que l'Arche, il s'était posé sur nos bords), il est descendu des eaux avec des animaux." (p. 121) Pour la première fois ici l'image se complète d'un attribut, jusqu'ici ignoré, du déluge biblique (les animaux) pour expliquer la formation du "cheptel du pays". On aura remarqué que la séquence rassemble tous les déluges antérieurs de l'univers ferronien, celui de l'hiver, celui de l'Atlantique, celui de l'histoire. *Le Salut de l'Irlande* propose, lui aussi, sa conception du déluge atlantique en dissociant, pour mieux les opposer les deux termes qui avaient été réunis jusque-là en une seule métaphore : "un peuple qui ne se souvient pas plus de l'océan Atlantique que du déluge". (p. 64) L'image est ici plutôt contaminée par l'allusion aux dictons populaires qui font du déluge un événement si ancien qu'il sert à désigner tout ce dont on ne saurait plus se souvenir.

Le déluge, doublement associé au pays (par l'hiver et l'Atlantique qu'il sert à métamorphoser) est aussi l'image de la mort. Il importe de revenir aux *Contes* où l'agonie est toujours évoquée par l'image d'une noyade dans les eaux : "Mal, bien sûr, mais pas assez pour chavirer, tantôt haut, tantôt bas, prenant encore la houle. Le curé, sujet à la nausée, (...). Les vagues courtes secouaient le vieux (...), après la dernière vague, la dernière heure" (*La mort du bonhomme*, p. 24). De même, un autre agonisant "replongea.(...) Le pauvre homme remonta, une bulle d'air creva à la surface de l'eau" (*L'Enfant*, p. 56-57). De là aux essais du *Fond de mon arrière-cuisine* : "Donc je coule, mais pour le moment je reste encore sportif; je me rescape et remonte à la surface".(p.163) Pour l'instant, l'image n'est faite que d'eau, ce n'est pas encore le déluge, lequel se prépare cependant pour se découvrir enfin dans *Cotnoir* et donner à la mort son mode définitif d'association à l'engloutissement diluvien; pressentant sa mort prochaine, Cotnoir dira : "Je me dis parfois que ma femme construit une arche, une arche qui flotte déjà au-dessus du déluge où nous pataugeons tous sur le point d'y périr" (p. 80). Ce n'est plus le déluge salvateur de Noé, mais le déluge conçu du point de vue des victimes. Ainsi soudée à la mort, l'image du déluge peut dériver jusqu'à illustrer la mort de la conscience, ainsi que le montre le narrateur de *la Nuit*, qui, sur le point d'entreprendre son aventure de salut, écrira : "Ce fut alors que la vérité (...) se posa sur moi, épuisée comme une colombe, la quarante-deuxième nuit de déluge" (p. 22). Le déluge surgit ici par évocation d'un attribut qui n'était pas encore apparu : la colombe de Noé annonçant la fin du cataclysme. Lorsqu'au total on dresse le bilan de l'image du déluge dans l'univers ferronien, l'on constate qu'elle est un inventaire assez complet de tous les attributs traditionnels du récit biblique : eau-arche-animaux-colombe-Noé et ses fils. On s'aperçoit alors qu'un seul élément n'apparaît jamais : l'arc-en-ciel de l'alliance. C'est peut-être que l'image, tout étonnée de se voir comme elle est, n'a pas encore réussi à se réconcilier avec elle-même.

IV   LA NUIT ARCHAIQUE DU RECIT

La Nuit se range dans la catégorie des récits qui ont pour sujet "le double". Frank et François, les protagonistes antagonistes, sont le décalque nominal l'un de l'autre, autorisant ainsi dans l'opposition (français/anglais) de leur prénom l'interprétation selon laquelle, à un premier niveau de lecture, chacun représenterait, sur le mode allégorique, l'une des deux communautés ethniques du pays dans leur rapport conflictuel et historique. Tout cela se démontre aisément. Un second niveau de lecture, également fondé sur l'exploration des noms et des situations, nous introduit dans l'univers du mythe, plus précisément celui, moderne par excellence, de Faust : la femme de François se nomme "Marguerite", Frank est plus d'une fois comparé au "Diable", François a "perdu et retrouvé son âme". Le schéma goethien, réduit à sa structure la plus simple, indique ainsi, discrètement, sa présence. Mais l'histoire mythique de Faust n'est qu'un masque plaqué sur la face du récit pour garder secrète et latente sa véritable profondeur, une grille trompeuse servant à orienter une lecture encore trop primaire pour épuiser le sens même de la narration. Car c'est la narrativité elle-même qui forme ici l'instance dernière du récit et en libère la signification maximale. Ce troisième niveau de lecture nous invite, tout comme le second d'ailleurs, à l'intertextualité, plus proprement à une association intertextuelle d'un type particulier, car c'est moins au contenu interne du texte référent que renvoie cette fois le récit de *la Nuit*, qu'à la position historico-culturelle que ce texte occupe dans la mythification de la narrativité elle-même. Il est temps de nommer cet archétype : il s'agit de *Gilgamesh*, le plus ancien récit de l'humanité, d'origine sumérienne, confié à l'écriture il y a plus de cinq mille ans. Il constitue, pourrait-on dire, l'origine absolue de "l'instinct narratif" chez l'homme et à ce titre possède quelque droit, par privilège d'une ancienneté vénérable, à une certaine suprématie culturelle sur tous les récits ultérieurs. Il hante sans qu'on le sache bien, par son pouvoir d'origine, toute l'histoire de la narratique. Il coïncide, à Sumer, avec l'apparition même de la première écriture. Or, dans la constitution et l'établissement de son "mythe" comme "scribe", Jacques Ferron se réserve la même position : "Je suis le dernier de la tradition orale et le premier de la transposition écrite." Rien d'étonnant, dès lors, si son oeuvre se déploie comme une sonde vouée à l'exploration des origines. *Gilgamesh* est aussi un récit du "double". (Et par contamination, quel récit ne l'est pas ?) Gilgamesh, roi d'Ourouk, est un tyran contre lequel les dieux vont susciter un rival, Enkidou. Lors de leur première rencontre, ils s'affrontent : "Gilgamesh avançait lorsque, se campant dans la rue, Enkidou lui coupa la route. (...) Et c'est ainsi qu'ils s'affrontèrent sur la grand-place d'Ourouk." Dans *la Nuit*, semblablement, Frank et François se donnaient rendez-vous devant la morgue de la rue Saint-Vincent : "Frank était au milieu de la rue, grand comme une tour. C'est ainsi qu'il m'était apparu, vingt ans auparavant, quand je gisais sur le trottoir. (...) Seulement cette fois, j'étais debout, capable de l'affronter" (p. 39-45). Curieuse ressemblance, dira-t-on. Plus étrange encore la suite : d'abord ennemis, Gilgamesh et Enkidou se prennent soudain d'une mystérieuse amitié l'un pour l'autre; de même, Frank et François, au terme de leur affrontement inoffensif, se rendront à l'Alcazar fêter leurs retrouvailles. François dira: "Ma haine est déjà périmée" (p. 81). Et se tisse alors entre eux deux une mystérieuse complicité qui s'achèvera néanmoins par la mort de Frank, tout comme Enkidou mourra d'un mal étrange, à la suite de quoi Gilgamesh partira à la recherche du secret de l'immortalité à l'instar de François qui, au moment où Frank agonise, ira cueillir le secret de la vie dans les bras de Barbara. Barbara a, elle aussi, son archétype dans *Gilgamesh* : Sidouri, dite "la cabaretière" (Barbara apparaît d'abord au cabaret de l'Alcazar où elle professe son métier), qui initie le héros au secret de l'existence humaine : "La Vie que tu cherches, Gilgamesh, tu ne la trouveras point. (...) Que ta bien-aimée se réjouisse sur ton sein : voilà bien tout ce que peut faire l'humanité !" Même conseil tacite (et actif) de la part de Barbara auprès de François qui en retrouvera son âme. Gilgamesh, avant de parvenir auprès de Sidouri devra traverser une longue nuit de ténèbres, voyage initiatique semblable à celui qu'entreprend François pour aller, de la Rive Sud à Montréal, s'initier aux mystères de la nuit. Maints autres détails, communs aux deux textes, pourraient être repérés; nous avions, au départ, insisté sur le fait que l'intertextualité, dans le cas de *la Nuit* et de *Gilgamesh*, ne résidait pas principalement dans la ressemblance des contenus, par ailleurs fort significative. Mais que veut indiquer cette ressemblance ? *Rien de plus qu'une identité de projet*, une complicité du plus récent avec le plus antique, une affirmation de continuité. *La Nuit* rejoint, à même sa production narrative, l'origine historique de toute narration et s'en souvient comme d'une matrice primordiale. Le narrateur lui-même parlera de "la nuit immémoriale" (p. 15). Cette nuit-là conjoint le récit à son modèle narratif le plus archaïque, partant le plus proche de sa signification comme *écriture*. Il en est en quelque sorte un pastiche-hommage dans la mesure où il ressuscite les "possibilités constructives" (Tynianov) et latentes du récit archaïque en donnant à cette opération un sens, qui est la permanence de l'institution narrative elle-même.

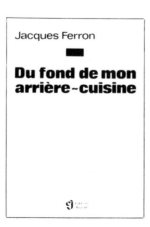

V   PALIMPSESTE

Pour peu qu'on y soit attentif, on peut être surpris de lire soudain à la page 142 de *l'Amélanchier* : "Je me suis trompé (...)." La fonction narrative étant tenue par une jeune fille du nom de Tinamer, on croit d'abord surprendre une faute d'accord ou de typographie et l'on finit pas se convaincre qu'en tout état de cause il conviendrait de lire : "Je me suis trompée (...)." Or il suffit de remonter le cours de la lecture dans la même page pour comprendre qu'il peut fort bien ne pas s'agir d'une faute mais plutôt d'une intervention aussi indiscrète qu'inopinée de l'auteur lui-même, contraint de produire son accord au masculin, à tout le moins de signaler par ce détail troublant sa présence subreptice. Reconstituons la scène : Léon de Portanqueu est "geôlier" au Mont-Thabor, hôpital psychiatrique pour enfants — le terme métaphorique de "geôlier" transforme le lieu en une sorte de prison. Léon amène un jour sa fille Tinamer (la narratrice) et sa femme Etna visiter l'hôpital. Une discussion s'engage où Léon de Portanqueu se lance dans une violente diatribe contre les lieux d'internement, faisant intervenir les notions saugrenues de "ciel et d'enfer", allant jusqu'à mêler inopinément la guerre du Viêt-Nam à sa fabuleuse argumentation. Par sa grandiloquence et son décousu sautant de l'âne au coq, le discours de Léon semble "pas très sérieux", au dire même de la narratrice, laquelle, racontant au présent l'événement, écrit soudain en interrompant le discours de son père : "Une voix est derrière moi, une voix familière qui me parle tout bas et fait bon ! La tirade du Viêt-Nam à la sauce du Mont-Thabor, il ne se prive de rien, ton cher et vénéré père !" Mais le discours de Léon continue de plus belle, dans l'invective et la grandiloquence. Puis la narratrice reprend le cours de son récit : "La voix d'Etna continue (...)." Le lecteur apprend ainsi que la "voix derrière moi, une voix familière" est celle d'Etna, la mère de la narratrice. Et c'est ici que vient se loger la phrase qui nous a servi de point de départ et qu'il convient maintenant de citer dans son entier : "Je me suis trompé, ce n'est pas Etna qui parle derrière moi. Le type (...) continue que la tirade l'impressionne (...)." Le premier indice est le suivant : comment, après avoir affirmé que la voix était "familière", puis l'avoir identifiée comme étant celle de sa mère, comment la narratrice Tinamer pourrait-elle affirmer qu'elle s'est trompée ? L'expression "le type" confirme qu'il s'agit d'une voix d'homme; or, Tinamer ne saurait, d'abord, confondre une voix d'homme et une voix de femme, encore moins, ensuite, la voix d'un inconnu qui surgit d'on ne sait où et la voix de sa propre mère. Ce ne peut donc être Tinamer qui émet cette phrase. Le lecteur se retrouve néanmoins devant un passage doublement difficile : à cause du *dédit* impertinent, à cause de l'accord inadéquat. En fait, le dédit et la faute se concertent au coeur d'une même proposition et forment stratégie pour indiquer au lecteur qu'il y a ici un piège. Que s'est-il passé ? Analyse faite, il s'est passé qu'à l'instant particulièrement "chaud" de la diatribe de Léon contre les lieux d'internement d'enfants, l'auteur, concerné par la question, intervient, trouble les eaux du récit en bousculant la narratrice, prend sa place et signale qu'il importe de mettre à sa charge le discours du personnage qu'il appelle Léon de Portanqueu. Or cette prise en charge subite n'a rien d'inopiné quand on sait que Jacques Ferron a lui aussi été médecin au Mont-Providence (Mont-Thabor), que ses diatribes contre la sorte de psychiatrie qu'on y pratique ont toujours été, ailleurs, signées de son nom et qu'en conséquence on est fondé d'affirmer que Léon de Portanqueu, *c'est lui*, comme Flaubert pouvait dire : "Madame Bovary, c'est moi !" L'introduction inattendue du fameux "type" transforme la perspective du récit et nous situe à un autre plan, celui où Ferron lui-même se débat contre les psychiatres (le "type" est dit "diplômé modeste et de bonne volonté"). Le saut pourrait cependant sembler plus que périlleux si un autre passage du récit de *l'Amélanchier* ne nous y conviait plus explicitement. Plus tôt dans la narration, lisant dans sa "bible" l'histoire de sa famille, Léon avait raconté à Tinamer, qui le rapporte dans son journal : "C'est là que commence l'histoire des de Portanqueu. Longtemps ils n'en menèrent pas large. Ils s'appelaient Ferron" (p. 77). Nous sommes ainsi donc fondé à justifier notre assertion (de Portanqueu — Ferron) sans avoir à violer l'autonomie sacrée du texte et malgré le fait que nous ayons fait intervenir des éléments "extra-textuels" : c'est l'auteur lui-même qui nous y autorise, à même son texte, en orientant notre lecture de telle manière que nous puissions lire "Ferron" partout où il y a "de Portanqueu". Un autre passage vient confirmer cette autorisation : celui où Léon de Portanqueu, en discours direct (sans guillemets, ce qui est la caractéristique de *l'Amélanchier*), dira à sa fille Tinamer : "Je te pardonne de m'avoir chassé du conte qu'ensemble nous avions inventé" (p. 146). C'est que Léon de Portanqueu (Jacques Ferron) est, à l'égal de Tinamer, responsable du "conte" de *l'Amélanchier* qui prend figure sous la plume de la narratrice. Ils en ont inventé "ensemble" le récit. Deux écritures se superposent de la sorte au coeur même de la narration. A certain moment, Léon-Ferron pointe l'oreille, mais pour aussitôt être "chassé" par Tinamer qui reprend la menée de la narration. Il est d'une fantaisie sans égal, de la part de l'auteur, de nous le faire savoir en aménageant une embuscade derrière une "faute" d'accord. Le procédé fait penser au palimpseste ou écriture à deux étages.

N. B. : On pourrait à la rigueur objecter que la "faute" est un simple lapsus de l'auteur. La démonstration faite ici n'en demeurerait pas moins la même pour expliquer le *cas*. Quoi qu'il en soit, il n'y a aucun lieu de corriger le texte.

VI CONTRIBUTION A LA TYPOLOGIE DU CONTE

Ce que la typologie (encore imprécise) des genres littéraires désigne sous le nom de conte constitue sans aucun doute la figure narrative la plus universelle : son histoire couvre toute la chronologie de l'histoire humaine, des étapes archaïques jusqu'à nos jours; et couvre l'entière surface des civilisations les plus diverses, en même temps que la précaire distinction entre l'oral et l'écrit. Aussi, l'universalité du conte en fait-elle un objet plus profitablement cernable par les perspectives de l'anthropologie que par celles de la critique littéraire proprement dite. C'est ainsi que l'anthropologie nous enseigne à distinguer entre deux modes de pensée, le *magique* et le *logique*, le premier n'obtenant de statut opératoire que par opposition (arbitraire) au second. Le rapport de l'un à l'autre est de l'ordre du complexe au plus complexe. Le magique, défini comme un fonctionnement spécifiquement lié aux réalités psycho-biologiques correspondant aux étapes archaïques de la formation de la pensée, n'en demeure pas moins à l'oeuvre, ultérieurement, dans toute opération cognitive de type logique. En termes figurés mathématiquement, le magique s'exprime par la *mutation* ($=>$), le logique par l'*équation* ($=$). Ce dernier mode procède (du moins à sa source primitive) par enchaînement de causalité, produit des fonctions analogiques supérieures de l'activité cérébrale. Le magique, pour sa part, sert à dissoudre le paradoxe latent de toute réalité perçue comme une concentration de puissances (ou de pouvoirs); c'est au sein de cet univers psycho-émotif que le conte prend sa source, droit issu des fonctions magico-narratives de l'humanité "primitive". Comme le mythe, avec lequel il partage une certaine archéologie (et dont il est parfois un élément constituant), il participe à la nature du sacré, lequel n'est encore que le magique dilaté aux dimensions du cosmos et systématisé dans les religions. Le problème consiste à pouvoir isoler ce qui dans le conte le retient à son champ d'émergence, autrement dit : en quel lieu de la narration il se distingue radicalement, par la présence du magique, des autres types de narration. Au terme d'une analyse concertée de quelques centaines de contes, "archaïques et savants", ce lieu peut être enfin nommé : c'est la *métamorphose*, avènement du magique dans la narration, dont la formule type est le crapaud transformé en prince. La métamorphose supprime par a-priori le rapport cause-effet de toute modification survenant dans l'ordre du réel. Plus qu'un spectacle, elle est l'objet d'une concentration de forces émotives. Son "raisonnement" est a-psychologique et nie par le fait même tout ce qui dans le logique tend à expliquer. Le conte prend ainsi l'allure d'un théorème servant à vérifier les lois de l'imaginaire. Tel est du moins dans son essence le conte archaïque, oral, folklorique. Le conte "savant" ou "littéraire" hérite de son attribut capital (la métamorphose =>) auquel cependant il ajoute une dimension nouvelle par intervention, en son sein, d'une "bisociation" (Koestler) de deux matrices : l'une, *narrative* (schéma d'histoire semi-variable), l'autre *élocutive* (message stylistique à haute variabilité). Ainsi donc le conte "littéraire" naît de l'instauration d'un certain rapport à la réalité (magique, a-psychologique) et de la projection/duplication de ce rapport dans l'organisation du langage. Or ce dernier rapport ne peut à son tour se constituer que dans l'ordre de l'opération logique : d'où la double présence, dans le conte, d'éléments archaïques et d'éléments "critiques" jouant tantôt

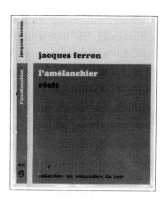

sur l'une, tantôt sur l'autre des deux matrices. La métamorphose, qui se situe habituellement au niveau narratif, sera le plus souvent provoquée ici ou là au niveau élocutif; elle y apparaît sous la forme de véritables mutations linguistiques où prévaut l'opération de type a-psychologique (ou magique), telle la métaphore (*n.b.* métaphore/métamorphose). C'est alors par l'aspect élocutif que le conteur "critique", au sein même de son produit, l'ordre du magique. Par là s'explique que les conteurs "littéraires" (en particulier Voltaire et Ferron) aient été des contempteurs de l'ordre existant, notamment de l'ordre religieux (qui est le magique en système). En récupérant la fonction hautement archaïque du conte, le conteur se prévaut de l'*ancien* pour instaurer le résolument *nouveau*. Cette instauration n'allant pas sans une certaine tension traumatisante, la présence de l'archaïque rétablit l'équilibre dans la vacuité de l'univers que le conte a pour mission de déstructurer. Le conte est le genre par excellence des époques troublées, "critiques", où la solution des énigmes ne saurait être conçue d'emblée sans détruire le conteur lui-même. C'est alors que le magique "lui permet d'éviter le conflit psychique fondamental" (Marthe Robert) en l'autorisant à nier et à destituer la précellence de l'explication psycho-logique sur la solution "imaginaire". Michelet : "Il est moqueur, il est conteur; ces deux choses se touchent fort, dans un monde tout absurde, qu'on ne peut raconter sans rire." Et le conteur russe qui confie à Jacobson : "Je ne conte que pour contredire (conte redire)." Cette minuscule contribution aura surtout servi à expliquer pourquoi l'oeuvre de Ferron est à mettre tout entière sous la rubrique du conte : la métamorphose, qui en est la substance comme genre, y opère comme le mode même de l'existence esthétique.

VII LE CAS DE MELIE

Pour illustrer la sorte de lecture à laquelle nous convie la proposition théorique précédente, le cas de *Mélie et le boeuf* offre un exemple singulièrement propice. Il s'agit sans aucun doute du conte le plus estimé des lecteurs, à tout le moins le plus commenté. Tous les commentaires proposés jusqu'à maintenant commettent une assez grave erreur de lecture en affirmant que "le veau va faire ses études au Séminaire de Québec pour enfin devenir avocat." Pour élucider la question comme elle doit l'être, il importe de faire appel aux deux registres d'écriture dont il a déjà été question : l'un, constitué par le niveau strictement *narratif*, assumant le schéma semi-variable de l'enchaînement des séquences; l'autre, par le niveau élocutif, autorisant la liberté du code stylistique dans lequel le conte s'expose. Le conte de *Mélie* est bien connu des folkloristes : on le retrouve dans presque tous les fonds nationaux, et jusqu'en Arabie. C'est au niveau élocutif que Ferron lui fait subir sa transformation la plus importante tout en lui conférant son ambiguïté la plus trompeuse. L'entourage de Mélie décide de se débarrasser par ruse du veau encombrant dont la vieille s'est amourachée outre mesure : on convient donc de persuader Mélie que le veau doit aller parfaire ses études au Séminaire de Québec. Et de s'amener un représentant de l'institution, un "grand diable d'homme" (p. 32) qui "s'empare du veau et l'emporte dans la grange de la Fabrique." Puis, il en ressort "seul" pour remettre à Mélie la queue du veau : "Lui, il n'en a plus besoin." Enfin le veau paraît : "tourne lentement la tête vers la vieille. C'est une tête *mal ajustée, trop haute, branlante, à physionomie rigide*. Et il la regarde d'un *oeil vide.*" Tous les indices stylistiques du niveau élocutif concourent à faire entendre, sans que cela soit jamais explicite, que le veau a été charcuté (la queue coupée, d'abord) et que c'est le "diable d'homme" qui, en fait, sort de la grange en portant la tête du veau comme un masque. Or, une scène précédente (celle du cerisier auquel se heurte Mélie) nous assure que la vieille est myope (p. 28) et, qu'en conséquence, c'est à travers sa vision défectueuse que le narrateur décrit la tête du veau en des termes fort ambigus : c'est bien le veau qui paraît, mais quelque chose ne va pas dans l'ajustement de sa tête. Le narrateur, se mettant alors résolument à la place de Mélie, formulera cette question capitale, qui est aussi celle du lecteur laissé dans l'irrésolution de la scène : "Que lui a-t-on fait, à son petit, dans la grange de la Fabrique, pour qu'il devienne ainsi distant ?" (p. 33). La réponse réside dans la description rapportée plus haut où le narrateur dissimule par superposition, son omniscience derrière l'ignorance et la myopie de Mélie; il fait preuve de cette délicate discrétion dont on use pour annoncer la mort de quelqu'un. Mélie croit que ce qui paraît devant elle, c'est le veau; le narrateur confirme que le veau est bel et bien mort : tout cela en une seule phrase où la ruse a été injectée dans la tension stylistique. Le niveau narratif est celui où Mélie voit effectivement son veau en redingote et marchant sur ses pattes de derrière "comme un premier ministre"; le niveau élocutif, celui où le lecteur soupçonne, à travers les touches successives qui lui décrivent l'état du veau, que celui-ci n'est plus vivant. Autrement dit :

pour Mélie s'opère une métamorphose (veau ⟹ homme), alors que pour le lecteur la métamorphose n'a pas vraiment lieu (veau = mort). Ce n'est donc pas son veau que Mélie va bientôt retrouver. Etablissant une relation simple et naïve entre son veau et un certain avocat Leboeuf, Mélie se rendra à Québec le voir et le ramener à la terre où il se transformera bientôt en taureau. Et c'est ici que se produit la véritable métamorphose, marquée par son caractère d'inexplicabilité : "Maître Leboeuf ayant brouté ne tarda pas à reprendre son poil. (...) Il mena une existence appropriée à sa nature et il laissa dans Bellechasse, où il avait été surnommé l'Erudit, le souvenir d'un fameux taureau" (p. 38). Sous la forme d'un schéma, la lecture de ce que voit Mélie et de ce que lit le lecteur montrerait la "bifocalisation" suivante :

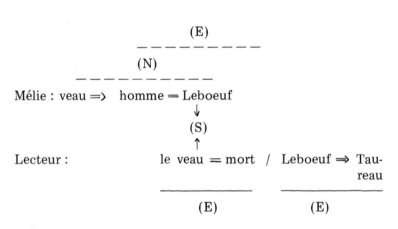

Sur un plan, Mélie, lisant erronément la réalité, se trouve bernée par son entourage (son mari, le curé, le diable d'homme) : c'est le lieu d'une fausse métamorphose. Sur l'autre plan, c'est le lecteur qui, s'il a bien reconnu une rupture (/) entre l'élocutif (E) et le narratif (N), se retrouve d'autant plus désarçonné devant l'ineffable de l'évidence, berné à son tour par le narrateur. La synapse reliant les deux foyers de vision est formée par le canal sémantique (S) unissant le lexème "veau" au lexème "Leboeuf". La vraie métamorphose n'a donc pas lieu là où on l'attendait le plus visiblement. Le lecteur est doublement trompé s'il croit la reconnaître au même endroit que la vieille Mélie. Ferron parle ailleurs du "difficile dessein du conte, qui est de tromper mais de ne pas mentir." Avec *Mélie et le boeuf*, on se trouve en présence du conte typique — à l'état pur, pourrait-on dire. D'où son déconcertant succès, fondé lui-même sur une ambiguïté de lecture...

VIII L'ART DE LA VARIANTE

L'oeuvre de Jacques Ferron vit de variantes, cela n'est plus
à démontrer; elle imite et pastiche de cette façon la littérature orale dont elle se réclame par plus d'un aspect. C'est ainsi
que du récit-type de *la Nuit*, nous possédons trois versions.
L'une, fragmentaire, composée d'une mosaïque de textes
épars publiés entre 1951 et 1964; l'autre, *la Nuit* proprement
dite, publiée en 1965; une troisième, enfin, publiée sous un
nouveau titre, *les Confitures de Coing*, en 1972, version
refondue à la lumière des événements d'Octobre 70 mais qui
ne nous retiendra pas ici : nous ferons plutôt porter notre
analyse sur le passage des premiers fragments au texte de
1965. Les fragments retenus (pour leur variance significative)
sont au nombre de trois : "Souvenirs de sanatorium, I, II,
III" (*Information médicale*, 1951); "La musique" (*ibid.*
1963); "Sainte-Agathe existe" (*ibid.*, 1964). Deux autres
textes ("Le téléphone" et "La nuit", *ibid.*, 1965) sont
repris intégralement quelques mois plus tard dans la version
des Editions Parti pris. Les "Souvenirs de sanatorium" forment un récit résolument autobiographique où l'auteur raconte comment, jeune médecin, on lui découvrit un début de
tuberculose; il y décrit son séjour au Royal Edward Laurentian Hospital en 1949. Le texte n'offre d'intérêt que parce
que la version de 1965 présentera aussi le narrateur-personnage en séjour de convalescence au même hôpital. Aucun des
termes mêmes du texte "primitif" ne sera cependant repris
dans *la Nuit*. Trois séquences, réduites à quelques mots,
donnent naissance toutefois à des développements importants
de la version de 1965. L'auteur écrit qu'en attendant son
admission à l'hôpital, "un ami me signala une manifestation
politique; j'y fus." Manifestation suivie d'une arrestation
brutale, d'un séjour au poste de police et d'une accusation
portée contre lui de "leader communiste". Or, dans la version
de 1965, c'est à la sortie du sanatorium, non avant son admission, que le narrateur connaîtra une situation identique dont
il tirera d'ailleurs l'essentiel de son "drame" : manifestation
contre l'OTAN, arrestation, procès où il se reniera jusqu'à
perdre son âme. Et si la manifestation a changé de place dans
le cours du récit, c'est d'abord que la narration de 1965 a
besoin du séjour au sanatorium pour expliquer que le héros
s'y soit initié à la doctrine communiste. Les épisodes du procès et de l'initiation au communisme, absents du fragment
de 1949, donneront lieu à des développement importants
en 1965.

Deuxième séquence : l'auteur indique que du sanatorium il sortait souvent "clandestinement de nuit". C'est à même cette petite séquence, insignifiante et sans conséquence en 1951, que le narrateur de 1965 formera l'essentiel de son aventure qui consiste à se rendre clandestinement, de nuit, dans la ville de Montréal devenue "château". Enfin, une simple note de passage : l'auteur signale parmi ses compagnons de convalescence "un nègre", furtive mention qui prendra de l'importance puisque c'est précisément ce nègre qui assumera la narration du texte de 1964 avant de se transformer en François Ménard, le narrateur québécois et définitif de la version de 1965.

La Musique raconte l'enfance musicienne d'un certain Smédo. Le narrateur, très certainement l'auteur de 1951, note en passant : "Il a fini dans un sanatorium (...) Je l'ai connu alors." Rien de plus. En 1965, au sanatorium, Smédo, identifié comme Hongrois d'origine, initiera François Ménard au communisme; il ne sera cependant plus fait allusion à son passé musical. Le personnage a été entièrement modifié au point qu'il ne subsiste plus de lui qu'un nom et un séjour en sanatorium.

Vient enfin le fragment le plus significatif. "Sainte-Agathe existe" contient une large séquence qui sera reprise telle quelle dans *la Nuit* où elle forme la scène capitale de la découverte par le héros de cette vérité fondamentale que la "réalité se dissimule derrière la réalité." La séquence s'insère dans le récit d'un séjour au sanatorium Royal Edward Laurentian Hospital et le narrateur en est un jeune noir, Haïtien d'origine, le "nègre" de l'autobiographie de 1951. C'est lui qui, de personnage, passera narrateur, relayant ainsi l'auteur des "Souvenirs de sanatorium" : par touches successives le texte approche de son état définitif; du moins, ici, est-il résolument passé du côté de la fiction. Le jeune Haïtien de seize ans se nomme Horace Delajoie; le principal de sa narration à la première personne consiste à raconter son amour pour une jeune servante blanche du nom d'Angeline Guinard, amour dont il tire sa guérison. Or, l'année suivante, *la Nuit* renversera les races et les sexes : François Ménard, devenu narrateur, sera amoureux d'une jeune noire nommée Barbara, grâce à qui il retrouvera son âme. Il fallait que les rôles se croisent de cette manière pour que le texte atteigne enfin son statut de signification maximale dans le contexte québécois de l'époque. Dans la séquence capitale dont il a été question plus haut, l'auteur n'a eu qu'à remplacer le nom d'Horace Delajoie par celui de François Ménard et à mettre le nègre au féminin pour imaginer la suite du récit. Par ailleurs, la partie du récit d'Horace Delajoie qui n'a pas été retenue dans la version de 1965 fait longuement état d'un rêve dont "je me réveillai en riant", dit le narrateur. *La Nuit* en retiendra quelque chose puisque le récit entier est constitué par un rêve de nature par ailleurs fort ambiguë dont le narrateur-personnage sortira "sauvé" C'est ainsi qu'un micro-élément de 1964 a fini par servir de cadre jusqu'à englober tout le récit de 1965.

Parti d'un récit autobiographique (Ferron médecin malade), le texte en marche vers sa forme la plus signifiante, accueillera au passage certains éléments de textes épars (le décor de la nuit, la clandestinité, le sanatorium, la présence du politique, les personnages du nègre et de Smédo, l'amour rédempteur, le rêve) pour se transformer à la fin en narration de fiction d'un personnage où il reste encore beaucoup de l'auteur, mais davantage encore de son mode imaginaire cumulatif et variant.

A l'instar de la métamorphose interne qui institue le conte, la variante est à sa façon une métamorphose d'intervention extérieure par laquelle un texte modifie sa forme où, par variante continue, il rejoint enfin sa signification la plus satisfaisante.

N. B. : En 1972, Ferron écrira : "François Ménard, c'est moi", confirmant ainsi l'histoire de son texte dont les mutations successives sont d'autant plus importantes qu'elles couvrent dans le temps, entre 1951 et 1972, la quasi totalité de la carrière de l'écrivain.

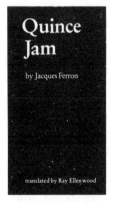

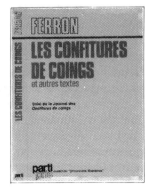

IX LA FORMATION D'UN PERSONNAGE

Le cas de Mithridate n'est pas unique dans l'oeuvre de Ferron; il est du moins caractéristique de la façon dont un personnage à fonction cyclique se forme, évolue et occupe à chaque étape de sa gestation une signification précise. Il importe de remonter à *Martine*, le premier conte, le seul que l'auteur ait lui-même jugé bon de dater, comme si cette date marquait un commencement absolu : 1948. Ce conte constitue, en fait, le chaos d'où une lente genèse fait émerger tous les archétypes fondamentaux de la production ultérieure. Dès sa première apparition, le personnage (qui ne porte pas encore de nom) est désigné et se désigne lui-même comme "robineux" : "Autrefois je n'étais qu'un robineux" (p. 125); il était un "vagabond", sorte de conteur errant. Même s'il n'est plus ce conteur d'autrefois, il lui en reste quelque chose; c'est ainsi qu'il formulera, dans son discours, deux contes dans les bonnes règles du genre : "il y avait une fois..." (p. 127 et 130). Les perturbations et mutations soudaines de la société ont bientôt fait d'oblitérer sa fonction : il n'est plus depuis lors qu'un robineux, ne prenant la parole que pour retracer l'histoire de sa préhistoire, diviser sa vie en *avant* et *après* et tenter péniblement de se loger lui-même dans le présent : "vagabonds d'alors, robineux d'aujourd'hui." L'avènement de sa déchéance le porte à parler au pluriel, au nom d'une engeance, celle des gueux-clochards : "nous avons troqué la sagesse et la fantaisie contre le poison" (p. 126). Avec ce dernier mot se trouve déjà tracée toute sa carrière dans le cycle ferronien. En appelant "poison" l'alcool frelaté des clochards, l'auteur métaphorisait déjà : il ne lui restait plus qu'à établir le contact entre le *poison* et ce monarque asiatique du nom de Mithridate VI qui, au 2e siècle avant notre ère, avait la particularité de s'immuniser lui-même à petites doses contre les poisons, de crainte que l'on en mît dans ses boissons. La légende fut telle qu'elle a donné lieu en français à la formation d'un verbe, *mithridatiser*, qui signifie "vacciner contre les poisons". Le robineux de *Martine* avait, pourrait-on dire, déjà son nom sur le bout de la langue. Il ne le portera vraiment, haut et clair, que quelques années plus tard dans le conte de *Cadieu*.

Cadieu, campagnard chassé de la terre paternelle, arrive démuni à Montréal, plus précisément au Carré Viger (Ferron l'appelle le "Parc Viger"), quartier-général de la haute cloche montréalaise; un "quêteux", du nom de Sauvageau, une manière de précurseur, lui promet : "Je t'enverrai Mithridate

(...) C'est un homme qui connaît toute chose" (p. 20). Le robineux a donc conservé ses attributs de jadis, ceux qui font encore de lui une sorte de sage, de mage. Et Cadieu de rencontrer Mithridate qui dès ses premiers mots ne se fait pas faute de s'identifier au long, fier de son nom : "Moi, je me nomme Mithridate. Je suis le roi du Pont." L'historique Mithridate était effectivement roi d'un pays d'Asie mineure appelé "Le Pont". Mais le Mithridate du conte ne récupère cette appellation historique que pour la charger d'une autre signification : les robineux dorment, en effet, à Montréal comme à Paris, sous les ponts. Le signifié premier de "pont" appelant à son tour l'image de l'eau, Mithridate de continuer : "L'eau ne m'intéresse pas, je passe par-dessus le canal, je bois de la robine." Il s'agit du Canal de Lachine qui prend sa source près du Carré Viger, aussi célèbre que la Seine pour les robineux qui en fréquentent les bords. Quant à l'opposition eau/robine, elle se charge d'un contraste particulier quand on sait que le mot "robine" désignait précisément au 16e siècle un petit canal par où s'écoulaient les eaux (d'où notre "robinet") : la robine devient une eau dérisoire (un poison) par opposition à l'eau du canal. Cette présence de l'eau est d'une grande importance : on la retrouvera, transfigurée, au terme du cycle que parcourt le personnage. Ainsi formé par ses propres singularités, portant bien haut son nouveau nom, le robineux ne parlera plus désormais qu'au singulier, abandonnant le pluriel du robineux anonyme de *Martine*. Fidèle cependant à son ancienne vocation de conteur initiatique, Mithridate sera avant tout, dans *Cadieu*, un initiateur. Et Cadieu par lui initié à "l'envers du monde" pourra se laisser dire à la fin par Sauvageau : "Tu peux partir; ton noviciat est fini" (p. 22).

Sauvageau et Mithridate forment désormais une paire, qu'on retrouvera telle quelle, sans grande modification, dans la première version des *Grands Soleils* (1958). Mithridate y est décrit comme un "robineux en redingote, portant ce haute-forme — dit chapeau de castor", accoutrement dérisoire qui rappelle à la fois sa dignité ancienne et son actuelle royauté. A l'ouverture du rideau, il "dort sur un banc du parc" — présent et absent, il ne prendra la parole qu'au début de la troisième scène : Sauvageau, toujours précurseur, le précède et ouvre la pièce. Mais que vient faire Mithridate dans un drame qui porte sur la Rébellion de 1837 ? La scène se passant au pied du monument de Chénier, lequel se trouve au milieu du Carré Viger, la présence d'un robineux est en quelque sorte obligée, entraînant celle de son inséparable compagnon et précurseur. C'est la bisociation, dans un même espace, de deux matrices (celle du monument et celle du square des robineux) qui a contribué à l'introduction fonctionnelle du personnage dans le drame : la rencontre des deux matrices constitue même la structure principale (et génialement capitale) des *Grands Soleils*. Tout comme dans *Cadieu*, la proximité de la gare Viger (en fait, la gare Bonaventure) conduit auprès de Mithridate un certain François Poutré qu'il se chargera d'initier à la vie telle qu'il la conçoit. Mithridate demeure toujours "conteur", même si sa déchéance jette quelque confusion dans les morceaux de son répertoire; c'est ainsi qu'il affirmera : "C'est la petite Cendrillon qui s'en va porter une motte de beurre à sa grand-maman malade" (p. 59), confondant le conte de *Cendrillon* et celui du *Petit Chaperon rouge*. Il ne peut s'agir là d'un lapsus : la même réplique sera reprise, intacte, dans la seconde version de la pièce. Mais Mithridate ajoute ici aux attributs qu'il a accumulés depuis le début de sa carrière, celui qui fait de lui le sauveur de la patrie : "La Patrie sera sauvée. Je suis son sauveur." Il faudra s'en souvenir. C'est lui, en effet, le conteur-buveur invétéré qui, par ses dons de vision, fera, à distance dans le temps et l'espace, le récit de la bataille de Saint-Eustache, tant il est vrai, comme le veut Novalis, que "le conteur est un visionnaire du futur." C'est par lucidité qu'il s'adonne toujours au "poison". Chénier lui dira : "Tu t'empoisonnes"; Mithridate répondra de son mieux, du haut de sa sagesse : "Ainsi je suis sûr de m'appartenir. Je n'ai point d'autres preuves. Le poison me dit que je ne dépends de personne, que je suis libre, que je suis roi, et cela me donne le courage de guérir du poison. Je me nomme Mithridate" (p. 116). Cette insistance à réaffirmer son identité le confirme dans cette liberté dont il est le seul à pouvoir se réclamer, anticipant sur l'autre liberté : celle de la collectivité. Il dira dans la même scène : "Je ne suis pas un homme comme les autres. (...) il me suffit d'être ce que je suis" (p. 116). Il est essentiellement l'homme de l'existence pure, partant de l'*inaction*; il parle parce qu'il est robineux et que la robine porte au bavardage; il parle, aussi, parce qu'il reste en lui quelque instinct de conteur déchu.

En tant qu'initiateur à des mystères inconnus du grand nombre, c'est à lui que sera dévolue la tâche sacrée de présider à "l'exorcisme préalable" du cérémonial de la seconde version des *Grands Soleils* (1968). Lui qui avait mis du temps à prendre la parole dans la première version, il la prendra ici le premier. Sa fonction en est considérablement modifiée : il devient le personnage principal. C'est Sauvageau, le précurseur, qui ouvrait et fermait la version de 1958. En 1968, déclassant son compagnon, c'est lui, Mithridate, qui a le premier et le dernier mot de la pièce, c'est-à-dire du conflit. Ce qu'il a à dire apparaît sur le premier plan. Toujours aussi inactif, il n'agit plus cette fois que parce qu'il est devenu *la conscience*. Il vient grossir ses attributs anciens de ce poids de sagesse supplémentaire qui fait de lui le seul esprit lucide du "cérémonial". La version de 1958 est une pièce, celle de 1968 un *mistère*, dans le sens médiéval : le sacré s'y introduit, par la voix de Mithridate qui, devenu théologien, affirme la supériorité du Fils sur le Père. Par glissement, il ne s'agit plus seulement pour lui de libérer le pays, mais de savoir ce qu'on en fera. Mithridate est le seul à être mécontent (critique, plutôt) des suites de la libération du pays par Chénier, du fait que chacun tente de pousser de l'avant "son particulier". Parti du pluriel anonyme, pour faire carrière dans le singulier, voici que le personnage entend réintégrer la pluralité en contestant le "particulier", pour ne plus s'intéresser qu'aux événements collectifs. C'est la métamorphose capitale qui l'a transformé entre 1958 et 1968. Mithridate, toujours aussi robineux, toujours aussi roi, a atteint le sommet de sa carrière de personnage. Une analyse plus poussée le montrera. En 1958, il dit à François : "Canadien errant, je te salue. Viens dans mon royaume, sous le pont; nous mouillerons cette rencontre" (p. 79). En 1968, au même : "Canadien errant, je te salue. Ta rencontre m'illumine. Viens dans mon royaume, nous la mouillerons sous le pont" (p. 49). Voit-on bien la différence dans le déplacement de l'ordre qui unit la séquence "mon royaume" à "sous le pont" ? Dans le premier cas le royaume est confiné au pont;

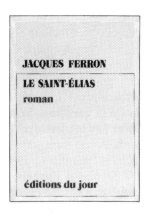

JACQUES FERRON

LE SAINT-ÉLIAS

roman

éditions du jour

dans le second, le royaume est indéfini (et par conséquent élargi aux dimensions de la patrie); s'il convie François à venir "sous le pont", c'est que c'est là le lieu où il convient de "mouiller ça", mais ce ne saurait plus être le lieu du "royaume". Une permanence dans les deux cas : le rapport métaphorique "pont/mouiller" couvre toujours le rapport sous-jacent "eau/robine". Sans cet attribut il n'y a plus lieu de se nommer Mithridate. Il a réussi à parfaire sa vocation signifiante de personnage. Il n'aurait désormais plus rien d'autre à dire s'il ne se transformait. Sa carrière naissante a d'abord consisté à se chercher un nom, puis à opérer sur ce nom un travail sémantique qui le rendît conforme à sa fonction de déchu fabuleux. Il ne reste plus de lui, dans le Saint-Elias, qu'un nom qui se cherche, cette fois, un rôle...

Philippe Cossette est plutôt sobre et tempérant, mais, à Batiscan, il est "propriétaire du pont péager" (p. 48). Il n'en fallait pas davantage pour que le nom de Mithridate, roi du Pont, lui convienne. En fait, ce ne sera pas son nom, mais un simple "sobriquet" que, du haut de la chaire, l'abbé Armour Lupien (prêchant, comme le Mithridate des derniers Grands Soleils, la supériorité du Fils sur le Père) lui imposera. Mithridate-le-robineux est sans descendance : il meurt ou se transforme. Philippe Cossette dit Mithridate inaugure une véritable dynastie, son fils devenant Mithridate II, son petit-fils, Mithridate III. Plus question du poison. Leur unique attribut est constitué par la possession du pont conçu comme un royaume. Mais si l'on se rapporte au Mithridate de l'histoire, on découvre qu'une autre particularité du roi asiatique a servi, cette fois, à la métaphorisation de Cossette en Mithridate. Il est ainsi dit clairement, dans le Saint-Elias : "Mithridate a passé sa vie à lutter contre les Romains, qui étaient les Anglais du temps" (p. 55). La dynastie des Cossette-Mithridate se formera un royaume contre les Anglais en accumulant des biens et en élargissant leur conscience aux dimensions du monde par les "voyagements" de leur trois-mâts, le Saint-Elias. Mithridate I est "propriétaire"; Mithridate II, par alliance, deviendra grand "négociant en grains et foin" (p. 176). Quant à Mithridate III, il récoltera du plus grand des biens en retournant à la vocation du robineux de Martine: "Il fait des livres durant ses loisirs" (p. 185). Il est conteur : "J'écris et je refais la réalité de mon pays à mon gré" (p.185), quitte à n'être plus que le "roi d'un pays incertain" (p. 186), ce qui nous ramène à la fois à l'auteur des Contes du pays incertain et à l'antique fonction du conteur devenu robineux qui consistait à "redonner au monde un peu d'allure, un peu de style" (*Martine*, p. 125). Le cycle se parfait en se refermant.

Depuis le chaos de *Martine* jusqu'au cosmos du *Saint-Elias*, la charge sémantique du nom de Mithridate a été considérablement modifiée. L'évolution en reste purement nominaliste. Quant à "la fiole qui donne un avant-goût de la grande évasion" (*Martine*, p. 126), elle a perdu son pouvoir maléfique, s'est répandue, s'est libérée du carcan du canal artificiel qui la retenait pour devenir les grandes eaux libres du fleuve et de la mer sur lesquelles Mithridate III s'apprête à partir à bord du trois-mâts de son grand-père. Le poison s'est dissous dans la liberté conquise d'étape en étape. Et le conte est retourné au conte.

N. B. : Reste le cas des personnages dont la fonction est, par un aspect ou l'autre, identique à celle de Mithridate, mais qui portent un autre nom : Taque (*la Tête du roi*), Chouac et Timé (*l'Américaine*), tous robineux rusés et avisés.

X   SUR UNE IMAGE

Le sixième chapitre de *la Nuit* nous introduit au coeur de la problématique qui fonde tout le récit. Le narrateur-personnage, sur le point d'entreprendre son aventure amoureuse avec la noire Barbara, décrit ainsi la maison où il s'apprête avec elle à entrer : "un petit hôtel particulier transformé en maison de passe" (p. 97). A partir de cette simple remarque, il développera ensuite une lente et longue image où, à même quelques perceptions purement visuelles, il va s'introduire dans le temps historique de la maison et la retransformer à son tour, comme à rebours, de "maison de passe" en "hôtel particulier". La séquence comprend deux séries lexicales : l'une, dépeignant les personnages louches de la maison ("tenancier", "deux autres concitoyens", "trio d'une bassesse incontestable", "jouent aux cartes et boivent de la bière"); l'autre, par enchaînement de métaphores, évoquant les mêmes personnages dans le faste aristocratique dont le souvenir est déclenché par le simple mot d' "hôtel particulier" ("maître d'hôtel débauché par une révolution", "deux laquais", "maître (...) décapité", "les dessous de la noblesse et l'envers des aristocraties".). Une troisième et courte série, servant de modulation entre les deux premières, participera à la fois de l'une et de l'autre : telles sont les unités renvoyant à des objets visualisés, "antichambre" et "grand escalier" qui, décrivant l'état actuel de la demeure et son faste ancien, mèneront de proche en proche à établir la série métaphorique "hôtel particulier" dans sa perspective historique essentiellement fondée sur l'évocation d'une aristocratie chassée par une révolution. Réfléchissant sur la nature du travail qu'il est en train d'opérer sur l'image, le narrateur avouera : "Cela dit en termes romanesques, forcément européens, car (...)" (p. 98). Et ce "car" d'entamer une modulation par laquelle la série "aristocratique" va se poursuivre tout en servant à identifier cette fois le véritable propriétaire des lieux : "un marchand anglais", "sieur à forte mâchoire", "sa valetaille", "seigneur malgré soi", "Président de la Majestic Bank". Ce qui n'avait été jusque-là qu'une vision dérisoire devient une vérité soupçonnée. D'où, une fois la découverte faite, un brusque retour à la tonalité dominante sous forme d'une question reprenant l'un des termes de la deuxième série : "Décapité ?" Et sa réponse immédiate : "Non ! Seulement déménagé dans un autre quartier." La séquence, à la fin, entrelaçant ses deux séries comme deux motifs de fugue, aboutira à la confirmation : "hôtel devenu bordel", ramenant l'image à son point d'origine, variant seulement le trop pudique "maison de passe" pour faire jouer à plein la matière phonique commune à *hôtel* et à *bordel*. Partie d'une opposition sémantique, l'image s'abîme dans une fusion phonétique. La première séquence prend fin. Nous assistons alors à une modulation d'un type nouveau, jouant cette fois sur les personnages de Barbara et de la mère (morte) du narrateur dont les images vont se superposer au cours d'une opération du même type que celle qui avait entremêlé l'image de l'hôtel particulier à l'image de la maison de passe. Une fois encore le point de départ est de l'ordre du visuel : "la peau noire" de Barbara est comparée à l' "uniforme noir des Ursulines" que portait jadis la mère du narrateur (p. 99). Il n'en fallait pas plus pour que le narrateur demande explicitement à Barbara ce que l'image latente nous laissait déjà entendre : "Serais-tu ma mère ?" Barbara est présentée au haut du "grand escalier" de l'hôtel-bordel, saluant le narrateur-personnage au terme de son aventure amoureuse. Les deux séries "Barbara" et "mère" fusionnent à cet instant précis et la métaphore se parfait : "sa peau des Ursulines". Puis, alliant cette image nouvellement fusionnée à celle du "grand escalier", le narrateur inaugure une seconde séquence évoquant la scène de l'ensevelissement de sa mère alors que les croquemorts descendaient le corps par le "grand escalier" de la maison paternelle. Le narrateur reprend alors, pour ce faire, la série "hôtel particulier" de la première séquence : les croque-morts deviennent des "larbins" (équivalents des "laquais" de la première séquence), dont tous les termes reviennent : ("débauche", "révolutions", "nouveaux citoyens", etc.). Et à l'instant où il affirme : "Moi, je pleurais dans l'*antichambre*", ce dernier mot le ramène à l'antichambre de l'hôtel de la première séquence, favorisant ainsi la fusion de la série "aristocratique" et de la série "mort" : "La seule aristocrate, c'est la mort". L'image libère une signification longtemps latente où vient se fondre le couple amour-mort. Il semble même que les deux séquences et leur modulation intermédiaire avaient précisément pour stratégie d'en arriver là, car sitôt parfaite l'image de la mort aristocrate, le narrateur, reprenant certains termes de la première séquence, affirme comme une libération longtemps attendue : "Bon, qu'ils jouent aux cartes et boivent de la bière les nouveaux citoyens ! Ils peuvent bien abattre l'escalier, qu'est-ce que cela peut me faire à présent que l'Aristocrate, cette putain, a été décapitée" (p. 108). L'Aristocrate, c'est-à-dire la mort, qualifiée de "putain", ramène par juxtaposition des deux termes l'image au point de départ de son long développement sémantique : "Hôtel particulier/ maison de passe". Or, c'est précisément au coeur du développement de cette image, la plus complexe, la plus riche aussi qu'ait filée l'auteur, que le narrateur affirme avoir "retrouvé son âme" (p. 102), logeant ainsi la signification latente de l'oeuvre au centre d'une opération stylistique inégalée où s'entrecroisent en une forte synergie les dimensions vitales du spatio-visuel et de l'historico-temporel.

XI MARTINE OU LE CREPUSCULE DES NOTABLES

Plus encore qu'un genre, le conte est un modèle culturel dans la mesure où "l'horizon d'attente" qui préside à sa lecture non seulement comporte certains traits obligés (le merveilleux, les schèmes formulaires, les types, etc.) mais, par ces traits mêmes, renvoie, dans une connotation plus globale, à un lieu social nettement désigné : le populaire. Le passage du conte "populaire" au conte "savant" est le carrefour privilégié d'une formation idéologique que le premier conte de Ferron, *Martine* (1948), illustre d'une façon manifeste. En fait, sous ce titre, il convient de considérer deux contes : *Martine* proprement dit et *Suite à Martine* (*Contes*, p. 117-131). Deux titres pour un seul et unique conte, voilà qui oriente déjà la lecture, la diffraction constituant ici, au départ, un signifiant absolu — un *éclatement* de structures dans la forme même, "la forme n'étant rien d'autre qu'une expérience sociale cristallisée." (Ernst Fischer); en elle émergent certains conflits latents du réel sociétal. L'éclatement, ainsi structuré à même la présentation du conte, se reproduira ensuite à tous les niveaux de formation de l'oeuvre, et jusque dans sa sémantique (son contenu) : *Martine* est l'histoire de l'éclatement "ville/campagne" dans le Québec de l'après-guerre, tel que perçu par la jeune narratrice Martine. Son récit n'est pas fait d'une narration uniforme, mais d'un récit-mosaïque éclaté en douze sous-titres désignant par substantivation un monde de réalités *réifiées* (sa femme — la cornette — la garçonne — les étoiles — le musée — la boîte rose — le parfum — le désir — la bague de laiton — le rat — la bravoure — la praline). Ces "objets" immobilisent en quelque sorte l'univers dans lequel ils évoluent; ils cristallisent aussi l'aliénation consécutive aux réaménagements des rapports sociaux entre les groupements humains. C'est ainsi que "sa femme", sous la plume de Martine, équivaut à "ma mère", l'objet-mère ne pouvant plus être désigné que par la médiation du père, marquant ainsi la distanciation, l' "étrangéification" des êtres les uns par rapport aux autres (en l'occurrence Martine et sa mère). La *Suite à Martine* est en fait une fausse "suite" puisqu'elle constitue plutôt un "avant" de *Martine*, une explication par cause de ce qui se produit dans l'ordre de la lecture. La *Suite*, où Martine n'est plus (ou pas encore) la narratrice, est composée de (éclatée, plutôt, en) quatorze monologues, chaque personnage (Martine, le robineux, le veuf, Salvarsan) prenant tour à tour la parole. Entre ces soliloques, des notes en italique, paroles d'on ne sait qui, font éclater à nouveau le texte jusque dans sa typographie par l'opposition des caractères "italiques/romains". Les monologues parallèles des personnages isolés s'entament tous par l'évocation du passé (Martine : "Mon père était naguère..."; le robineux : "Autrefois je n'étais pas un robineux..."; le veuf : "J'étais jeune..."; Salvarsan : "Il y avait une fois..."). Et dans cet univers de la parole éclatée se manifeste un *passage* qui est le lieu même d'apparition de l'*idéologique*. C'est ce lieu qu'il importe à présent de cerner de plus près pour justifier et valider a-posteriori la forme du conte que le récit revêt. La question se formulerait comme suit : en vertu de quel processus Jacques Ferron, depuis peu jeune médecin, acquiert-il en 1948 le statut de catalyseur des conflits qui minent la société québécoise ? La réponse, simplifiée à l'excès (dira-t-on), pourrait être la suivante : en devenant "médecin de campagne" dès le début de sa carrière, en Gaspésie,

Jacques Ferron s'introduisait activement dans le groupe de ce que l'on désigne traditionnellement comme les "notables" et dont la "classe", précisément, au lendemain de la guerre, se trouvait en pleine crise — elle éclate sous le coup de contradictions qui donneront lieu à sa scission en deux groupes : ceux qui (pour la plupart de "la campagne"), par nostalgie de la fonction d'équilibre qu'ils assuraient jadis dans les petites communautés, se réfugient dans l'évocation du "bon temps" et la contemption du présent; les autres (du milieu urbain), soucieux d'apprivoiser les nouveaux réaménagements sociaux, se vouent à la spécialisation et transforment la médecine en industrie. C'est au premier groupe qu'appartient Jacques Ferron de par son statut économique même (médecin de "colonie", recevant ses "primes" du gouvernement provincial — Duplessis se chargera lui-même de les lui supprimer en 1949). La forme du conte *populaire* est la solution par lui trouvée pour résoudre dans l'imaginaire le problème de son "appartenance" ancienne à la communauté cohérente et rurale, compromise par l'état nouveau des choses économiques. Auteur, il se réclamera du conte (lien social et modèle culturel), tout comme, militant, il se réclamera des "couches populaires". La "mauvaise conscience" se fait "bonne volonté". Elle nous vaut en tout cas une oeuvre considérable par la représentation qu'elle donne, à même sa forme dominante, de la crise la plus fondamentale que le Québec ait connue depuis la Conquête : la "prolétarisation" (relative) de la classe de ses "notables" au profit des nouveaux "professionnels". Par voie de conséquence, elle illustre du même coup la dissolution de la culture traditionnelle du Québec (qui fut le fait même de son existence pendant plus de deux siècles) et son intégration dans les structures écono-

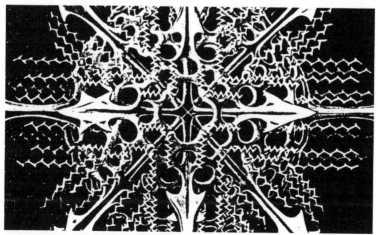

miques du continent. L'oeuvre de Jacques Ferron est l'expression la plus adéquate de cette crise. Ce n'est pas sans raison si le dernier personnage à paraître dans la *Suite à Martine* se désigne discrètement, sous le nom de Salvarsan, comme médecin (deux allusions brèves : "mes patients" et "la médecine commença de me paraître assez vaine", p. 130). C'est l'auteur qui se signale ainsi, aux côtés du "veuf" et du "robineux". Ce n'est pas sans raison non plus si la première version du conte comportait un personnage que l'auteur a jugé bon de faire disparaître des éditions ultérieures : il s'agit du "bourgeois" monologuant grossièrement sur les bienfaits de la ville. L'idéologique commande que l'on soit plus secret dans ses desseins; il ne se produit en réalité que si la narration *occulte* l'un des termes du conflit. C'est avec *Martine* que Ferron entreprend en 1948 sa nouvelle carrière d'écrivain (nouvelle diffraction de la personne en "médecin" et "écrivain" — le conte en tiendra compte). Ce conte est en soi un programme dont l'oeuvre ultérieure ne s'écartera guère. Dans une lettre à Pierre Baillargeon datée de mars 1948 et publiée en liminaire des *Escarmouches*, nous pouvons lire cette confirmation : "Avec ce que j'appelle mon manifeste et qui est le journal de ma pensée s'acheminant vers le communisme, j'écris l'histoire de Martine, délicieuse enfant que je nourris de toute ma sensibilité et qui fut putain de son métier. De cette façon j'allie en moi au monde qui renaît le monde qui se meurt" (p. 18). Jacques Ferron s'avoue ainsi comme le lieu de contradictions idéologiques dont le choc trouvera sa résolution dans une oeuvre qui n'affirmera jamais autre chose que ces contradictions mêmes. A l'*idéologique* qu'elle produit par la forme, elle ajoute ainsi la conscience, du moins, de reproduire l'*idéologique* : d'où cet "humour" proprement ferronien qui est le résidu, en elle, d'une contradiction irrésolue, en vérité irrésolvable. C'est ainsi que dans la forme, actualisatrice de conflits, sont à l'oeuvre et travaillent des forces insoupçonnées, échos encore audibles de la réalité objective, sociale et conflictuelle. Le conte, comme le mythe est théogonie ou cosmogonie, se fait, lui, *sociogonie*.

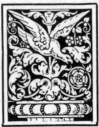

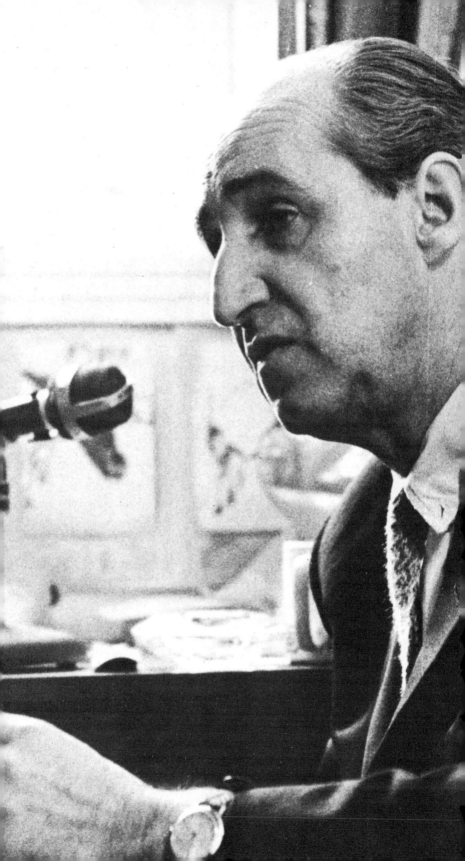

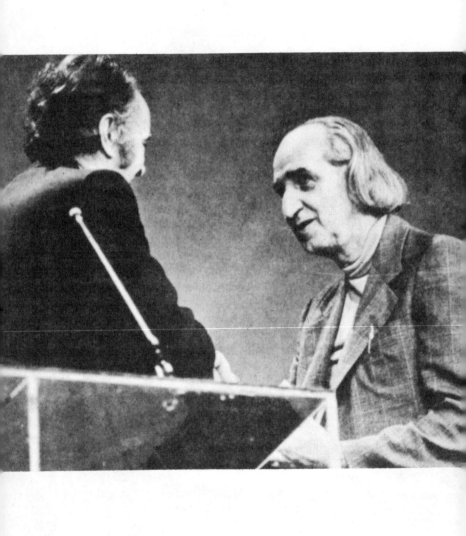

Mieux que le Prix Nobel...

le Prix David

N'avait-il pas lui-même écrit, à propos des beaux conteurs d'autrefois, que la barre du jour, au terme d'une longue nuit de conterie, "marquait l'accomplissement d'une prouesse qui était en quelque sorte leur Prix David" ? Il lui aura tout de même fallu attendre, lui, pour que lui advienne la plus haute décoration littéraire du pays, que la barre dudit pays soit enfin tirée sur un régime qui allait de plus en plus ressembler à une nuit de menterie. Ce n'est donc pas trop tôt, c'est même tout juste à temps. Victor-Lévy a bien eu tort, l'année dernière vers ce temps-ci, de trépigner et de s'impatienter : l'heure n'était pas encore venue. Pierre Vadeboncoeur, en fait, avait été proclamé avant le 15 novembre; la cérémonie de remise du Prix, qui eut lieu après le 15, faisait de lui un prophète de l'Ancien Testament et de son si beau livre, *Un Génocide en douce*, (et fort heureusement !) une manière d'anachronisme : le génocide, désormais, ne pouvait plus avoir lieu dans les termes prévus. Pierre Vadeboncoeur annonçait ce qui allait ou n'allait peut-être pas arriver — mais il *annonçait* sans cesse : ce que font les prophètes. Jacques Ferron, lui, n'a jamais rien annoncé : il se contentait plutôt, depuis trente ans, de rédiger le procès-verbal d'une lente et longue marche qui devait aussi certainement se parfaire que le procès-verbal existait. Il rédigeait en visionnaire, la "chose" déjà devant les yeux. Il n'avait même pas à provoquer l'espérance ou la désespérance puisque l'événement se trouvait consigné là, déjà, dans le procès-verbal, s'accomplissait tout entier dans le procès-verbal même. Dans ces conditions, jouer Jean de Patmos contre Jean le Baptiste, c'était pour le moins de mauvaise guerre; Victor-Lévy, décidément, n'avait pas dû relire la veille les quatre-vingt-trois tomes de ses *Acta Sanctorum* où l'on apprend notamment que la sainteté se succède à elle-même selon des règles plutôt strictes.

Attribué l'année dernière à Jacques Ferron, ou l'an d'avant ou n'importe quelle des noires années qui précédèrent, le Prix aurait nécessairement comporté un caractère militant, aurait marqué un point à gauche, un pied-de-nez de plus au régime détesté. On eût alors risqué de voir dans la personne du récipiendaire le fondateur du Parti Rhinocéros, le candidat R.I.N. de 66, le négociateur des Rose de 70... en perdant sans doute de vue quel grand livre est *l'Amélanchier*, quel superbe

livre est *la Nuit*, quel profond livre est *le Saint-Elias*. Alors
que cette année, c'est une toute autre affaire ! Dans une séré-
nité à laquelle on fut peu habitué, on salue le plus simplement du monde un écrivain qui a fait son métier d'écrivain,
qui a aimé les mots, les phrases, les paragraphes et les images
(même de seconde main, dit-il) et s'est nourri de tout juste
ce qu'il faut de liberté pour conférer au verbe "écrire" sa
raison d'être et sa mesure de dignité. Un Prix *normal*, somme
toute, sans coup de barre à gauche ou à droite. Seule, à vrai
dire, la littérature vient d'y gagner. Puisque aussi bien, derrière (ou devant) l'auteur qu'on célèbre un beau soir, s'impose une trentaine de titres de plus longue durée, sans compter
ceux qui viendront, encore autant, il faut le souhaiter. Ce
sont de ces livres dont les qualités proclament qu'une culture
est une *culture* : on les retourne, ils vous labourent, on les
ensemence d'une brève lecture, et voilà qu'un beau matin
de printemps ils vous font fleurir ces grands-soleils qui sont
le signe d'évidence que vous êtes ce que vous êtes et qu'il
n'y a pas de plus haute satisfaction que de s'éprouver vivre.

C'est sans raison, je pense, qu'on mépriserait les Prix; ils
sont bien davantage que simple vanités, prétextes à toast et
à discours. Ils jugent bien autant les peuples qui les donnent
que les auteurs qui les reçoivent. Du temps pas très lointain
où il faisait presque bon de les refuser, c'était l'histoire du
même coup que l'on entendait refuser — et de s'en faire
complice. Aujourd'hui que le temps s'est tout de même
considérablement éclairci, un Prix est l'un de ces rites d'hommage qu'une collectivité se rend à elle-même. Et c'est d'autant plus vrai, cet an, que l'auteur couronné avait jadis lié
le sort de son oeuvre, indissolublement, au destin du pays —
c'est le pays à présent qui sait bien le lui rendre, désormais
en mesure de le faire avec cette générosité qui caractérise
des temps moins inquiets. Non pas que tout soit fait, tant
s'en faut, mais tout est devenu possible. Et à travers ce simple
rite se marque l'accord profond du réel et de l'imaginé, du
politique et de l'utopie. Par la reconnaissance publique, l'oeuvre ainsi dédouanée de son aspect militant est rendue à elle-
même pour ce qu'elle institue profondément : une somptueu-
se rêverie, luxe ultime et charme nécessaire de toutes les
libertés. Or le mérite de ces milliers de pages n'est pas moins,
l'oeuvre ayant défini les frontières du pays, d'en exposer les
limites par cette forte perspective où se trouve placé notre
particulier dans l'univers du général. Il est rigoureusement
vrai, tout le monde le dit et c'est le bon sens même, que l'universel n'est à son aise qu'enraciné dans le local — ce qui ne

veut nullement dire, et c'est encore le bon sens même, que toute couleur locale donne d'emblée dans l'universel. Mais qu'est-ce donc que cet universel dont on fait si grand cas, sinon cette capacité "technique" qu'ont certaines rêveries d'entrer en relation avec les rêves diffus du plus grand nombre d'hommes. Hamlet, Béatrice, Faust, Don Quichotte et Don Juan, mais aussi, bientôt, pour nous et beaucoup d'autres, Mithridate, Tinamer, Connie Haffigan, François Ménard, docteur Cotnoir — cette galerie de nos figures secrètes. Et c'est ainsi que l'oeuvre de Jacques Ferron hâte le fleuve sous écrous à rejoindre la mer libre. C'est en quoi elle se fait plus actuelle que jamais — en quoi aussi elle n'est déjà plus tout à fait qu'à nous...

Pour toutes ces raisons, il n'est pas indifférent que ce Prix David 77, le premier de notre histoire nouvelle, soit décerné à Jacques Ferron. Aussi sûrement que nous marchons, pays reconquis, vers l'ONU, il s'avance et progresse, avec ce Prix un peu tardif, après celui du Gouverneur général qu'il décrocha en 63, après le Prix France-Québec qu'il remporta en 72 et le Prix Duvernay de la S.S.J.B. en 73, il s'avance, dis-je, et progresse (à moins que le pays lui-même ne trébuche sur quelque peau de banane) vers la tribune de Stockholm, là où l'homme et l'oeuvre et le pays qui autorise et l'un et l'autre s'accomplissent d'ordinaire, ensemble, le plus universellement...

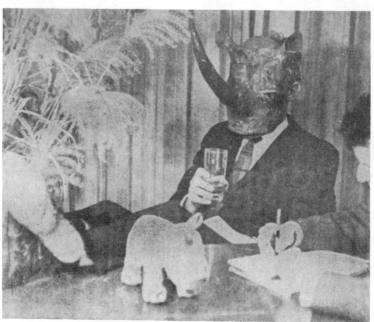

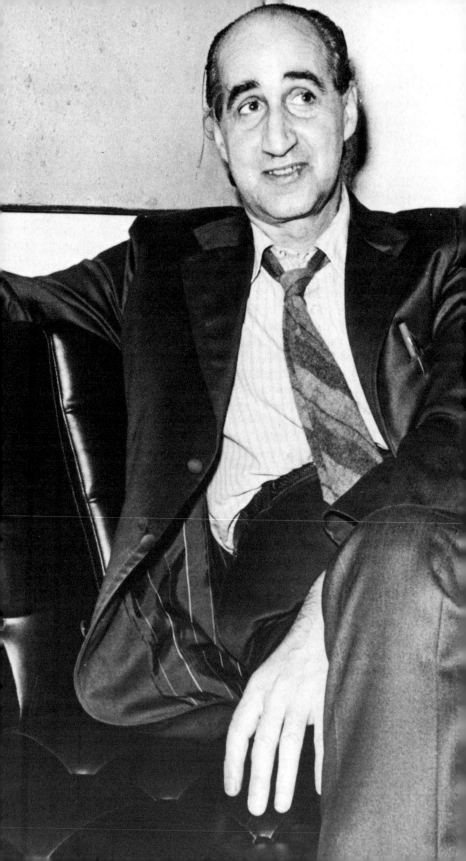

BIBLIOGRAPHIE DES ECRITS

DE JACQUES FERRON

établie par Diane Potvin

Toute bibliographie devant tendre à l'exhaustivité, celle que l'on présente ici prétend y parvenir au plus près; réserve faite, toutefois et *seulement*, de certaines "lettres ouvertes" publiées dans les journaux et qui auraient pu nous échapper; c'est le cas surtout des titres suivants, dont nous possédons *copies*, mais non datées : "Une victoire ? non, une défaite", (*la Presse libre*), "Guillemin", (*le Devoir*), "Gandhi, ce vieux drôle", (*le Devoir*), "Un recensement : mais pourquoi !", (*le Devoir*), "Un procès gênant", (*le Devoir*), "La trahison des clercs", (*le Devoir*), "Le courage est toujours gagnant", (*le Devoir*), "Le timbre de Dollard", (*le Devoir*), "Les tourments de M. Léon Dion" (*le Devoir*), "Ethier-Blais, vous étiez cuistre", (*La Patrie* ou *le Petit Journal*),"Après un discours d'un chef du N.P.D., (*le Devoir*). Pour le reste, nous comptons avoir atteint au maximum. Le résultat se présente en deux sections distinctes: A) *Les livres*, B) *Les périodiques*, dans un ordre rigoureusement chronologique. Il suffit de signaler que maints textes d'abord publiés en B, se retrouvent édités dans les livres de la section A: nous croyons qu'un système de renvois eût été de peu d'utilité, d'autant qu'il eût enlevé à la simplicité de la présentation que nous avons voulue la plus grande possible. Nous n'abrégeons que le titre du périodique le plus fréquemment cité, soit *l'Information médicale et paramédicale (IMP)*. Ont été délibérément écartées les interviews, les "interventions" de colloques ou congrès, de même que les traductions en langues étrangères. Il s'agissait de donner des *écrits* proprement dits de Jacques Ferron un premier recensement systématique. Il s'arrête au 31 décembre 1977.

A LIVRES

1. *L'Ogre*, (dialogues de théâtre), Les cahiers de la file indienne, s.d., [1949].

2. *La Barbe de François Hertel*, (sotie), suivie du *Licou*, (dialogues de théâtre), éd. d'Orphée, 1951.

3. *Le Dodu ou le prix du Bonheur*, (dialogues de théâtre), éd. d'Orphée, 1956.

4. *Tante Élise ou le prix de l'Amour*, (dialogues de théâtre), éd. d'Orphée, 1956.

5. *Le Cheval de Don Juan*, (dialogues de théâtre), éd. d'Orphée, 1957.

6. *Le Licou*, (dialogues de théâtre), éd. d'Orphée, 1958, (Reprise sans variantes de l'édition de 1951).

7. *Les Grands Soleils*, (dialogues de théâtre), éd. d'Orphée, 1958.

8. *Contes du Pays Incertain*, (dix-sept contes), éd. d'Orphée, 1962.

9. *Cotnoir*, (grand conte), éd. d'Orphée, 1962.

10. *La Tête du Roi*, (dialogues de théâtre), Cahiers de l'A.G.E.U.M., no 10, 1963.

11. *Gazou ou le Prix de la Virginité*, (dialogues de théâtre), éd. d'Orphée, 1963.

12. *Contes Anglais et Autres*, (vingt-trois contes), éd. d'Orphée, 1964.

13. *La Sortie*, (dialogues de théâtre), *Écrits du Canada Français*, vol. XIX, 1965.

14. *La Nuit*, (grand conte), éd. Parti Pris, 1965.

15. *Papa Boss*, (grand conte), éd. Parti Pris, 1966.

16. *La Charrette*, (grand conte), éd. H.M.H., 1968.

17. *Contes*, (édition intégrale et sans variantes des *Contes du Pays Incertain* et des *Contes Anglais et Autres;* plus deux contes inédits), éd. H.M.H., 1968.

18. *Théâtre I*, (Réédition des *Grands Soleils*, version entièrement remaniée pour la scène; du *Cheval de Don Juan*, devenu ici le *Don Juan chrétien*, version remaniée du texte de 1957; de *Tante Élise ou le Prix de l'Amour*, reprise sans variantes du texte de 1956), éd. de la Librairie Déom, 1969.

19. *Le Cœur d'une Mère*, (dialogues de théâtre), *Écrits du Canada français*, vol. XXV, 1969.

20. *Historiettes*, (trente-cinq contes polémiques sur l'histoire du Canada), éd. du Jour, 1969.

21. *Le Ciel de Québec*, (grand conte), éd. du Jour, 1969.

22. *Cotnoir*, (réédition sans variantes suivie de *La Barbe de François Hertel*), éd. du Jour, 1970.

23. *L'Amélanchier*, (grand conte), éd. du Jour, 1970.

24. *Le Salut de l'Irlande*, (grand conte), éd. du Jour, 1970.

25. *Les Roses sauvages*, (grand conte), éd. du Jour, 1972.

26. *Le Saint-Élias*, (grand conte), éd. du Jour, 1972.

27. *La Chaise du maréchal ferrant*, (grand conte), éd. du Jour, 1972.

28. *Les Confitures de coing*, (nouvelle version de *La Nuit*, suivie d'un *Appendice aux Confitures de coing; Papa Boss*, édition, à trois variantes près, du texte de 1966; *La Créance*), éd. Parti Pris, 1972.

29. *Du Fond de mon arrière-cuisine*, (40 textes), éd. du Jour, 1973.

30. *Théâtre II*, (comprenant *La Tête du Roi*, réédition sans variantes des dialogues de théâtre publiés en 1963; *Le Dodu*, réédition sans

variantes des dialogues de théâtre publiés en 1956; la *Mort de monsieur Borduas*, réédition sans variantes des dialogues de théâtre publiés en 1968 dans *Les Herbes Rouges; Le Permis de dramaturge*, texte d'essai publié dans *La Barre du Jour* en 1966; *L'Impromptu des deux chiens*, dialogues de théâtre inédits), éd. Librairie Déom, 1975.

31. *Escarmouches*, (179 textes polémiques sur la politique, la médecine et la littérature), 2 volumes, éd. Leméac, 1975.

B PÉRIODIQUES

1942

1. « Le mariage d'Hercule », *Amérique Française*, vol. I, n⁰ 6, mai 1942, p. 40-41.

1949

1. "Réponse à M. Robert Cliche", *le Canada*, 16 février 1949, p.4.
2. "Peur du surréalisme et de la vérité", *le Canada*, 3 mars 1949, p. 4.

1950

1. « La jeune Nonne », *Liaison*, vol. IX, 1950, p. 333-334.

1951

1. « Souvenirs de Sanatorium — I », *IMP*, vol. III, n⁰ 4, 2 janvier 1951, p. 1, 7-8.
2. « Souvenirs de Sanatorium — II », *IMP*, vol. III, n⁰ 6, 6 février 1951, p. 4.
3. « Souvenirs de Sanatorium — III », *IMP*, vol. III, n⁰ 7, 20 février 1951, p. 12.
4. "Lettre ouverte à Claude Gauvreau — sur les vaches", *le Haut Parleur*, 3 mars 1951, p. 4.
5. « Les douleurs de l'accouchement », *IMP*, vol. III, n⁰ 10, 3 avril 1951, p. 1-2, 6-7.
6. "Le choix de Paul Toupin", *le Haut-Parleur*, 7 avril 1951, p. 4.
7. « L'amour médecin », *IMP*, vol. III, n⁰ 11, 7 avril 1951, p. 9.
8. « Un miroir de nos misères : notre théâtre », *La Revue socialiste*, n⁰ 5, printemps 1951, p. 27-30.
9. "Marcel Larmec et le surréalisme", *le Haut-Parleur*, 5 mai 1951, p. 5.
10. « Après un honorable gueuleton », *IMP*, vol. III, n⁰ 13, 15 mai 1951, p. 12.
11. « Le Secret », *Amérique française*, vol. IX, n⁰ 4, juillet-août 1951, p. 33-41.
12. « Le Docteur Knock », *IMP*, vol. III, n⁰ 22, 2 octobre 1951, p. 8.
13. « À la gloire de Gratien Gélinas », *IMP*, vol. III, n⁰ 23, 16 octobre 1951, p. 12.
14. « L'Avare », *IMP*, vol. III, n⁰ 24, 6 novembre 1951, p. 12.
15. « Henri IV », *IMP*, vol. IV, n⁰ 1, 20 novembre 1951, p. 8.

16. « Scapin », *IMP*, vol. IV, n° 2, 4 décembre 1951, p. 8.

17. « Un inspecteur », *IMP*, vol. IV, n° 3, 18 décembre 1951, p. 12.

1952

1. « Piphagne », *IMP*, vol. IV, n° 4, 1ᵉʳ janvier 1952, p. 8.

2. « Nelligan », *IMP*, vol. IV, n° 5, 15 janvier 1952, p. 8.

3. « Martine », *Amérique française*, vol. X, n° 1, janvier-février 1952, p. 21-29.

4. « Sartre à Montréal », *IMP*, vol. IV, n° 6, 5 février 1952, p. 8.

5. « Les noces de sang », *IMP*, vol. IV, n° 7, 19 février 1952, p. 12.

6. « Célimare l'amateur », *IMP*, vol. IV, n° 8, 4 mars 1952, p. 8.

7. « Antigone », *IMP*, vol. IV, n° 9, 18 mars 1952, p. 12.

8. « L'écrivain et la poésie », *Amérique française*, vol. X, n° 2, mars-avril 1952, p. 30-31.

9. « Fédérigo », *IMP*, vol. IV, n° 10, 1ᵉʳ avril 1952, p. 12.

10. « Un accouchement réussi », *Amérique française*, vol. X, n° 3, mai-juin 1952, p. 32-36.

11. « La Berge », (poème) *Amérique française*, vol. X, n° 5, septembre-octobre 1952, p. 14.

12. « Suite à Martine », *Amérique française*, vol. X, n° 6, novembre-décembre 1952, p. 29-38.

13. « Marine », (poème) *IMP*, vol. V, n° 3, 16 décembre 1952, p. 7.

1953

1. « Les mentons », (poème) *IMP*, vol. V, n° 4, 6 janvier 1953, p. 8.

2. « La vache morte du canyon — I », *Amérique française*, vol. XI, n° 1, janvier-février 1953, p. 3-13.

3. « Une fâcheuse compagnie », *IMP*, vol. V, n° 8, 3 mars 1953, p. 8.

4. « La vache morte du canyon — II », *Amérique française*, vol. XI, n° 2, mars-avril 1953, p. 21-29.

5. « La vache morte du canyon — III », *Amérique française*, vol. XI, n° 3, mai-juin 1953, p. 16-32.

6. « Entre les lignes », *Le Devoir*, 22 août 1953, p. 7.

7. « Aurore, l'enfant martyre », *IMP*, vol. V, n° 21, 15 septembre 1953, p. 15.

8. « Bâtardise opportune », *IMP*, vol. V, n° 22, 6 octobre 1953, p. 9.

9. « *Go home*, aïeux! », *IMP*, vol. V, n° 23, 20 octobre 1953, p. 15.

10. « Un fils à tuer », *IMP*, vol. VI, n° 1, 17 novembre 1953, p. 14.

11. « Le perroquet », *Amérique française*, vol. XI, n° 5, novembre 1953, p. 4-9.

12. « La Chiropratique et nos institutions », *IMP*, vol. VI, n° 3, 15 décembre 1953, p. 1.

13. « Le chien gris », *Amérique française*, vol. XI, n° 6, décembre 1953, p. 9-14.

1954

1. « Un prophète de la chiropratique », *IMP*, vol. VI, n° 4, 5 janvier 1954, p. 4.

2. « Philippe et Jonas », *IMP*, vol. VI, n° 4, 5 janvier 1954, p. 13.

3. « Brutus », *IMP*, vol. VI, n° 5, 19 janvier 1954, p. 11.

4. « Don Juan », *IMP*, vol. VI, n° 7, 16 février 1954, p. 15.

5. « Une sale affaire », *IMP*, vol. VI, n° 9, 16 mars 1954, p. 15.

6. « Mélie et le bœuf — I », *Amérique française*, vol. XII, n° 1, avril 1954, p. 11-20.

7. « La police provinciale », *Le Devoir*, 1er mai 1954, p. 4.

8. « Mélie et le bœuf — II », *Amérique française*, vol. XII, n° 2, juin 1954, p. 95-104.

9. « André Pouliot », *Amérique française*, vol. XII, n° 3, septembre 1954, p. 232.

10. « Nella Mariem », (extrait), *Amérique française*, vol. XII, n° 3, septembre 1954, p. 182-189.

11. « Les rats », (extrait), *Amérique française*, vol. XII, n° 5, novembre-décembre 1954, p. 326-335.

1955

1. « La piqûre de la mort », *IMP*, vol. VII, n° 9, 15 mars 1955, p. 15.

2. « La réhabilitation d'un anthropophage », *IMP*, vol. VII, n° 10, 5 avril 1955, p. 18.

3. « Le Ramancheur démanché », *IMP*, vol. VII, n° 11, 19 avril 1955, p. 15.

4. « La race de Cham », *IMP*, vol. VII, n° 12, 3 mai 1955, p. 14.

5. « Le trésor des Anglais », *IMP*, vol. VII, n° 13, 17 mai 1955, p. 14.

6. « La pilule de Strasbourg », *IMP*, vol. VII, n° 14, 7 juin 1955, p. 19.

7. « Un Vatican tout fait », *IMP*, vol. VII, n° 15, 21 juin 1955, p. 10.

8. « Chronique de l'Anse Saint-Roch », *Amérique française*, vol. XIII, n° 2, juin 1955, p. 7-18.

9. « La tasse de thé », *IMP*, vol. VII, n° 16, 5 juillet 1955, p. 15.

10. « Alun, permanganate et salpêtre », *IMP*, **vol. VII, n° 17, 19 juillet 1955, p. 11.**

11. « Six petits contes », (1. La mi-carême, 2. Le déluge, 3. La perruche, 4. Le retour à Val d'Or, 5. Servitude, 6. Le bouquet de noces), *Amérique française*, vol. XIII, n° 4, juillet-août 1955, p. 46-56.

12. « Les Marabouts », *IMP*, vol. VII, n° 18, 2 août 1955, p. 14.

13. « Un berceauthon », *IMP*, vol. VII, n° 19, 16 août 1955, p. 11.

14. « La réponse », *IMP*, vol. VII, n° 20, 6 septembre 1955, p. 15.

15. « Le Rhinocéros », *IMP*, vol. VII, n° 21, 20 septembre 1955, p. 14.

16. « Chiros », *IMP*, vol. VII, n° 22, 4 octobre 1955, p. 15.

17. « La Bouteille », *IMP*, vol. VII, n° 23, 18 octobre 1955, p. 15.

18. « De fille en mère », *IMP*, vol. VII, n° 24, 1er novembre 1955, p. 12.

19. « Hormidas le Canadien », *IMP*, vol. VIII, n° 2, 6 décembre 1955, p. 13.

20. « Le pèlerin », *IMP*, vol. VIII, n° 3, 20 décembre 1955, p. 11.

1956

1. « Le Don », *IMP*, vol. VIII, n° 4, 3 janvier 1956, p. 15.

2. « Jérôme Salvarsan », *IMP*, vol. VIII, n° 5, 17 janvier 1956, p. 15.

3. « La mort du bonhomme », *IMP*, vol. VIII, n° 19, 21 août 1956, p. 14.

4. « La pharmacie éthique », *IMP*, vol. VIII, n° 21, 18 septembre 1956, p. 10.

1957

1. « Voulez-vous sortir? », *IMP*, vol. IX, n° 7, 19 février 1957, p. 15.

2. « Les cartes mortuaires », *IMP*, vol. IX, n° 8, 5 mars 1957, p. 18.

3. « Scrupules de mari », *IMP*, vol. IX, n° 10, 2 avril 1957, p. 11.
4. « *Two pairs of pants* », *IMP*, vol. IX, n° 11, 16 avril 1957, p. 15.
5. « Une pierre de vessie », *IMP*, vol. IX, n° 13, 21 mai 1957, p. 14-15.
6. « L'enfant », *IMP*, vol. IX, n° 18, 6 août 1957, p. 10.
7. « L'été », *IMP*, vol. IX, n° 19, 20 août 1957, p. 10.
8. « Les oiseaux », *IMP*, vol. IX, n° 20, 3 septembre 1957, p. 15.
9. « Jacques Cartier », *IMP*, vol. IX, n° 22, 1er octobre 1957, p. 12.
10. « Les Flamands », *IMP*, vol. IX, n° 23, 15 octobre 1957, p. 9.
11. « Bêtes et mari », *IMP*, vol. IX, n° 24, 5 novembre 1957, p. 19.
12. « L'école buissonnière », *IMP*, vol. X, n° 1, 19 décembre 1957, p. 19.
13. « André Pouliot », (préface à *Modo Pouliotico*), éd. de la file indienne, 1957, p. 5.

1958   (aucune publication)

1959
1. « Le tibia », *IMP*, vol. XI, n° 7, 17 février 1959, p. 12-13.
2. « Notes sur la profession », *IMP*, vol. XI, n° 8, 3 mars 1959, p. 18-19.
3. « Des Mistigoches à Tartuffe », *Situations*, vol. I, n° 3, 3 mars 1959, p. 3-18.
4. « Débauche », *IMP*, vol. XI, n° 10, 7 avril 1959, p. 10-11.
5. « Refus global », *IMP*, vol. XI, n° 11, 21 avril 1959, p. 15.
6. « La prise Parmanda », *Situations*, vol. I, n° 4, avril 1959, p. 41-48.
7. « Notes», *Situations*, vol. I, n° 4, avril 1959, p. 71-72.
8. « Les racistes », *La Revue socialiste*, vol. I, n° 1, avril 1959, p. 36.
9. « Le serment d'Hippocrate », *IMP*, vol. XI, n° 12, 5 mai 1959, p. 10-11.
10. « Le Micocoulier », (poème), *Situations*, vol. I, n° 5, mai-juin 1959, p. 41-42.
11. « La troisième mort de Dollard », *Situations*, vol. I, n° 5, mai-juin 1959, p. 5-16.
12. « L'Américaine ou le triomphe de l'amitié », (théâtre en 1 acte), *Situations*, vol. I, n° 7, septembre 1959, p. 15-28.
13. « L'Intellectuel et la société politique », *Liberté*, vol. I, n° 6, novembre-décembre 1959, p. 374-381.
14. « Les trois couleurs », *La Revue socialiste*, vol. I, n° 2, automne 1959, p. 33-34.
15. « La livrée rouge », *IMP*, vol. XII, n° 2, 1er décembre 1959, p. 14.
16. « Le paysagiste », *Situations*, vol. 1, n° 10, décembre 1959, p. 5-10.
17. « Cartographie », *La Revue socialiste*, vol. I, n° 3, hiver 1959-1960, p. 13.
18. « La Fête-Dieu », *La Revue socialiste*, vol. I, n° 3, hiver 1959-1960, p. 63-68.

1960
1. « Tabac », *IMP*, vol. XII, n° 5, 19 janvier 1960, p. 18.
2. « Le gibet », *Situations*, vol. II, n° 1, janvier 1960, p. 18-20.
3. « Paul-Émile Borduas », *Situations*, vol. II, n° 1, janvier 1960, p. 21-22.
4. « *In Memoriam* », *Situations*, vol. II, n° 1, janvier 1960, p. 72-73.
5. « Parallèle », *IMP*, vol. XII, n° 6, 2 février 1960, p. 17.
6. « Le boudhiste », *IMP*, vol. XII, n° 7, 16 février 1960, p. 19.
7. « Le pôle noir », *IMP*, vol. XII, n° 8, 1er mars 1960, p. 10-11.
8. « La berceuse rauque », *IMP*, vol. XII, n° 9, 15 mars 1960, p. 18.

9. « La grande jupe », (conte), *Liberté*, vol. II, n⁰ 2, mars-avril 1960, p. 100-101.
10. « Les provinces », *IMP*, vol. XII, n⁰ 10, 5 avril 1960, p. 10-12.
11. « L'orignal », *IMP*, vol. XII, n⁰ 11, 19 avril 1960, p. 10-11.
12. « Docteur Cornette », *IMP*, vol. XII, n⁰ 12, 3 mai 1960, p. 10-11.
13. « Une morale », *IMP*, vol. XII, n⁰ 13, 17 mai 1960, p. 10-11.
14. « D'un art assez triste », *IMP*, vol. XII, n⁰ 14, 7 juin 1960, p. 10-11.
15. « L'Archange du faubourg », *IMP*, vol. XII, n⁰ 15, 21 juin 1960, p. 8-9.
16. « Arguments », *La revue socialiste*, vol. I, n⁰ 4, été 1960, p. 27.
17. « La laine et le crin », *IMP*, vol. XII, n⁰ 16, 5 juillet 1960, p. 10-11.
18. « Madame de Frontenac », *IMP*, vol. XII, n⁰ 18, 2 août 1960, p. 8-9.
19. « Le nombril », *IMP*, vol. XII, n⁰ 19, 16 août 1960, p. 8-9.
20. « L'orage », *IMP*, vol. XII, n⁰ 20, 6 septembre 1960, p. 10-11.
21. « Les Iroquois », *IMP*, vol. XII, n⁰ 21, 20 septembre 1960, p. 10-11.
22. « Le narcomane », *IMP*, vol. XII, n⁰ 22, 4 octobre 1960, p. 12-13.
23. « Retour au Kentucky », *IMP*, vol. XII, n⁰ 23, 18 octobre 1960, p. 10-11.
24. « La linguistique », *IMP*, vol. XII, n⁰ 24, 1er novembre 1960, p. 10-11.
25. « De jolis yeux bleus », *IMP*, vol. XIII, n⁰ 1, 15 novembre 1960, p. 8-9.
26. « Le ferme propos », *IMP*, vol. XIII, n⁰ 2, 6 décembre 1960, p. 10-11.
27. « Le chapeau d'échevin », *IMP*, vol. XIII, n⁰ 3, 20 décembre 1960, p. 8-9.
28. "Adieu au P.S.D.", *la Revue socialiste*, numéro 4, 1960, pp. 7-14.

1961

1. « La lisière des quenouilles », *IMP*, vol. XIII, n⁰ 4, 3 janvier 1961, p. 10-11.
2. « La chouette », *IMP*, vol. XIII, n⁰ 5, 17 janvier 1961, p. 10-11.
3. « Questions et Réponses », *Situations*, vol. III, n⁰ 1, janvier-février 1961, p. 81-83.
4. « Tartuffe », *IMP*, vol. XIII, n⁰ 6, 7 février 1961, p. 12-13.
5. « Docteur Barnabé », *IMP*, vol. XIII, n⁰ 8, 7 mars 1961, p. 10-11.
6. « Théâtre », *IMP*, vol. XIII, n⁰ 9, 21 mars 1961, p. 10-11.
7. « Le refus », *Situations*, vol. III, n⁰ 2, mars-avril 1961, p. 53-58.
8. « Du prépuce », *IMP*, vol. XIII, n⁰ 10, 4 avril 1961, p. 12-13.
9. « Quadrille », *IMP*, vol. XIII, n⁰ 11, 18 avril 1961, p. 10-11.
10. « La robe de mariée », *IMP*, vol. XIII, n⁰ 12, 2 mai 1961, p. 10-11.
11. « Le vieux payen », *IMP*, vol. XIII, n⁰ 13, 16 mai 1961, p. 10-11.
12. « Le N.P., les U.S.A. et l'Irlande », *Situations*, vol. III, n⁰ 3, mai-juin 1961, p. 2-4.
13. « Les orphelins », *IMP*, vol. XIII, n⁰ 14, 6 juin 1961, p. 10-11.
14. « Saint-Jude », *IMP*, vol. XIII, n⁰ 15, 20 juin 1961, p. 8-9.
15. « Les joyeux croque-morts », *IMP*, vol. XIII, n⁰ 16, 4 juillet 1961, p. 10-11.
16. « Le pont », *IMP*, vol. XIII, n⁰ 17, 18 juillet 1961, p. 8-9.
17. « Le petit chaperon rouge », *IMP*, vol. XIII, n⁰ 18, 1er août 1961, p. 8-9.

260

18. « Pour les indécrotables », *IMP*, vol. XIII, n⁰ 19, 15 août 1961, p. 8-9.

19. « Le petit William », *IMP*, vol. XIII, n⁰ 22, 3 octobre 1961, p. 14-15.

20. « En pilules », *IMP*, vol. XIII, n⁰ 23, 17 octobre 1961, p. 18.

21. « Le Québec, un archipel où sur chacune des îles vit un Robinson », *Le Devoir*, 21 octobre 1961, p. 13.

22. « Le départ pour la Laurentie », *Le Nouveau Journal*, vol. I, n⁰ 52, 4 novembre 1961, p. 2.

23. « Le bipède outragé », *IMP*, vol. XIII, n⁰ 24, 7 novembre 1961, p. 20.

24. « Le monstre n'est plus en quarantaine », *Le Nouveau Journal*, vol. I, n⁰ 58, 11 novembre 1961, p. 2.

25. « Et pourtant », *IMP*, vol. XIV, n⁰ 3, 19 décembre 1961, p. 10-11.

26. "Un miroir de nos misères; notre théâtre", *la Revue socialiste*, numéro 5, 1961, pp. 27-30.

1962

1. « Il ne faut jamais se tromper de portes », *IMP*, vol. XIV, n⁰ 4, 2 janvier 1962, p. 10-11.

2. « Le premier péché est plus sain que le dernier », *IMP*, vol. XIV, n⁰ 5, 16 janvier 1962, p. 10-11.

3. « La F.T.Q. et ses poèmes », *IMP*, vol. XIV, n⁰ 7, 20 février 1962, p. 20.

4. « Tout recommence en 40 », *Le Quartier latin*, vol. XLIV, n⁰ 39, 27 février 1962, p. 8.

5. « La voisine », *IMP*, vol. XIV, n⁰ 8, 6 mars 1962, p. 14-15.

6. « Le médecin, le malade et la mort », *IMP*, vol. XIV, n⁰ 11, 17 avril 1962, p. 12-13.

7. « Les cargos noirs de la guerre », *IMP*, vol. XIV, n⁰ 13, p. 14-15.

8. « La brèche », *IMP*, vol. XIV, n⁰ 14, 5 juin 1962, p. 16.

9. « Le fils du geôlier », *IMP*, vol. XIV, n⁰ 15, 19 juin 1962, p. 10-12.

10. « De la contrebande à la liberté », *IMP*, vol. XIV, n⁰ 16, 3 juillet 1962, p. 10-11.

11. « La Suède », *IMP*, vol. XIV, n⁰ 17, 17 juillet 1962, p. 8-9.

12. « Le tricorne de Mister Thompson », *Situations*, vol. IV, n⁰ 2, juillet 1962, p. 15-17.

13. « J'aime la langue anglaise », *Situations*, vol. IV, n⁰ 2, juillet 1962, p. 31-40.

14. « Colomb, les morutiers et les Vikings », *IMP*, vol. XIV, n⁰ 18, 7 août 1962, p. 14.

15. « Export-Import », *IMP*, vol. XIV, n⁰ 19, 21 août 1962, p. 10-11.

16. « Nos paroisses et républiques autonomes », *IMP*, vol. XIV, n⁰ 21, 18 septembre 1962, p. 10-11.

17. « Le coq », *IMP*, vol. XIV, n⁰ 23, 16 octobre 1962, p. 12-13.

18. « L'otarie », *IMP*, vol. XV, n⁰ 3, 18 décembre 1962, p. 10-11.

19. « Tout recommence en 40 », *Les Cahiers de l'A.G.E.U.M.*, n⁰ 2, 1962, p. 30-34.

1963

1. « La mort réussie », *IMP*, vol. XV, n⁰ 5, 15 janvier 1963, p. 14-15.

2. « L'amour et ses cendres », *IMP*, vol. XV, n⁰ 6, 5 février 1963, p. 14-15.

3. « Le passé change aussi », *IMP*, vol. XV, n° 7, 19 février 1963, p. 16-17.

4. « Ulysse », *IMP*, vol. XV, n° 13, 21 mai 1963, p. 14-15.

5. « La soumission des clercs », *Liberté*, vol. V, n° 3, mai-juin 1963, p. 194-207.

6. « Les sirènes », *IMP*, vol. XV, n° 14, 4 juin 1963, p. 16-17.

7. « L'intelligence, la pire perversité », *La Presse*, 10 juillet 1963, p. 4.

8. « La dauphine du vieux cycliste », *IMP*, vol. XV, n° 19, 20 août 1963, p. 10-11.

9. « Rue Saint-Denis », *IMP*, vol. XV, n° 20, 3 septembre 1963, p. 16-17.

10. « Le lutin », *IMP*, vol. XV, n° 21, 17 septembre 1963, p. 16-17.

11. « La musique », *IMP*, vol. XV, n° 22, 1er octobre 1963, p. 16-17.

12. « Méprises », *IMP*, vol. XV, n° 23, 15 octobre 1963, p. 16-17.

13. « A police politique, prisonniers politiques », *Le Devoir*, 17 octobre 1963, p. 4.

14. « Paul Morin », *Parti Pris*, vol. I, n° 1, octobre 1963, p. 58-59.

15. « Le médecin ressuscité », *Parti Pris*, vol. I, n° 2, novembre 1963, p. 36-37.

16. « L'Ancien Testament », *IMP*, vol. XVI, n° 3, 17 décembre 1963, p. 14.

17. « Ce bordel de pays — I : Import-Export », *Parti Pris*, vol. I, n° 3, décembre 1963, p. 58-59.

18. « La table est mise pour les crapauds », *La Revue socialiste*, n° 7, hiver 1963-1964, p. 48.

1964

1. « Littérature », *IMP*, vol. XVI, n° 4, 7 janvier 1964, p. 14-15.

2. « Le courage est toujours gagnant », *Le Devoir*, 21 janvier 1964, p. 4.

3. « Ce bordel de pays — II : la brèche », *Parti Pris*, vol. I, n° 4, janvier 1964, p. 60-62.

4. « La dame de Ferme-Neuve », *IMP*, vol. XVI, n° 6, 4 février 1964, p. 18-19-20-21-22.

5. « Le Hamlet rhinocéros », *Le Devoir*, 7 février 1964, p. 4.

6. « Le réflexe fondamental », *IMP*, vol. XVI, n° 7, 18 février 1964, p. 16-17.

7. « La bataille d'Harmagedon », *Cité Libre*, vol. XV, février 1964, p. 16-18.

8. « Ce bordel de pays — III : de la contrebande à la liberté », *Parti Pris*, vol. I, n° 5, février 1964, p. 52-53.

9. « Tout n'est pas perdu », *IMP*, vol. XVI, n° 9, 17 mars 1964, p. 16-17.

10. « Ce bordel de pays — IV : la neige flambe », *Parti Pris*, vol. I, n° 6, mars 1964, p. 60-61.

11. « Ce bordel de pays — V : nos paroisses et républiques autonomes », *Parti Pris*, vol. I, n° 7, avril 1964, p. 61-62.

12. « Sainte-Agathe existe », *IMP*, vol. XVI, n° 12, 5 mai 1964, p. 14-15, 18.

13. « Le judiciaire injudicieux », *Parti Pris*, vol. I, n°s 9/10/11, été 1964, p. 166-167.

14. « Les saints types », *Le Devoir*, 3 juillet 1964, p. 4.

15. « La corde et la génisse », *IMP*, vol. XVI, n° 16, 7 juillet 1964, p. 14-15, 18-19.

16. « Équarissage pour tous », *IMP*, vol. XVI, no 22, 6 octobre 1964, p. 14-15.

17. « Du pamphylisme à la liberté de presse », *La Presse Libre*, vol. I, no 7, 14 octobre 1964, p. 3.

18. « Le Concordat », *IMP*, vol. XVI, no 23, 20 octobre 1964, p. 16-17.

19. « Sartre a-t-il raison ou pas ? », *Le Devoir*, 31 octobre 1964, p. 11.

20. « Le Rhinocéros », *IMP*, vol. XVI, no 24, 3 novembre 1964, p. 16-17, 26-27.

21. « Les « bœufs » recrutent pour le R.I.N. », *Parti Pris*, vol. II, no 3, décembre 1964, p. 58-59.

1965

1. « Les Tartares », *IMP*, vol. XVII, no 4, 5 janvier 1965, p. 24.

2. « Le téléphone », *IMP*, vol. XVII, no 5, 19 janvier 1965, p. 24-25, 27.

3. « La nuit », *IMP*, vol. XVII, no 6, 2 février 1965, p. 22-23.

4. « De Duplessis à Lesage », *Le Devoir*, 12 février 1965, p. 4.

5. « La plus noble ambition », *IMP*, vol. XVII, no 8, 2 mars 1965, p. 18 et 20.

6. « Le moi crucifiant », *IMP*, vol. XVII, no 9, 16 mars 1965, p. 18-19, 22.

7. « Ce bordel de pays — VI : d'un amour inquiétant », *Parti Pris*, vol. II, no 7, mars 1965, p. 60-63.

8. « D'amour et de médecine », *IMP*, vol. XVII, no 10, 6 avril 1965, p. 16 et 18.

9. « Pour ou contre une planification des lettres », *Le Devoir*, 8 avril 1965, p. 19.

10. « Un petit hôtel sous la pluie », *IMP*, vol. XVII, no 11, 20 avril 1965, p. 18-19.

11. « L'avilissement de la justice », *Le Devoir*, 2 mai 1965, p. 4-5.

12. « Les cieux ne sont pas toujours vides », *IMP*, vol. XVII, no 13, 18 mai 1965, p. 18.

13. « La naissance d'une déesse », *IMP*, vol. XVII, no 14, 1er juin 1965, p. 16-17.

14. « Un excellent prétexte », *Parti Pris*, vol. II, no 10-11, juin-juillet 1965, p. 32-41.

15. « Le biais », *IMP*, vol. XVII, no 16, 6 juillet 1965, p. 12-13.

16. « Wagner au Congo ! », *Le Devoir*, 14 juillet 1965, p. 4.

17. « Le renvoi », *IMP*, vol. XVII, no 17, 20 juillet 1965, p. 12-13.

18. « La sorcière et le grain d'orge », *Châtelaine*, vol. VI, no 7, juillet 1965, p. 20, 53, 54.

19. « Les anticléricaux de France et le Québec », *Aujourd'hui Québec*, vol. I, nos 5/6, juillet-août 1965, p. 21-22.

20. « Le permis de dramaturge », *La Barre du Jour*, vol. I, nos 3/4/5, juillet-décembre 1965, p. 65-70.

21. « Alors on vous le catinait », *IMP*, vol. XVII, no 18, 3 août 1965, p. 12-13.

22. « Les morceaux du spécimen », *IMP*, vol. XVII, no 20, 7 septembre 1965, p. 16-17.

23. « Saint-Tartuffe — I », *IMP*, vol. XVII, no 21, 21 septembre 1965, p. 18-19.

24. « Saint-Tartuffe — II », *IMP*, vol. XVII, no 22, 5 octobre 1965, p. 18-19, 20, 22.

25. « Saint-Tartuffe — III », *IMP*, vol. XVII, n° 23, 19 octobre 1965, p. 18-19, 22.

26. « Le langage présomptueux », *Le Devoir*, 30 octobre 1965, p. 17.

27. « Le shérif et le secret professionnel », *L'Action Nationale*, vol. LV, n° 2, octobre 1965, p. 224-229.

28. « La grande mission de M. Wagner », *Parti Pris*, vol. III, n° 3/4, octobre-novembre 1965, p. 4-5.

29. « Tartuffe — IV », *IMP*, vol. XVII, n° 24, 2 novembre 1965, p. 14-15.

30. « En attendant M. Drot », *IMP*, vol. XVIII, n° 1, 16 novembre 1965, p. 22-24.

31. « Un pieux caucus », *IMP*, vol. XVIII, n° 2, 7 décembre 1965, p. 14-15.

32. « Le Concordat », *IMP*, vol. XVIII, n° 3, 21 décembre 1965, p. 12-13.

1966

1. « Du côté de chez Fidès », *IMP*, vol. XVIII, n° 4, 4 janvier 1966, p. 14-15.

2. « La rue du Québec libre », *IMP*, vol. XVIII, n° 5, 18 janvier 1966, p. 24-25.

3. « La fête de la vieille dame », *IMP*, vol. XVIII, n° 6, 1er février 1966, p. 20-21.

4. « Le salut de l'Irlande — I : Castle for ever », *IMP*, vol. XVIII, n° 7, 15 février 1966, p. 20-21.

5. « Le salut de l'Irlande — II : C.D.A. Haffigan, mon père », *IMP*, vol. XVIII, n° 8, 1er mars 1966, p. 24-25.

6. « Le salut de l'Irlande — III : M'man », *IMP*, vol. XVIII, n° 9, 15 mars 1966, p. 22-23.

7. « Lella Mariem », (acte premier), *Le Devoir*, 31 mars 1966, p. 33.

8. « Le salut de l'Irlande — IV : un renard anglais », *IMP*, vol. XVIII, n° 10, 5 avril 1966, p. 22-23.

9. « Le salut de l'Irlande — V : la guerre de Corée », *IMP*, vol. XVIII, n° 11, 19 avril 1966, p. 22-23.

10. « Le salut de l'Irlande — VI : la matrice des femmes ne moule guère », *IMP*, vol. XVIII, n° 12, 3 mai 1966, p. 22-23.

11. « Le salut de l'Irlande — VII : Papette, la hand-guidoune et le caniche », IMP, vol. XVIII, n° 13, 17 mai 1966, p. 24-25, 28.

12. « Le salut de l'Irlande — VIII : avant l'appareillage », *IMP*, vol. XVIII, n° 14, 7 juin 1966, p. 22-23.

13. « Le salut de l'Irlande — IX : le sacrifice de Cétanne », *IMP*, vol. XVIII, n° 15, 21 juin 1966, p. 38.

14. « Le salut de l'Irlande — X : le bâton à fouir », *IMP*, vol. XVIII, n° 16, 5 juillet 1966, p. 24.

15. « Le salut de l'Irlande — XI : Dieu », *IMP*, vol. XVIII, n° 17, 19 juillet 1966, p. 16.

16. « Le salut de l'Irlande — XII : l'inévitable bosquet », *IMP*, vol. XVIII, n° 18, 2 août 1966, p. 25.

17. « Le salut de l'Irlande — XIII : Frère Marie-Victorin », *IMP*, vol. XVIII, n° 19, 16 août 1966, p. 26.

18. « Le salut de l'Irlande — XIV : tel un hanneton », *IMP*, vol. XVIII, n° 20, 6 septembre 1966, p. 26.

19. « Le salut de l'Irlande — XV : la raison d'un mât », *IMP*, vol. XVIII, n° 21, 20 septembre 1966, p. 35.

20. « Faiseur de contes », *Incidences*, n° 11, automne 1966, p. 5-7.

21. « Ce bordel de pays — VII : Quand les frères Kirke... », *Parti Pris*, vol. IV, n° 1, septembre-octobre 1966, p. 83-85.

22. « Le salut de l'Irlande — XVI : la défense du Castle », *IMP*, vol. XVIII, n° 22, 4 octobre 1966, p. 46.

23. « Le contentieux de l'Acadie — I : comment peut-on aller à Moncton? », *IMP*, vol. XVIII, n° 23, 18 octobre 1966, p. 28.

24. « Le salut de l'Irlande — XVII : ou les mouches ne gâtent rien », *IMP*, vol. XVIII, n° 23, 18 octobre 1966, p. 47.

25. « Le légalisme », *Le Devoir*, 29 octobre 1966, p. 4.

26. « Le contentieux de l'Acadie — II : De Monckton à Moncton », *IMP*, vol. XVIII, n° 24, 1er novembre 1966, p. 29.

27. « Le salut de l'Irlande — XVIII : la mort de M'man », *IMP*, vol. XVIII, n° 24, 1er novembre 1966, p. 43.

28. « Le contentieux de l'Acadie — III : la battue de 1758 », *IMP*. vol. XIX, n° 1, 15 novembre 1966, p. 36.

29. « Le salut de l'Irlande — XIX : le juge Albert Sevigny », *IMP*, vol. XIX, n° 1, 15 novembre 1966, p. 24-25.

30. « Le contentieux de l'Acadie — IV : sur Vanguard », *IMP*, vol. XIX, n° 2, 6 décembre 1966, p. 26.

31. « Le salut de l'Irlande — XX : Liberté! Égalité! Fraternité! », *IMP*, vol. XIX, n° 2, 6 décembre 1966, p. 20.

32. « La pègre de M. Wagner », *Le Devoir*, 15 décembre 1966, p. 4.

33. « Le contentieux de l'Acadie — V : Go east, son! », *IMP*, vol. XIX, n° 3, 20 décembre 1966, p. 14.

34. « Le salut de l'Irlande — XXI : N'est pas putain... », *IMP*, vol. XIX, n° 3, 20 décembre 1966, p. 12-13.

35. « La conquête de la France », *Les Lettres Nouvelles*, (numéro spécial « Écrivains du Canada »), éd. Denoël, décembre 1966-janvier 1967, p. 101-109.

1967

1. « Le salut de l'Irlande — XXII : trois fois qui en deviennent quatre », *IMP*, vol. XIX, n° 4, 3 janvier 1967, p. 19, 24.

2. « Le contentieux de l'Acadie — VI : à la recherche de la mer », *IMP*, vol. XIX, n° 4, 3 janvier 1967, p. 32.

3. « Le salut de l'Irlande — XXIII : où le bonhomme Cloutier réapparaît », *IMP*, vol. XIX, n° 5, 17 janvier 1967, p. 28-29.

4. « Le contentieux de l'Acadie — VII : enfin les arriérés! », *IMP*, vol. XIX, n° 5, 17 janvier 1967, p. 33.

5. « Le salut de l'Irlande — XXIV : la cession des caïds », *IMP*, vol. XIX, n° 6, 7 février 1967, p. 26-27.

6. « Le contentieux de l'Acadie — VIII : Tidal Bore et Méphisto », *IMP*, vol. XIX, n° 6, 7 février 1967, p. 30.

7. « Le salut de l'Irlande — XXV : l'orignal présidait », *IMP*, vol. XIX, n° 7, 21 février 1967, p. 22-23.

8. « Le contentieux de l'Acadie — IX : lieux sacrés », *IMP*, vol. XIX, n° 7, 21 février 1967, p. 30.

9. « Le salut de l'Irlande — XXVI : le ciel rouge », *IMP*, vol. XIX, n° 8, 7 mars 1967, p. 28-29.

10. « Le contentieux de l'Acadie — X : la dame de Canaan », *IMP*, vol. XIX, n° 8, 7 mars 1967, p. 31.

11. « Le salut de l'Irlande — XXVII : Olds 98, vision panoramique », *IMP*, vol. XIX, n° 9, 21 mars 1967, p. 28-29.

12. « Le contentieux de l'Acadie — XI : une étrange amicale », *IMP*, vol. XIX, n° 9, 21 mars 1967, p. 32.

13. « Le salut de l'Irlande — Fin : bilan provisoire », *IMP*, vol. XIX, n° 10, 4 avril 1967, p. 29.

14. « Le contentieux de l'Acadie — XII : la maison à six pignons », *IMP*, vol. XIX, n° 10, 4 avril 1967, p. 30.

15. « Le Royer et sa Mance », *IMP*, vol. XIX, n° 11, 18 avril 1967, p. 22-23.

16. « Le contentieux de l'Acadie — XIII : le cher petit défunt », *IMP*, vol. XIX, n° 11, 18 avril 1967, p. 25.

17. « La prise Parmanda », *IMP*, vol. XIX, n° 12, 2 mai 1967, p. 20-21.

18. « Le contentieux de l'Acadie — XIV : la phobie américaine », *IMP*, vol. XIX, n° 12, 2 mai 1967, p. 22.

19. « La visite américaine », *IMP*, vol. XIX, n° 13, 16 mai 1967, p. 20-21.

20. « Le contentieux de l'Acadie — XV : une marguerite pour Faustus Scot », *IMP*, vol. XIX, n° 13.

21. « L'abbé Surprenant », *IMP*, vol. XIX, n° 14, 6 juin 1967, p. 20-21.

22. « Le contentieux de l'Acadie — XVI : la catin de Sa Majesté », *IMP*, vol. XIX, n° 14, 6 juin 1967, p. 23.

23. « Les fougères d'Acadie », *IMP*, vol. XIX, n° 15, 20 juin 1967, p. 22-23.

24. « Le contentieux de l'Acadie — XVII : le sort du Canada », *IMP*, vol. XIX, n° 15, 20 juin 1967, p. 24.

25. « Ce que je crois », *Maintenant*, n°s 66-67, juin-juillet 1967, p. 217.

26. « Après les Bastonnais, les Allemands », *IMP*, vol. XIX, n° 16, 4 juillet 1967, p. 18-19.

27. « Le contentieux de l'Acadie — XVIII : un archevêque banlieusard », *IMP*, vol. XIX, n° 16, 4 juillet 1967, p. 20.

28. « Les oranges de Jaffa », *IMP*, vol. XIX, n° 17, 18 juillet 1967, p. 21.

29. « Le contentieux de l'Acadie — XIX : Louis Robichaud », *IMP*, vol. XIX, n° 17, 18 juillet 1967, p. 23.

30. « Harmaguédon! Harmaguédon! », *IMP*, vol. XIX, n° 18, 1er août 1967, p. 20-21.

31. « Le contentieux de l'Acadie — XX : les Chiacs de Moncton », *IMP*, vol. XIX, n° 18, 1er août 1967, p. 22.

32. « Albany », IMP, vol. XIX, n° 19, 15 août 1967, p. 23.

33. « Le contentieux de l'Acadie — fin, bilan provisoire », *IMP*, vol. XIX, n° 19, 15 août 1967, p. 26.

34. « Le frère Champlain », *IMP*, vol. XIX, n° 20, 5 septembre 1967, p. 36.

35. « Le régiment de Riesdel », *IMP*, vol. XIX, n° 21, 19 septembre 1967, p. 28-29.

36. « Robert Charbonneau », *IMP*, vol. XIX, n° 22, 3 octobre 1967, p. 46.

37. « La partie de chasse », *IMP*, vol. XIX, n° 23, 17 octobre 1967, p. 24-25.

38. « Le président Daviault », *IMP*, vol. XIX, n⁰ 24, 7 novembre 1967, p. 40.

39. « Son excellence Jean Bruchési », *IMP*, vol. XX, n⁰ 1, 21 novembre 1967, p. 20-21.

40. « Une question, des réponses », *Liberté*, vol. IX, n⁰ 6, novembre-décembre 1967, p. 75.

41. « Marguerite de Novembre », *IMP*, vol. XX, n⁰ 2, 5 décembre 1967, p. 22.

42. « Le mythe d'An⁺ée », *La Barre du Jour*, vol. II, n⁰ 4, 1967, p. 26-29.

43. « Une reine à recevoir, une mère à convertir », *'e Bicorne*, (organe du Parti Rhinocéros), vol. I, n⁰ 1, 1967.

44. « Minuit chrétien », *IMP*, vol. XX, n⁰ 3, 19 décembre 1967, p. 1.

1968

1. « Les Hyènes », *IMP*, vol. XX, n⁰ 4, 2 janvier 1968, p. 32.

2. « Le poème écossais », (poème), *IMP*, vol. XX, n⁰ 5, 16 janvier 1968, p. 24-25.

3. « Se dégager des bras du moribond », *Éducation québécoise*, vol. I, n⁰ 4, janvier 1968, p. 24.

4. « Ces messieurs de Saint-Hyacinthe », *IMP*, vol. XX, n⁰ 6, 6 février 1968, p. 28.

5. « Nous nous défendrons! », *IMP*, vol. XX, n⁰ 7, 20 février 1968, p. 53.

6. « Les bâtisseurs de ruines », *IMP*, vol. XX, n⁰ 8, 5 mars 1968, p. 17.

7. « Le revirat », *IMP*, vol. XX, n⁰ 8, 5 mars 1968, p. 17.

8. « L'utilisation artistique du cancer », *IMP*, vol. XX, n⁰ 9, 19 mars 1968, p. 18-19.

9. « Calliope de Québec et Chicoutimi », *IMP*, vol. XX, n⁰ 10, 2 avril 1968, p. 14-15.

10. « Le cocher du Précieux-Sang », *IMP*, vol. XX, n⁰ 11, 16 avril 1968, p. 12-13.

11. « La côte du Palais », *IMP*, vol. XX, n⁰ 12, 7 mai 1968, p. 12-13.

12. « Défense des Grands Soleils », *Le Devoir*, 14 mai 1968, p. 10.

13. « Un cheval nommé Chubby », *IMP*, vol. XX, n⁰ 13, 21 mai 1968, p. 36-37.

14. « Le parrain de Chubby », *IMP*, vol. XX, n⁰ 14, 4 juin 1968, p. 40-41.

15. « Un ptit dix cennes brûlant », *IMP*, vol. XX, n⁰ 15, 18 juin 1968, p. 31.

16. « Les deux prélats », *IMP*, vol. XX, n⁰ 16, 2 juillet 1968, p. 31.

17. « Le ruisseau des Chians », *IMP*, vol. XX, n⁰ 17, 16 juillet 1968, p. 10-11.

18. « *Negrosa sed pulchra* », *IMP*, vol. XX, n⁰ 18, 6 août 1968, p. 17.

19. « On finit toujours par la vendre », *IMP*, vol. XX, n⁰ 19, 20 août 1968, p. 30-31.

20. « Le mur des lamentations », *IMP*, vol. XX, n⁰ 20, 3 septembre 1968, p. 23.

21. « *Sanitary perfection* », *IMP*, vol. XX, n⁰ 21, 17 septembre 1968, p. 22.

22. « Cyrano et les Jésuites », *IMP*, vol. XX, n⁰ 22, 1er octobre 1968, p. 28.

23. « Canoniser Copernic », *IMP*, vol. XX, n⁰ 23, 15 octobre 1968, p. 28.

24. « La Mort de monsieur Borduas », *Les Herbes rouges*, octobre-novembre 1968, p. 3-8.

25. « Céline et Rabelais », *IMP*, vol. XX, n° 24, 5 novembre 1968, p. 53.

26. « Le Très-Honorable, l'Honorable et le p'tit sénateur », *IMP*, vol. XXI, n° 1, 19 novembre 1968, p. 24.

27. « L'art des nuances », *IMP*, vol. XXI, n° 2, 3 décembre 1968, p. 68-69.

28. « La perspective », *IMP*, vol. XXI, n° 3, 17 décembre 1968, p. 36.

29. « Préface » (aux *Crasseux* d'Antonine Maillet), collection « Théâtre Vivant 5 », Holt Rinehart et Winston, Montréal, 1968, p. 2-7.

1969

1. « Le tableau », *IMP*, vol. XXI, n° 4, 7 janvier 1969, p. 25.

2. « Le mythe du cerveau », *Le Devoir*, 20 janvier 1969, p. 4.

3. « Maître Borduas », *IMP*, vol. XXI, n° 5, 21 janvier 1969, p. 17.

4. « ... sur Jean Basile », *Le Devoir*, 4 février 1969, p. 10.

5. « Le cher vieux Médéric », *IMP*, vol. XXI, n° 6, 4 février 1969, p. 50-51.

6. « La visite », *IMP*, vol. XXI, n° 7, 18 février 1969, p. 30.

7. « Le grand égouttier », *IMP*, vol. XXI, n° 8, 4 mars 1969, p. 24-25.

8. « La mort de Louis Hémon », *IMP*, vol. XXI, n° 9, 18 mars 1969, p. 55, 57.

9. « Le major Honoré-Joseph Jaxon », *IMP*, vol. XXI, n° 10, 1er avril 1969, p. 48-49.

10. « On ne s'enquébecquoise pas à Québec », *IMP*, vol. XXI, n° 11, 15 avril 1969, p. 26.

11. « Les arriérés en Cadillac », *Le Devoir*, 26 avril 1969, p. 4.

12. « La passe de compère Trudeau », *Le Devoir*, 30 avril 1969, p. 4.

13. « L'ombre de Calliope », *IMP*, vol. XXI, n° 12, 6 mai 1969, p. 22, 23.

14. « Louis Hémon et Jean Pellerin », *Le Petit Journal*, vol. XLIII, n° 29, 11 mai 1969, p. 75.

15. « Nos monstres sacrés », *Le Petit Journal*, vol. XLIII, n° 30, 18 mai 1969, p. 71.

16. « Jean Lemoyne aux enfers », *IMP*, vol. XXI, n° 13, 20 mai 1969, p. 20.

17. « Thériault, l'obstiné », *Le Petit Journal*, vol. XLIII, n° 31, 25 mai 1969, p. 71.

18. « Tisseyre n'est plus Jupiter », *Le Petit Journal*, vol. XLIII, n° 32, 1er juin 1969, p. 7.

19. « La lanterne de Jean Lemoyne », *IMP*, vol. XXI, n° 14, 3 juin 1969, p. 57.

20. «McLuhan, l'Église et les singes nus », *Le Petit Journal*, vol. XLIII, n° 33, 8 juin 1969, p. 79.

21. « Ils sont fous ces Romains », *Le Petit Journal*, vol. XLIII, n° 34, 15 juin 1969, p. 73.

22. «Sommes-nous des dieux ou des fous? », *IMP*, vol. XXI, n° 15, 17 juin 1969, p. 16.

23. « Dip-Grenouillère », *Le Devoir*, 19 juin 1969, p. 4.

24. « Une poule pour chaque éditeur », *Le Petit Journal*, vol. XLIII, n° 35, 22 juin 1969, p. 77.

25. « J'aime encore mieux le jus de betteraves », *Le Petit Journal*, vol. XLIII, n° 36, 29 juin 1969, p. 67.

26. « Elpine bonhomme s. j. », *IMP*, vol. XXI, n° 16, 1er juillet 1969, p. 33.

27. « Les zouaves de la Confédération », *Le Petit Journal*, vol. XLIII, n° 37, 6 juillet 1969, p. 65.

28. « La défaite de Pierre Bourgault », *Le Devoir*, 8 juillet 1969, p. 5.

29. « Bonaparte, du haut de son balcon Duhamel vous contemple », *Le Petit Journal*, vol. XLIII, n° 38, 13 juillet 1969, p. 73.

30. « L'éducation des saints », *IMP*, vol. XXI, n° 17, 15 juillet 1969, p. 36.

31. « J'ai mon voyage », *Le Petit Journal*, vol. XLIII, n° 39, 20 juillet 1969, p. 73.

32. « Éthier-Blais attend le Messie », *Le Petit Journal*, vol. XLIII, n° 40, 27 juillet 1969, p. 67.

33. « Le dibbouk, Céline et Mère Catherine », *Le Petit Journal*, vol. XLIII, n° 41, 3 août 1969, p. 77.

34. « Mort d'Elpine bonhomme, s.j. », *IMP*, vol. XXI, n° 18, 5 août 1969, p. 44.

35. « Charlebois s'est trouvé un pou », *Le Petit Journal*, vol. XLIII, n° 42, 10 août 1969, p. 61-62.

36. « M. Rémillard et le P.Q. — Taillon », *Le Devoir*, 13 août 1969, p. 4.

37. « De l'écrevisse au crabe géant », *Le Petit Journal*, vol. XLIII, n° 43, 17 août 1969, p. 61.

38. « Percé, les pompiers et la truie malade », *Le Petit Journal*, vol. XLIII, n° 44, 24 août 1969, p. 79.

39. « Douze nouvelles, peu de nouveau », *Le Petit Journal*, vol. XLIII, n° 45, 31 août 1969, p. 75.

40. « Le nom d'Adèle », *IMP*, vol. XXI, n° 20, 2 septembre 1969, p. 74.

41. « Trois dictons et Trois-Pistoles », *Le Petit Journal*, vol. XLIII, n° 46, 7 septembre 1969, p. 71.

42. « Le thème des grilles », *Le Petit Journal*, vol. XLIII, n° 47, 14 septembre 1969, p. 69.

43. « *Two solitudes* », *IMP*, vol. XXI, n° 21, 16 septembre 1969, p. 50.

44. « Papa Nelligan était aliéné », *Le Petit Journal*, vol. XLIII, n° 48, 21 septembre 1969, p. 85.

45. « La belle parade d'Arthur Buies », *Le Petit Journal*, vol. XLIII, n° 49, 28 septembre 1969, p. 93.

46. « Sous un accent circonflexe », *IMP*, vol. XXI, n° 22, 7 octobre 1969, p. 80.

47. « *Mother Europa* », *Le Petit Journal*, vol. XLIII, n° 51, 12 octobre 1969, p. 71.

48. « Rimbaud, Nelligan et Jean Drapeau », *Le Petit Journal*, vol. XLIII, n° 52, 19 octobre 1969, p. 87.

49. « La fraude institutionalisée », *IMP*, vol. XXI, n° 23, 21 octobre 1969, p. 1.

50. « Le nom de Chantal », *IMP*, vol. XXI, n° 23, 21 octobre 1969, p. 72.

51. « Un poisson de la rivière Bayonne », *Le Petit Journal*, vol. XLIV, n° 1, 26 octobre 1969, p. 81.

52. « Gabrielle Roy et Réjean Ducharme », *Le Petit Journal*, vol. XLIV, n° 2, 2 novembre 1969, p. 71.

53. « Un compromis honorable », *IMP*, vol. XXI, n° 24, 4 novembre 1969, p. 52.

54. « Le Docteur Cloutier et M. Desfossé », *Le Petit Journal*, vol. XLIV, nᵒ 3, 9 novembre 1969, p. 73.

55. « Ces messieurs de Trois-Rivières », *Le Petit Journal*, vol. XLIV, nᵒ 4, 16 novembre 1969, p. 73.

56. « Une majorité significative », *IMP*, vol. XXII, nᵒ 1, 18 novembre 1969, p. 1.

57. « Le nez de Cléopâtre », *IMP*, vol. XXII, nᵒ 1, 18 novembre 1969, p. 47.

58. « Oui, madame Bernier », *Le Petit Journal*, vol. XLIV, nᵒ 5, 23 novembre 1969, p. 71.

59. « Thériault et Gagnon-Mahony », *Le Petit Journal*, vol. XLIV, nᵒ 6, 30 novembre 1969, p. 79.

60. « Nonobstant le péché d'origine », *IMP*, vol. XXII, nᵒ 2, 2 décembre 1969, p. 29.

61. « L'Anticosti-Minganie », *Le Petit Journal*, vol. XLIV, nᵒ 7, 7 décembre 1969, p. 83.

62. « Northrop et Gemma », *Le Petit Journal*, vol. XLIV, nᵒ 8, 14 décembre 1969, p. 67.

63. « L'importance du menu », *IMP*, vol. XXII, nᵒ 3, 16 décembre 1969, p. 18.

64. « Jos Carbone », *Le Petit Journal*, vol. XLIV, nᵒ 9, 21 décembre 1969, p. 67.

65. « Pilon et la morue congelée », *Le Petit Journal*, vol. XLIV, nᵒ 10, 28 décembre 1969, p. 69.

66. "Du refus global à l'acceptation sans vergogne", *la Barre du jour*, numéros 17-20, 1969, p. 85.

1970

1. « Les Leméacois », *Le Petit Journal*, vol. XLIV, nᵒ 11, 4 janvier 1970, p. 67.

2. « L'accent mal effacé », *IMP*, vol. XXII, nᵒ 4, 6 janvier 1970, p. 54.

3. « L'Aquinubertite », *Le Petit Journal*, vol. XLIV, nᵒ 12, 11 janvier 1970, p. 65.

4. « Cher Nénuphar », *Le Petit Journal*, vol. XLIV, nᵒ 13, 18 janvier 1970, p. 65.

5. « Rhodésie-in-McGill », *IMP*, vol. XXII, nᵒ 5, 20 janvier 1970, p. 47.

6. « Une grande nuitte », *Le Petit Journal*, vol. XLIV, nᵒ 14, 25 janvier 1970, p. 69.

7. « L'entérite voyage », *Le Petit Journal*, vol. XLIV, nᵒ 15, 1ᵉʳ février 1970, p. 73.

8. « Le bel héritage », *IMP*, vol. XXII, nᵒ 6, 3 février 1970, p. 18-19.

9. « Le bon Dr Marf », *Le Petit Journal*, vol. XLIV, nᵒ 16, 8 février 1970, p. 69.

10. « Ah! mon doux! », *Le Petit Journal*, vol. XLIV, nᵒ 17, 15 février 1970, p. 65.

11. « Le Québec manichéen », *IMP*, vol. XXII, nᵒ 7, 17 février 1970, p. 45.

12. « Par révolte contre soi-même », *La Presse*, 21 février 1970, p. 33.

13. « Armand Sans-Faille », *Le Petit Journal*, vol. XLIV, nᵒ 18, 22 février 1970, p. 65.

14. « Des aphorismes et de la médecine », *L'Illettré*, vol. I, n° 2, (supplément), février 1970, p. 3.

15. « Nonobstant le péché d'origine », *L'Illettré*, vol. I, n° 2, (supplément), février 1970, p. 4.

16. « Du prépuce », *L'Illettré*, vol. I, n° 2, (supplément), février 1970, p. 4.

17. « Les Herbes rouges », *Le Petit Journal*, vol. XLIV, n° 19, 1er mars 1970, p. 65.

18. « L'échelle de Jacob », *IMP*, vol. XXII, n° 8, 3 mars 1970, p. 18.

19. « La broue O'Keefe », *Le Petit Journal*, vol. XLIV, n° 20, 8 mars 1970, p. 71.

20. « Ringuet et la chèvre », *Le Petit Journal*, vol. XLIV, n° 21, 15 mars 1970, p. 69.

21. « Ce cher Marshall McLuhan », *IMP*, vol. XXII, n° 9, 17 mars 1970, p. 44.

22. « Marie Calumet », *Le Petit Journal*, vol. XLIV, n° 22, 22 mars 1970, p. 75.

23. « Un Oedipe contre l'autre », *Le Petit Journal*, vol. XLIV, n° 23, 29 mars 1970, p. 73.

24. « Un tournant de la littérature », *MacLean*, vol. X, n° 3, mars 1970, p. 44-45.

25. «L'histoire sans historien », *Le Petit Journal*, vol. XLIV, n° 24, 5 avril 1970, p. 73.

26. « La Société Royale », *IMP*, vol. XXII, n° 10, 7 avril 1970, p. 54.

27. « George Eliot », *Le Petit Journal*, vol. XLIV, n° 25, 12 avril 1970, p. 73.

28. « Des femmes! des femmes! », *Le Petit Journal*, vol. XLIV, n° 26, 19 avril 1970, p. 77.

29. « L'embrouillamini ethnique », *IMP*, vol. XXII, n° 11, 21 avril 1970, p. 45.

30. « Mère Caouette », *Le Petit Journal*, vol. XLIV, n° 27, 26 avril 1970, p. 81.

31. « Les deux marraines de Valérie », *MacLean*, vol. X, n° 4, avril 1970, p. 44, 66.

32. « Un navet de moins, cabot et cabotin », *Le Petit Journal*, vol. XLIV, n° 28, 3 mai 1970, p. 85.

33. « Virginie, Eurydice et Ophélie », *IMP*, vol. XXII, n° 12, 5 mai 1970, p. 58.

34. « Un sacerdoce doré », *Le Petit Journal*, vol. XLIV, n° 29, 10 mai 1970, p. 73.

35. « Le oui et le non », *IMP*, vol. XXII, n° 13, 19 mai 1970, p. 40.

36. « Dessaules réhabilité », *MacLean*, vol. X, n° 5, mai 1970, p. 50-52.

37. « L'Asile Saint-Benoît », *IMP*, vol. XXII, n° 14, 2 juin 1970, p. 18.

38. « Un pamphlet outrageant », *Le Devoir*, 4 juin 1970, p. 5.

39. « Un canot qui change tout », *IMP*, vol. XXII, n° 15, 16 juin 1970, p. 22.

40. « Sur la violence », *La Presse*, 30 juin 1970, p. 4.

41. « De Louis Dantin à Kérouac », *MacLean*, vol. X, n° 6, juin 1970, p. 50-52.

42. « Adieu au P.S.D. », *La Revue socialiste*, n° 4, été 1970, p. 7-14.

43. « Arguments », *La Revue socialiste*, n° 4, été 1970, p. 27.

44. « Des démons aux seigneurs », *IMP*, vol. XXII, n° 16, 7 juillet 1970, p. 26.

45. « La part du grimoire », *IMP*, vol. XXII, n° 17, 21 juillet 1970, p. 22.

46. « La littérature utilitaire et l'écrivain engagé », *MacLean*, vol. X, n° 7, juillet 1970, p. 44, 46.

47. « Pour un crampon », *IMP*, vol. XXII, n° 18, 4 août 1970, p. 25.

48. « Set pluset zéro », *IMP*, vol. XXII, n° 19, 10 août 1970, p. 58.

49. « Rumilly continue hélas! », *MacLean*, vol. X, n° 8, août 1970, p. 46, 48.

50. « Les yeux d'Œdipe », *IMP*, vol. XXII, n° 20, 1er septembre 1970, p. 34.

51. « La dialectique du chanvre », *IMP*, vol. XXII, n° 21, 15 septembre 1970, p. 20.

52. « Les déserteurs », *Point de Mire*, vol. I, n° 11, septembre 1970, p. 18.

53. « Les diableries édifiantes », *MacLean*, vol. X, n° 9, septembre 1970, p. 44.

54. « Des Québecs par La Rochelle », *IMP*, vol. XXII, n° 22, 6 octobre 1970, p. 25.

55. « La difficulté d'être médecin », *IMP*, vol. XXII, n° 23, 20 octobre 1970, p. 27.

56. « Alain Grandbois, les écrivains crétins et le zigoteau », *MacLean*, vol. X, n° 10, octobre 1970, p. 60, 62.

57. « Finies les folleries », *IMP*, vol. XXII, n° 24, 3 novembre 1970, p. 16.

58. « Sera pris qui croyait prendre », *Le Devoir*, (supplément littéraire), 14 novembre 1970, p. 11.

59. « Les lectures de Claudel », *IMP*, vol. XXIII, n° 1, 17 novembre 1970, p. 20.

60. « La série noire », *MacLean*, vol. X, n° 11, novembre 1970, p. 62, 64.

61. « La théocratie de façade », *IMP*, vol. XXIII, n° 2, 1er décembre 1970, p. 24.

62. « La part de la police », *IMP*, vol. XXIII, n° 3, 15 décembre 1970, p. 14.

63. « Les belles-lettres putassières », *MacLean*, vol. X, n° 12, décembre 1970, p. 50.

64. *Quand les écrivains jouent le jeu*, (par Victor-Lévy Beaulieu), éd. du Jour, 1970, p. 99-102.

1971

1. « La justice et l'histoire », *IMP*, vol. XXIII, n° 4, 5 janvier 1971, p. 21.

2. « Les bizarreries langagières », *IMP*, vol. XXIII, n° 5, 19 janvier 1971, p. 30.

3. « Kamouraska ou l'invention du pays », *MacLean*, vol. XI, n° 1, janvier 1971, p. 44, 46.

4. « Zoro », *IMP*, vol. XXIII, n° 6, 2 février 1971, p. 25.

5. « L'innocent à Samuel », *IMP*, vol. XXIII, n° 7, 16 février 1971, p. 42.

6. « Hors du cœur de la rose », *MacLean*, vol. XI, n° 2, février 1971, p. 44, 46.

7. « Une confédération de village », *IMP*, vol. XXIII, n° 9, 16 mars 1971, p. 28.

8. « La grande génération », *MacLean*, vol. XI, n° 3, mars 1971, p. 44.

9. « Une mort de trop », *MacLean*, vol. XI, n° 3, mars 1971, p. 18-23.

10. « Le besoin remonte, le sentiment décline », *IMP*, vol. XXIII, n° 10, 6 avril 1971, p. 33.

11. « La sédition du pouvoir », *Le Devoir*, 16 avril 1971, p. 4.

12. « Épithalame », *IMP*, vol. XXIII, n° 11, 20 avril 1971, p. 24.

13. « La difficulté d'être minoritaire », *MacLean*, vol. XI, n° 4, avril 1971, p. 64.

14. « Les bibittes du Whip », *IMP*, vol. XXIII, n° 12, 4 mai 1971, p. 17.

15. « Un ami du Canada », *IMP*, vol. XXIII, n° 13, 18 mai 1971, p. 19.

16. « Le hobo dépassé », *MacLean*, vol. XI, n° 5, mai 1971, p. 53-54.

17. « Le p'tit vicaire Trudel », *IMP*, vol. XXIII, n° 14, 1er juin 1971, p. 14.

18. « Le dragon, la pucelle et l'enfant », *IMP*, vol. XXIII, n° 15, 15 juin 1971, p. 15.

19. « Un universitaire et un crocodile », *MacLean*, vol. XI, n° 6, juin 1971, p. 53-54.

20. « William Léonard Higgit », *IMP*, vol. XXIII, n° 16, 6 juillet 1971, p. 16.

21. « Un Charlus qui n'aurait pas été garçonnier », *Le Devoir*, 17 juillet 1971, p. 4.

22. « Le forgeron et le goglu », *IMP*, vol. XXIII, n° 17, 20 juillet 1971, p. 32.

23. « Quand l'extase tient lieu de bilan », *Le Devoir*, 21 juillet 1971, p. 45.

24. « La tour d'Ivoire », *La Presse*, 21 juillet 1971, p. 5.

25. « Le syndrome de l'éreintement », *MacLean*, vol. XI, n° 7, juillet 1971, p. 37-38.

26. « Le congé de Mgr Bruchési », *IMP*, vol. XXIII, n° 18, 3 août 1971, p. 23.

27. « La transformation des contes », *IMP*, vol. XXIII, n° 19, 17 août 1971, p. 17.

28. « La statue miraculeuse », *Le Canada Français*, 1re année, 29 août 1972, p. 5.

29. « Le pénis n'y peut rien », *MacLean*, vol. XI, n° 8, août 1971, p. 40.

30. « Défense de Son Honneur le maire Robidas », *Le Devoir*, 4 septembre 1971, p. 4.

31. « Les trois Longueuil », *Le Canada Français*, 1re année, 5 septembre 1972, p. 5.

32. « Les trois mères Saint-Stanislas », *IMP*, vol. XXIII, n° 20, 7 septembre 1971, p. 42.

33. « Le chanoine botté et le seigneur en chemise », *MacLean*, vol. XI, n° 8, septembre 1971, p. 46, 48.

34. « Sono et la majorité niaiseuse », *IMP*, vol. XXIII, n° 22, 5 octobre 1971, p. 20.

35. « Un béret blanc sur un œuf », *IMP*, vol. XXIII, n° 23, 19 octobre 1971, p. 21.

36. « Saint Gérard Bessette », *MacLean*, vol. XI, n⁰ 8, octobre 1971, p. 57, 59.

37. « L'Ontario quétaine », *IMP*, vol. XXIII, n⁰ 24, 2 novembre 1971, p. 22.

38. « Le cœur de Jean-Olivier Chénier », *IMP*, vol. XXIV, n⁰ 1, 16 décembre 1971, p. 14.

39. « Paul-Marie Lapointe, un grand poète », *MacLean*, vol. XI, n⁰ 9, novembre 1971, p. 63.

40. « L'incompatibilité de l'humeur et des lois », *Le Devoir*, 3 novembre 1971, p. 4.

41. « Monseigneur Chinchilla », *IMP*, vol. XXIV, n⁰ 2, 7 décembre 1971, p. 19.

42. « Bandes de caves! », *IMP*, vol. XXIV, n⁰ 3, 21 décembre 1971, p. 14.

43. « Pour saluer Haïti et Maximilien Laroche », *MacLean*, vol. XI, n⁰ 12, décembre 1971, p. 50.

1972

1. « Refusée A.M.D.G. », *IMP*, vol. XXIV, n⁰ 4, 4 janvier 1972, p. 24.

2. « La mi-carême », *IMP*, vol. XXIV, n⁰ 5, 18 janvier 1972, p. 20.

3. « L'Ontario quétaine et la couette française », *MacLean*, vol. XII, n⁰ 1, janvier 1972, p. 44.

4. « Not' collège à l'Ile-du-Prince-Édouard », *IMP*, vol. XXIV, n⁰ 6, 1er février 1972, p. 17.

5. « Le placard du Freq », *IMP*, vol. XXIV, n⁰ 7, 15 février 1972, p. 21.

6. « Fuyez-vous encore vilains lansquenets? », *MacLean*, vol. XII, n⁰ 2, février 1972, p. 50.

7. « Le poids d'Anchise », *IMP*, vol. XXIV, n⁰ 8, 7 mars 1972, p. 24.

8. « Paul-Marie Lapointe ou la dignité d'un destin solitaire », *Le Devoir*, 11 mars 1972, p. 13.

9. « L'immoralité et le bilinguisme du Dr Penfield », *IMP*, vol. XXIV, n⁰ 9, 21 mars 1972, p. 20.

10. « Une ville pour vaches laitières », *MacLean*, vol. XII, n⁰ 3, mars 1972, p. 51.

11. « *Da nobis* », *IMP*, vol. XXIV, n⁰ 10, 4 avril 1972, p. 28.

12. « La règle d'or du Sioux », *IMP*, vol. XXIV, n⁰ 11, 18 avril 1972, p. 18.

13. « La chaise de (sic) maréchal ferrant », *Châtelaine*, vol. XIII, n⁰ 4, avril 1972, p. 24-25, 40-42, 44, 45-46, 48-49, 52, 54.

14. « Une culture (appelée?) québécoise? », *MacLean*, vol. XII, n⁰ 4, avril 1972, p. 66.

15. « L'automatisme gonflé », *IMP*, vol. XXIV, n⁰ 12, 2 mai 1972, p. 20.

16. « Une dizaine de petits innocents », *IMP*, vol. XXIV, n⁰ 13, 16 mai 1972, p. 19.

17. « Dussault : l'intelligence du monde et de la vie », *MacLean*, vol. XII, n⁰ 5, mai 1972, p. 65.

18. « André Breton leur tourne le dos », *IMP*, vol. XXIV, n⁰ 14, 6 juin 1972, p. 19.

19. « La confiance au croque-mort », *IMP*, vol. XXIV, n⁰ 15, 20 juin 1972, p. 28.

20. « Quand on fait sa loi », *MacLean*, vol. XII, n⁰ 6, juin 1972, p. 52.

21. « La guérilla nuirait au cheptel », *IMP*, vol. XXIV, n° 16, 4 juillet 1972, p. 16.

22. « La médecine légale », *IMP*, vol. XXIV, n° 17, 18 juillet 1972, p. 1 et 5.

23. « Le bras en écharpe », *IMP*, vol. XXIV, n° 17, 18 juillet 1972, p. 18.

24. « L'Acadie-I : quoi! vous les laissez s'instruire! », *MacLean*, vol. XII, n° 7, juillet 1972, p. 24-25, 32-33.

25. « Une de nos vocations manquées », *MacLean*, vol. XII, n° 7, juillet 1972, p. 42.

26. « Norman Béthune », *IMP*, vol. XXIV, n° 18, 1er août 1972, p. 21.

27. « Une ville à inventer », *IMP*, vol. XXIV, n° 19, p. 22.

28. « L'Acadie-II : Et les Chiacs! Les Chiacs n'y étaient pas! », *MacLean*, vol. XII, n° 8, août 1972, p. 18-19, 31-33.

29. « L'enfer des bouquinistes », *MacLean*, vol. XII ,n° 8, août 1972, p. 39.

30. « Le colonisateur colonisé », *IMP*, vol. XXIV, n° 20, 5 septembre 1972, p. 28.

31. « Le chemin Gentilly », *Le Canada Français*, 1re année, 12 septembre 1972, p. 5.

32. « Pierre Vallières », *Le Canada Français*, 1re année, 13-19 septembre 1972, p. 5.

33. « Les bienheureux du dimanche », *IMP*, vol. XXIV, n° 21, 19 septembre 1972, p. 18.

34. « Parti pris a eu lieu, c'est déjà beaucoup », *La Barre du Jour*, n° 31-32, automne 1972, p. 88-92.

35. « Les grands-pères », *MacLean*, vol. XII, n° 9, septembre 1972, p. 51.

36. « Francis Simard », *Le Canada Français*, 1re année, 26 septembre-2 octobre 1972, p. 5.

37. « À quoi bon les médecins! », *IMP*, vol. XXIV, n° 22, 3 octobre 1972, p. 16.

38. « Rue Armstrong », *Le Canada Français*, 1re année, 3-9 octobre 1972, p. 5.

39. « Le comité du 7 mai 1970 », *Le Canada Français*, 1re année, 10-16 octobre 1972, p. 5.

40. « Le complexe de l'appendicité », *IMP*, vol. XXIV, n° 23, 17 octobre 1972, p. 1, 5.

41. « Le divan de la police », *IMP*, vol. XXIV, n° 23, 17 octobre 1972, p. 21.

42. « Le szaboton », *Le Canada Français*, 1re année, 17-23 octobre 1972, p. 5.

43. « Une mort pour rien », *Le Canada Français*, 1re année, 24-30 octobre 1972, p. 5.

44. « Les Bastonnais », *Le Devoir*, (supplément littéraire), 28 octobre 1972, p. 31.

45. « Don l'Orignal, Joseph Masson et la fin d'une paroisse rurale », *MacLean*, vol. XII, n° 10, octobre 1972, p. 82.

46. « Un zoulou nommé Citrouille », *MacLean*, vol. XII, n° 10, octobre 1972, p. 82.

47. « Messieurs les candidats », *Le Canada Français*, 1ʳᵉ année, 31 octobre-6 novembre 1972, p. 5.

48. « Le désapparentement », *IMP*, vol. XXIV, n⁰ 24, 7 novembre 1972, p. 22.

49. « Le terrorisme urbain », *Le Canada Français*, 1ʳᵉ année, 7-13 novembre 1972, p. 5.

50. « Deux avis sur V.L. Beaulieu et un avis global », *Le Devoir*, 11 novembre 1972, p. 14.

51. « Les truands », *Le Canada Français*, 1ʳᵉ année, 14-20 novembre 1972, p. 5.

52. « Les singes sont prêts — Après deux électrochocs, Saint-Jean-de-Dieu fournira le cœur », *IMP*, vol. XXV, n⁰ 1, 21 novembre 1972, p. 1, 3.

53. « Le szaboton », *IMP*, vol. XXV, n⁰ 1, 21 novembre 1972, p. 18.

54. « La patente », *Le Canada Français*, 1ʳᵉ année, 21-27 novembre 1972, p. 5.

55. « Salut Jasmin! », *MacLean*, vol. XII, n⁰ 11, novembre 1972, p. 76.

56. « Le nationalisme des bérêts », *Le Canada Français*, 1ʳᵉ année, 28 novembre-4 décembre 1972, p. 5.

57. « La chasse-galerie », *IMP*, vol. XXV, n⁰ 2, 5 décembre 1972, p. 24.

58. « La loi d'émeute », *Le Canada Français*, 1ʳᵉ année, 5-11 décembre 1972, p. 5.

59. « Le Québec névrotique », *Le Canada Français*, 1ʳᵉ année, 12-18 décembre 1972, p. 5.

60. « La Scum », *IMP*, vol. XXV, n⁰ 3, 19 décembre 1972, p. 20.

61. « Trois téléphones au Texas », *Le Canada Français*, 1ʳᵉ année, 19-25 décembre 1972, p. 5.

62. « L'année mystérieuse », *Le Canada Français*, 1ʳᵉ année, 26 décembre-1ᵉʳ janvier 1973, p. 5.

63. « De 1837 à 2001 », *MacLean*, vol. XII, n⁰ 12, décembre 1972, p. 78.

64. « Préface », (à *Colin Maillard* de Louis Hémon), éd. du Jour, 1972, p. 9-30.

1973

1. « Les chercheurs de trésors-I », *IMP*, vol. XXV, n⁰ 4, 2 janvier 1973, p. 18.

2. « Pierre Vallières », *Le Canada Français*, 1ʳᵉ année, 2-8 janvier 1973, p. 5.

3. « Les Noëls anciens », *Le Canada Français*, 1ʳᵉ année, 9-15 janvier 1973, p. 5.

4. « Les chercheurs de trésors-II », *IMP*, vol. XXV, n⁰ 5, 16 janvier 1973, p. 22.

5. « Le sismographe du Père Buies », *le Devoir*, 20 janvier 1973, p. 13.

6. « Des rois à la Chandeleur », *Le Canada Français*, 1ʳᵉ année, 16-22 janvier 1973, p. 5.

7. « Les chercheurs de trésors-III », *Le Canada Français*, 1ʳᵉ année, 23-30 janvier 1973, p. 5.

8. « Le secret explosif du lauréat », *Le Devoir*, 30 janvier 1973, p. 4.

9. « Cross faisait le poids », *Le Canada Français*, 1ʳᵉ année, 31 janvier-6 février 1973, p. 5.

10. « Rue Armstrong », *IMP*, vol. XXV, n° 6, 6 février 1973, p. 16.

11. « Cuba », *Le Canada Français*, 1re année, 7-13 février 1973, p. 5.

12. « La multiplication des felquistes », *Le Canada Français*, 1re année, 14-20 février 1973, p. 5.

13. « La pilulaire », *IMP*, vol. XXV, n° 7, 20 février 1973, p. 18.

14. « Les trois violences », *Le Canada Français*, 1re année, 21-27 février 1973, p. 5.

15. « Lady Macbeth », *Le Canada Français*, 1re année, 28 février-6 mars 1973, p. 5.

16. « La victoire de Stoneham », *Le Devoir*, 5 mars 1973, p. 4.

17. « La psychochirurgicobarbarie », *IMP*, vol. XXV, n° 8, 6 mars 1973, p. 22.

18. « Marc Carbonneau », *Le Canada Français*, 1re année, 7-13 mars 1973, p. 5.

19. « Les bonnes intentions ne suffisent pas », *Le Canada Français*, 1re année, 14-20 mars 1973, p. 5.

20. « Les psychiatres dingos », *IMP*, vol. XXV, n° 9, 20 mars 1973, p. 16.

21. « Discours du bienheureux lauréat », (remise du prix *Duvernay* de la société Saint-Jean Baptiste), *IMP*, vol. XXV, n° 9, 20 mars 1973, p. 48.

22. « L'enlèvement de Thérèse Casgrain », *Le Canada Français*, 1re année, 21-27 mars 1973, p. 5.

23. « Les bienheureux du dimanche », *Le Canada Français*, 1re année, 28 mars-3 avril 1973, p. 5.

24. « Le mimétisme transcendantal », *IMP*, vol. XXV, n° 10, 3 avril 1973, p. 28.

25. « Le scénario », *Le Canada Français*, 1re année, 4-10 avril 1973, p. 5.

26. « L'avortement, hier et aujourd'hui », *Le Devoir*, 6 avril 1973, p. 4.

27. « L'œil du peuple », *Le Canada Français*, 1re année, 11-17 avril 1973, p. 5.

28. « L'impérialisme psychiatrique », *IMP*, vol. XXV, n° 11, 17 avril 1973, p. 17.

29. « Teddy Chevalot », *Le Canada Français*, 1re année, 18-24 avril 1973, p. 5.

30. « Du bordel à l'infanticide », *Le Devoir*, 26 avril 1973, p. 4.

31. « Racontars », *IMP*, vol. XXV, n° 12, 1er mai 1973, p. 16.

32. « Moncton-72 », *IMP*, vol. XXV, n° 13, 15 mai 1973, p. 16.

33. « Les secrets du Rhinocéros », *Le Devoir*, 22 mai 1973, p. 4.

34. ''L'Acadie'', *la Revue*, Université de Moncton, vol. VI, numéro 2, mai 1973, p. 72-85.

35. « Le cabinet des antiques », *IMP*, vol. XXV, n° 14, 5 juin 1973, p. 31.

36. « Têtes savantes, têtes fumantes », *Le Devoir*, 12 juin 1973, p. 15.

37. « Le butler de M. Bouthillette », *IMP*, vol. XXV, n° 15, 19 juin 1973, p. 18.

38. « Des sables, un manuscrit », *IMP*, vol. XXV, n° 16, 3 juillet 1973, p. 18.

39. « Pourquoi je démissionne de la Ligue des Droits de l'Homme », *Le Devoir*, 7 juillet 1973, p. 4.

40. « Allez, on vous ajustera », *IMP*, vol. XXV, n° 17, 17 juillet 1973, p. 18.

41. "Pierre Laporte écrivain", *le Devoir*, 21 juillet 1973, p. 18.

42. « Le secret professionnel », *Le Devoir*, 6 août 1973, p. 4.

43. « Alceste I », *IMP*, vol. XXV, n° 18, 7 août 1973, p. 11, 15.

44. « L'Alceste de Marguerite Yourcenar », *IMP*, vol. XXV, n° 18, 7 août 1973, p. 14.

45. « Alceste en était-il? - II », *IMP*, vol. XXV, n° 18, 7 août 1973, p. 15-19.

46. « Précisions », *Le Devoir*, 18 août 1973, p. 4.

47. « Alceste de Racine - III », *IMP*, vol. XXV, n° 19, 21 août 1973, p. 19-23.

48. « L'Alceste à la Fernandez », *IMP*, vol. XXV, n° 19, 21 août 1973, p. 21.

49. « Mgr Bourget et Jacques Parizeau », *Le Devoir*, 22 août 1973, p. 4.

50. « Pour une vieille minoune », *Le Devoir*, 25 août 1973, p. 4.

51. « L'arrière-cuisine de Pierre Vallières », *Le Devoir*, 25 août 1973, p. 15.

52. « Alceste-V : Alceste et le petit baron », *IMP*, vol. XXV, n° 20, 4 septembre 1973, p. 16.

53. « Me Lemieux et la mort de Pierre Laporte », *Le Devoir*, 5 septembre 1973, p. 4.

54. « Les chiens du général », *IMP*, vol. XXV, n° 21, 18 septembre 1973, p. 29.

55. « À chacun son Dieu », *IMP*, vol. XXV, n° 22, 2 octobre 1973, p. 21.

56. « La bonne vieille McGill », *IMP*, vol. XXV, n° 23, 16 octobre 1973, p. 25.

57. « Impressions de Pologne », *Le Devoir*, 1er novembre 1973, p. 15.

58. « La fin des exorcismes - I », *IMP*, vol. XXV, n° 24, 6 novembre 1973, p. 18.

59. « Du fond de mon arrière-cuisine », (extrait), *La Presse*, 10 novembre 1973, p. 3.

60. « Québec-Polski », *Le Devoir*, 10 novembre 1973, p. 27.

61. « La fin des exorcismes - II », *IMP*, vol. XXVI, n° 1, 20 novembre 1973, p. 14.

62. « Le coup de Junod », *IMP*, vol. XXVI, n° 1, 20 novembre 1973, p. 38.

63. « La fin des exorcismes - III », *IMP*, vol. XXVI, n° 2, 4 décembre 1973, p. 20.

64. « Le médecin et la paix », *IMP*, vol. XXVI, n° 2, 4 décembre 1973, p. 21.

65. « Le jugement Malouf », *Le Devoir*, 11 décembre 1973, p. 4.

66. « La fin des exorcismes - IV », *IMP*, vol. XXVI, n° 3, 18 décembre 1973, p. 21.

67. « Le chant de la Sirène », *IMP*, vol. XXVI, n° 3, 18 décembre 1973, p. 36.

1974

1. « L'apothéose d'un commis de librairie », *IMP*, vol. XXVI, n° 4, 1er janvier 1974, p. 27.

2. « Pissoupe-Pissou-Pisseuse », *IMP*, vol. XXVI, n° 5, 15 janvier 1974, p. 20.

3. « Un tréponème gros comme le bras », *IMP*, vol. XXVI, n° 5, 15 janvier 1974, p. 22.

4. « Ottawa aurait-il reconnu l'État québécois! », *Le Devoir*, 22 janvier 1974, p. 5.

5. « Le Brayon », *IMP*, vol. XXVI, n° 6, 5 février 1974, p. 20.

6. « Docteur Gingrass », *IMP*, vol. XXVI, n° 7, 19 février 1974, p. 1.

7. « Coke-Pep-Kik », *IMP*, vol. XXVI, n° 7, 19 février 1974, p. 20

8. « La vocation de Cordélia Viau », *IMP*, vol. XXVI, n° 8, 5 mars 1974, p. 20.

9. « La double représentation », *IMP*, vol. XXVI, n° 9, 19 mars 1974, p. 25.

10. « Freudons et Freudataires », *IMP*, vol. XXVI, n° 10, 2 avril 1974, p. 22.

11. « Sto lat », *IMP*, vol. XXVI, n° 10, 2 avril 1974, p. 30, 31.

12. « Shakespeare et l'entomologie psychiatrique », *IMP*, vol. XXVI, n° 11, 16 avril 1974, p. 17.

13. « Deux petits trente sous en or », *IMP*, vol. XXVI, n° 12, 7 mai 1974, p. 23.

14. "Ville Jacques-Cartier", *le Devoir*, 18 mai 1974, p. V-VI.

15. « Le passage à l'acte », *IMP*, vol. XXVI, n° 13, 21 mai 1974, p. 25.

16. « Au-delà de la guerre et de la trève », *IMP*, vol. XXVI, n° 14, 4 juin 1974, p. 46.

17. « Tartuffe *rides again* », *IMP*, vol. XXVI, n° 15, 18 juin 1974, p. 18.

18. « La double allégeance », *IMP*, vol. XXVI, n° 16, 2 juillet 1974, p. 16.

19. « Anne de Melun - I », *IMP*, vol. XXVI, n° 17, 16 juillet 1974, p. 17.

20. « Anne de Melun - II », *IMP*, vol. XXVI, n° 18, 6 août 1974, p. 18.

21. « La vibration électrique », *IMP*, vol. XXVI, n° 19, 20 août 1974, p. 16.

22. « Un enfirouapé, pas d'enfirouapète », *Québec-Presse*, 2 septembre 1974, p.

23. « Le diabète », *IMP*, vol. XXVI, n° 20, 3 septembre 1974, p. 14.

24. « Un Godin pressé comme un Grondin », *Québec-Presse*, 8-14 septembre 1974, p. 5.

25. « Des innocents aux diplomates », *IMP*, vol. XXVI, n° 21, 17 septembre 1974, p. 16.

26. « Réjean Ducharme et la syllepse », *Québec-Presse*, 22 septembre 1974, p. 30.

27. «Le chandelier », *IMP*, vol. XXVI, n° 22, 1er octobre 1974, p. 17.

28. « La paranoïa nécessaire », *IMP*, vol. XXVI, n° 23, 15 octobre 1974, p. 36.

29. « L'artefact littéraire », *Le Devoir*, 26 octobre 1974, p. 15.

30. « L'étoile de Bethléem », *IMP*, vol. XXVI, n° 24, 5 novembre 1974, p. 16.

31. « La réponse de d'Alembert », *IMP*, vol. XXVII, n° 1, 19 novembre 1974, p. 16.

32. « Messire Poirier », *IMP*, vol. XXVII, n° 2, 3 décembre 1974, p. 13.

33. « L'entretien », *IMP*, vol. XXVII, n° 3, 17 décembre 1974, p.

1975

1. « Pour le manuel », *Le Devoir*, 4 janvier 1975, p. 11-12.
2. « Le sang a coulé », *IMP*, vol. XXVII, n⁰ 4, 7 janvier 1975, p. 16.
3. « Les embryonomanes », *Le Devoir*, 11 janvier 1975, p. 4.
4. « L'euthanasie », *IMP*, vol. XXVII, n⁰ 5, 21 janvier 1975, p. 1 et 4.
5. « La grosse machinerie », *IMP*, vol. XXVII, n⁰ 5, 21 janvier 1975, p. 25.
6. « La Sorgne », *SEM*, vol. I, n⁰ 1, janvier-février 1975, Montréal, p. 30-34.
7. « L'épiphanie de l'enfant », *IMP*, vol. XXVII, n⁰ 6, 4 février 1975, p. 20.
8. « Dollard des Ormeaux - un bandit, quoi qu'en dise Jacques Poisson », *Le Jour*, 17 février 1975, p. 8.
9. « De la phagocytose », *IMP*, vol. XXVII, n⁰ 7, 18 février 1975, p. 20.
10. « Un toast de sang », *IMP*, vol. XVII, n⁰ 8, 4 mars 1975, p. 17.
11. « L'impérialisme masculin », *Le Devoir*, 8 mars 1975, p. 4.
12. « La pilule du Congo », *Le Jour*, 18 mars 1975, p. 8.
13. « Le triomphe de l'industrie », *IMP*, vol. XXVII, n⁰ 9, 18 mars 1975, p. 16.
14. « Le ministre Forget », *IMP*, vol. XXVII, n⁰ 10, 1er avril 1975, p. 1.
15. « Un poulailler », *IMP*, vol. XXVII, n⁰ 10, 1er avril 1975, p. 12.
16. « Antoine Rivard, soldat du Christ », *Le Jour*, 10 avril 1975, p. 8.
17. « Faites-le pendre! », *IMP*, vol. XXVII, n⁰ 11, 15 avril 1975, p. 16-17.
18. « La République médicale du Québec », *IMP*, vol. XXVII, n⁰ 12, 6 mai 1975, p. 1.
19. « La médecine aztèque », *IMP*, vol. XXVII, n⁰ 12, 6 mai 1975, p. 17.
20. « Mister Nielson », *IMP*, vol. XXVII, n⁰ 13, 20 mai 1975, p. 21.
21. "Régis Brun ou le grand jeu", *la Revue*, Université de Moncton, Vol. VIII, numéro 2, mai 1975, 157-161.
22. « Le caquet et les gouttes de sang », *IMP*, vol. XXVII, n⁰ 14, p. 8, 3 juin 1975.
23. « L'humanisme médical », *IMP*, vol. XXVII, n⁰ 15, 17 juin 1975, p. 1.
24. « La p'tite Maria », *IMP*, vol. XXVII, n⁰ 15, 17 juin 1975, p. 22.
25. « Pierre Baillargeon », *IMP*, vol. XXVII, n⁰ 16, 1er juillet 1975, p. 8.
26. « La recherche pure ou l'art pour l'art », *IMP*, vol. XXVII, n⁰ 17, 15 juillet 1975, p. 1.
27. « Le baron Œdipe », *IMP*, vol. XXVII, n⁰ 17, 15 juillet 1975, p. 12.
28. « Les trois p'tits steppes », *IMP*, vol. XXVII, n⁰ 18, 5 août 1975, p. 9.
29. « Dénonciation du dénonciateur », *IMP*, vol. XXVII, n⁰ 19, 19 août 1975, p. 1.
30. « Hors de soi, loin de Dieu », *IMP*, vol. XXVII, n⁰ 19, 19 août 1975, p. 13.
31. « Les aises et les soins », *IMP*, vol. XXVII, n⁰ 20, 2 septembre 1975, p. 1.

32. « Le pavillon de chasse (en préface au *Pas de Gamelin*) — I :
Seuls les morts... », *IMP*, vol. XXVII, n° 20, 2 septembre 1975,
p. 15.

33. « Le pavillon de chasse (en préface au *Pas de Gamelin*) — II :
Le nouveau monde », *IMP*. vol. XXVII, n° 21, 16 septembre 1975,
p. 25.

34. « Le pavillon de chasse (en préface au *Pas de Gamelin*) — III :
M. de Marivaux », *IMP*, vol. XXVII, n° 22, 7 octobre 1975, p. 12.

35. « Le pavillon de chasse (en préface au *Pas de Gamelin*) — IV :
Régime », *IMP*, vol. XXVII, n° 23, 21 octobre 1975, p. 21.

36. « Le pavillon de chasse (en préface au *Pas de Gamelin*) — V :
Une facilité d'essence », *IMP*, vol. XXVII, n° 24, 4 novembre 1975,
p. 17.

37. « Le dépotoir », *IMP*, vol. XXVIII, n° 1, 18 novembre 1975, p. 1.

38. « Le pavillon de chasse (en préface au *Pas de Gamelin*) — VI :
Un procédé littéraire », *IMP*, vol. XXVIII, n° 1, 18 novembre 1975,
p. 24.

39. « Le Sacré-Cœur de Gamelin », *IMP*, vol. XXVIII, n° 2, 2 décembre 1975, p. 8.

40. « Noël », *IMP*, vol. XXVIII, n° 3, 16 décembre 1975, p. 1, 5.

41. « Les jurées chanvrières », *IMP*, vol. XXVIII, n° 3, 16 décembre
1975, p. 18.

42. Présentation du livre de Faucher de Saint-Maurice, *De tribord
à babord*, Montréal, L'Aurore, "Le Goglu", 1975, p. III à VIII.

1976

1. "Cannabis, l'oecumène", *IMP*, vol. XXVIII, numéro 4, 6 janvier 1976, p. 28.

2. "Plus de secret, plus de maîtrise", *IMP*, vol. XXVIII, numéro
5, 20 janvier 1976, p. 16.

3. "Le papier de linge", *IMP*, vol. XXVIII, numéro 6, 3 février
1976, p. 20.

4. "L'épouvantail de chènevière", *IMP*, vol. XXVIII, numéro 7,
17 février 1976, p. 16.

5. "Le "pot" d'octobre 70", *IMP*, vol. XXVIII, numéro 8, 2
mars 1976, p. 32.

6. "La vertu de l'Agnus-Castus", *IMP*, vol. XXVIII, numéro 9,
16 mars 1976, p. 14.

7. "Premier épisode", *le Québec littéraire 2*, spécial Hubert
Aquin, 1er trimestre 1976, p. 9-11.

8. "Un sale hasard ou deux", *IMP*, vol XXVIII, numéro 10,
6 avril 1976, p. 34.

9. "Une histoire de Jésuites", *le Devoir*, 13 avril 1976, p. 4.

10. "Deux pour Victoire", *IMP*, vol. XXVIII, numéro 11, 20 avril
1976, p. 14.

11. "Sam San et un avatar du F.L.Q.", *le Devoir*, 21 avril 1976,
p. 4.

12. "Le Garent-oguen iroquois", *IMP*, vol. XXVIII, numéro 12,
4 mai 1976, p. 37.

13. "L'éros ontarien", *IMP*, vol. XXVIII, numéro 13, 18 mai
1976, p. 17.

14. "Hermès à petit collet", *IMP*, vol. XXVIII, numéro 14, 1er
juin 1976, p. 22.

15. "La bergère", *IMP*, vol. XXVIII, numéro 15, 15 juin 1976, p. 22.

16. "Irène", *IMP*, vol. XXVIII, numéro 16, 6 juillet 1976, p. 11.

17. "Gris demi-sofa", *IMP*, vol. XXVIII, numéro 17, 20 juillet 1976, p. 11.

18. "Les deux masques", *IMP*, vol. XXVIII, numéro 18, 3 août 1976, p.12.

19. "Feu Jean-Jacques", *IMP*, vol. XXVIII, numéro 19, 17 août 1976, p. 10.

20. "Gaspé Matempa", (texte radiophonique), Radio-Canada, 16h30 dans la série *Document*, 18 août 1976.

21. "Il est un peu boche", *IMP*, vol XXVIII, numéro 20, 7 septembre 1976, p. 17.

22. "Le vilain petit mouchoir", *IMP*, vol. XXVIII, numéro 21, 21 septembre 1976, p. 29.

23. "Du haut du palier", *IMP*, vol. XXVIII, numéro 22, 5 octobre 1976, p. 16.

24. "Vers une réconciliation des Jeux", *Modern Language Studies*, Vol. VI, numéro 2, p.7-12.

1977

1. "Le pantagruélion", *IMP*, vol. XXIX, numéro 21, 20 septembre 1977, p. 7.

2. "Le Pantagruélion II", *IMP*, vol. XXIX, numéro 22, 4 octobre 1977, p. 25.

3. "L'erreur de Pierre Giroir", *IMP*, vol. XXIX, numéro 23, 18 octobre 1977, p. 11.

4. "Mon futur collège", *IMP*, vol. XXIX, numéro 24, 1er novembre 1977, p. 16.

5. "L'empremier de l'Acadie nouvelle", *IMP*, vol. XXX, numéro 1, 15 novembre 1977, p. 33.

6. "Qui erra, le Canadien ou l'Acadien ?", *IMP*, vol. XXX, numéro 2, 6 décembre 1977, p. 13.

7. "L'enfant perdu et retrouvé", *IMP*, vol. XXX, numéro 3, 20 décembre 1977, p. 8.

8. "La judéité québécoise", *le Jour*, vol. 1 numéro 47, 23 décembre 1977, p. 28.

9. "Le surréalisme québécois, son amont, son aval", *le Jour*, vol. 1, numéro 48, 30 décembre 1977, p. 24.

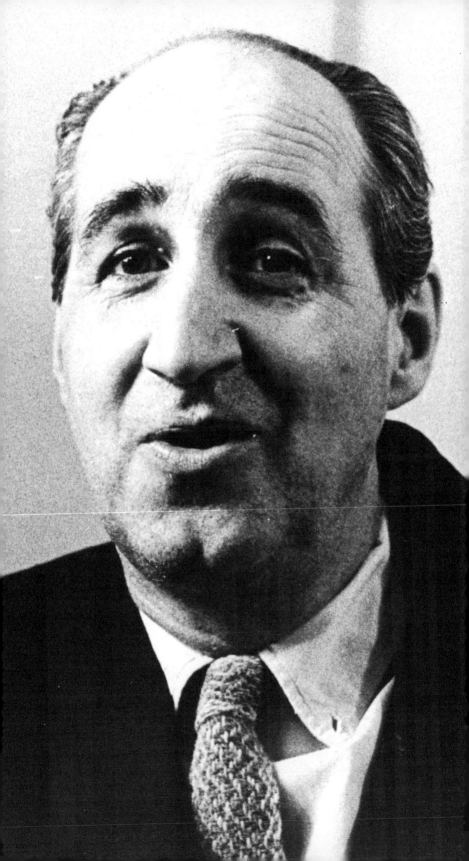

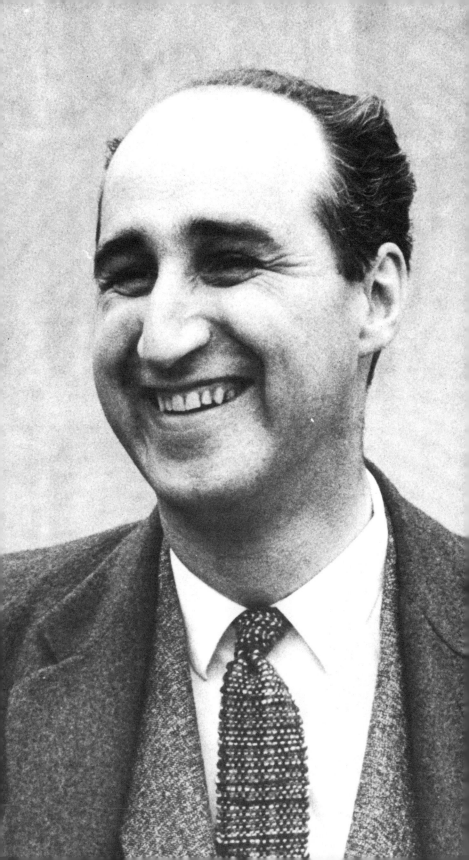

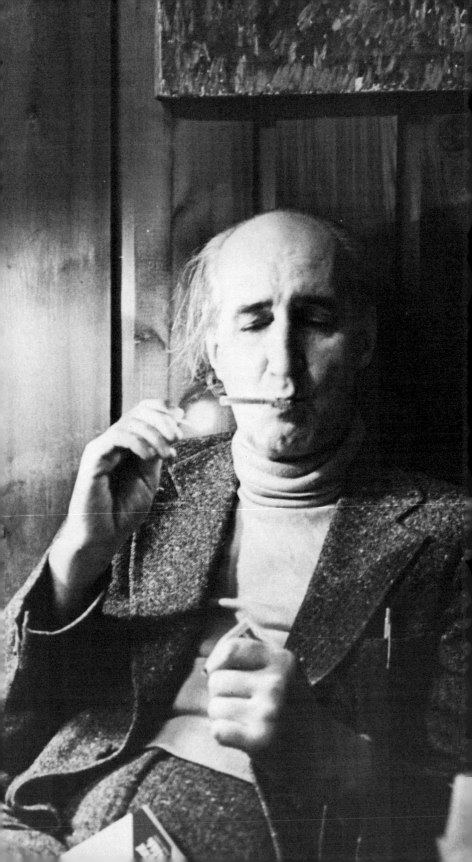

TABLE DES MATIERES

TABLE DES ILLUSTRATIONS

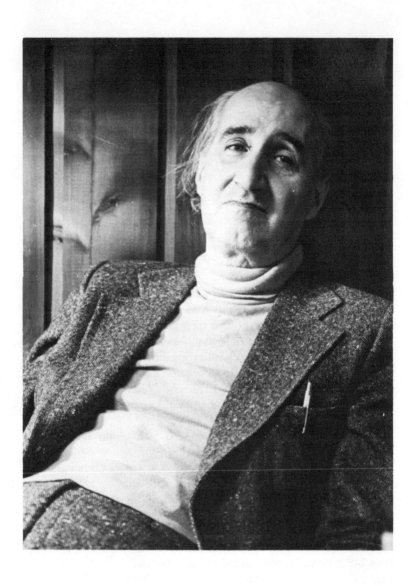